Drs. A. Scharloo
Drs. S. Ebbers
Drs. M. Spijker

SOS – Snelle opvang bij seksueel misbruik van mensen met een verstandelijke beperking

ambiq

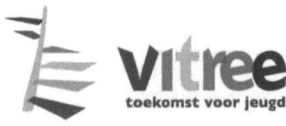

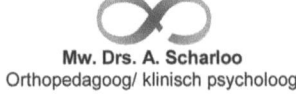

Drs. A. Scharloo
Drs. S. Ebbers
Drs. M. Spijker

SOS – Snelle opvang bij seksueel misbruik van mensen met een verstandelijke beperking

Een praktisch handboek

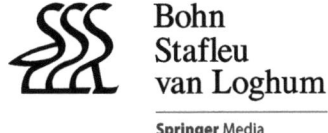

Houten 2014

ISBN 978-90-368-0327-4

© 2014 Bohn Stafleu van Loghum, onderdeel van Springer Media BV
Alle rechten voorbehouden. Niets uit deze uitgave mag worden verveelvoudigd, opgeslagen in een geautomatiseerd gegevensbestand, of openbaar gemaakt, in enige vorm of op enige wijze, hetzij elektronisch, mechanisch, door fotokopieën of opnamen, hetzij op enige andere manier, zonder voorafgaande schriftelijke toestemming van de uitgever.

Voor zover het maken van kopieën uit deze uitgave is toegestaan op grond van artikel 16b Auteurswet j° het Besluit van 20 juni 1974, Stb. 351, zoals gewijzigd bij het Besluit van 23 augustus 1985, Stb. 471 en artikel 17 Auteurswet, dient men de daarvoor wettelijk verschuldigde vergoedingen te voldoen aan de Stichting Reprorecht (Postbus 3060, 2130 KB Hoofddorp). Voor het overnemen van (een) gedeelte(n) uit deze uitgave in bloemlezingen, readers en andere compilatiewerken (artikel 16 Auteurswet) dient men zich tot de uitgever te wenden.

Samensteller(s) en uitgever zijn zich volledig bewust van hun taak een betrouwbare uitgave te verzorgen. Niettemin kunnen zij geen aansprakelijkheid aanvaarden voor drukfouten en andere onjuistheden die eventueel in deze uitgave voorkomen.

NUR 894
Ontwerp omslag: Studio Bassa, Culemborg
Automatische opmaak: Crest Premedia Solutions (P) Ltd., Pune, India

Bohn Stafleu van Loghum
Het Spoor 2
Postbus 246
3990 GA Houten

www.bsl.nl

Foreword

In 1990 an historic international conference was held in the Netherlands on the treatment of mental illness and behavioural disorder in people with intellectual disabilities. Došen, Van Gennep and Zwanikken were amongst the pioneers speaking at that conference and they later edited a book on the proceedings.[1]

It was extremely moving to be present at that conference and receive emotional and clinical validation for speaking about sexual abuse and intellectual disability. The Netherlands has a proud history of human rights and access to treatment of those with an intellectual disability, and we now have, nearly a quarter of a century later, a further major historic advance, the first book in the Netherlands to provide adequate tools to provide emotional first aid after disclosures of sexual abuse. It is an honour indeed to write a foreword for this crucial, timely and lifesaving book.

Across the world we continue to find it painful to acknowledge the extent of sexual abuse in our society. In the UK, the government estimate is that 1 in 4 people experience abuse at some point in their lifetime. Bowlby's seminal work (1979) highlighted for us the way illegitimate knowledge, knowledge which we are not supposed to have, leads to cognitive distortions.[2] When respected attachment figures offer danger to children and vulnerable adults we can become paralysed with inaction despite our awareness of the damage being caused.

As Ferenczi commented (1928):[3]

» in the early states of embryonic development a slight wound, the mere prick of a pen, can not only cause severe alterations in, but may completely prevent, the development of whole limbs of the body. Just as, if you have only one candle in a room and put your hand near the candle, half the room may become darkened, so if, near the beginning of life, you do only a little harm to a child, it may cast a shadow over its whole life. «

Learning disabled children are not only vulnerable to abuse in the way all children are, they are sadly more vulnerable precisely because of their communication problems, frequent lack of secure attachment, the societal unwillingness to consider that the most vulnerable citizens are also the most vulnerable to abuse and the way behaviour that communicates trauma is all too often misperceived as being due to the disability itself.

Physical and sexual abuse (which automatically includes emotional abuse) affects the body and mind of all children. Children with disabilities have added emotional vulnerability, which exacerbates the impact of abuse. Their frequent sense of being societally unwanted and their shame at their disability can make it harder for them to speak out.

Additionally many have a fantasy that they are the products of a bad intercourse, which made them turn out wrong. This makes psychosexual development even harder.

Some can defend themselves from the trauma of their experience by creating a secondary handicap. This means that they exaggerate aspects of the real organic handicap to such an extent that the secondary handicap might even be more severe than the primary one.

The tragedy of this defence is that it depletes their emotional and cognitive resources. As part of such secondary defensive handicap many children and adults develop a falsely smiling face or manner under which they hide their pain and despair. The sense of loss and despair is thus hidden under the 'handicapped smile'.[4][5]

Unfortunately, because so many carers and professionals cannot bear to deal with the emotional experience of learning disability the 'happy' expression is often responded to as if it was real. Alternatively, we see acts of major self-injury, inappropriate sexual behaviour and extreme external violence dismissed as being part of a disability rather than having meaning.

Against this of course it is important to remember the resilience of the constitutionally resilient child, especially the child whose disclosure is met with belief by their mother and others. It is also important, always, for us to remember the resilience of families and teams around a child or adult with a disability who have the emotional capacity to cope with trauma and especially if they are supported.

Aafke Scharloo is a tireless pioneer, campaigner and clinician, who has taken up these issues within the Netherlands and in Europe and America. Together with her two colleagues, Martine Spijker and Simone Ebbers, both psychologists, they have produced a major new book for the 21st century.

SOS is indeed an apt title as it provides much-needed tools for an immediate response to a personal and public emergency. It involves carers and parents and is targeted to be helpful for all levels of disability.

I hope it will also be translated into English together with other clinical papers from this pioneering team.

Valerie Sinason PhD MACP M Inst Psychoanal FIPD

Valerie Sinason is a Consultant Psychoanalyst and President of the Institute for Psychotherapy and Disability.

References

1. Došen, A., Gennep, A. van, Zwanikken, G (1990). *Treatment of mental illness and behavioural disorder in the mentally retarded.* Proceedings of the International Congress May 3–4 Amsterdam, Logon, Leiden.
2. Bowlby, J (1979). On knowing what you are not supposed to know and feeling what you are not supposed to feel. *The Canadian J of Psychiatry, 24:*403–408.
3. Ferenczi, S. (1928). *Final Contributions to the Problems and Methods of Psychoanalysis.* Ed. Michnel Balint (1955). London: Hogarth Press.
4. Sinason, V. (1986). Secondary mental handicap and its relationship to trauma. *Psychoanalytic psychotherapy, 2(2),* 131–154.
5. Sinason, V. (2012) *Mental Handicap and the Human Condition: A psychoanalytic approach to Intellectual Disability,* revised 2nd edition. Free Association Books: UK.

Woord vooraf

In 1990 vond in Nederland een congres plaats over de behandeling van psychische stoornissen en gedragsstoornissen bij mensen met een verstandelijke beperking. Pioniers onder de sprekers waren Došen, Van Gennep en Zwanikken.[1] Zij zouden later gezamenlijk de redactie van het congresverslag vormen.

Ik ervoer het indertijd als indrukwekkend dit congres te mogen bijwonen en er emotionele en inhoudelijke erkenning te krijgen voor mijn referaat over seksueel misbruik en verstandelijke beperkingen. Nederland mag trots zijn op zijn geschiedenis waar het gaat om mensenrechten en de beschikbaarheid van behandelmogelijkheden voor mensen met een verstandelijke beperking. Nu, nagenoeg een kwart eeuw later, wacht ons een nieuwe historische stap voorwaarts: de verschijning van het eerste boek in Nederland dat doeltreffende instrumenten biedt voor snelle psychische hulpverlening (emotionele 'eerste hulp') in situaties waarin seksueel misbruik aan het daglicht is gekomen. Ik ervaar het als een eer een voorwoord te mogen schrijven voor dit onmisbare en levensreddende boek, een uitgave waarop zo velen hebben gewacht.

Het blijft moeilijk en pijnlijk de omvang te moeten beseffen van seksueel misbruik in onze samenleving, onophoudelijk en overal ter wereld. De Britse regering schat dat één op de vier mensen ooit aan misbruik blootgesteld is geweest. De toonaangevende publicatie van Bowlby (1979) heeft ons duidelijk gemaakt hoe onbewuste geheime kennis – het medeweten dat wij niet worden verondersteld te hebben – kan leiden tot vervormde waarneming en vervormd denken.[2] Wanneer gerespecteerde personen in een afhankelijkheidsrelatie een gevaar voor kinderen en kwetsbare volwassenen vormen, blijven wij nogal eens als verlamd staan toekijken, ook al beseffen we volop de schade die zo wordt veroorzaakt.

Ferenczi stelde in 1928 dat:[3]

» in de vroegste embryonale ontwikkelingsfase een microscopische verwonding, zoals de prik van een punctienaald, kan leiden tot een ernstige stoornis in de ontwikkeling van foetale ledematen, die hierdoor in het ernstigste geval zullen gaan ontbreken. Heb je in een vertrek slechts een enkele brandende kaars tot je beschikking en houd je je hand eromheen, dan zul je de helft van het vertrek verduisteren. Berokken je een kind bij aanvang van zijn of haar leven slechts geringe schade, dan kan dit toch een schaduw over het hele kinderleven gaan werpen. «

Kinderen met een beperking zijn in hun ontwikkelingsproces niet alleen kwetsbaar voor misbruik, zoals alle kinderen. Zij zijn helaas extra kwetsbaar doordat zij moeite met communiceren hebben en vaak een veilige band missen, voorts doordat de samenleving tekortschiet waar het gaat om een besef dat de meest kwetsbaren onder ons het gemakkelijkst slachtoffer van misbruik kunnen worden en tot slot doordat gedrag dat geleden misbruik verraadt, nogal eens ten onrechte aan de beperking wordt toegeschreven.

Mishandeling en seksueel misbruik (dat per definitie ook emotionele mishandeling betreft) treffen zowel het lichaam als de geest van het kind. Kinderen met een beperking zijn emotioneel extra kwetsbaar, waardoor misbruik bij hen des te harder aankomt. Hun gevoel ongewenst in de samenleving te zijn en hun schaamte voor de beperking kunnen hen remmen in het spreken over misbruik dat hun is aangedaan. Daar komt bij dat velen onder hen het waanbeeld hebben dat zij het voortbrengsel van slechte seks tussen hun ouders zijn. Dit bemoeilijkt hun psychoseksuele ontwikkeling.

Sommigen met een traumatische misbruikervaring beschermen zich hiertegen door een secundaire beperking te ontwikkelen. Zij functioneren uit zelfbescherming op een lager niveau dan dat de werkelijke organische beperking met zich meebrengt, om zo de pijn van de misbruikervaring niet te hoeven voelen. Tragisch genoeg kan dit verdedigingsmechanisme tot emotionele en cognitieve uitputting bij hen leiden. Als deel van een secundaire defensieve beperking ontwikkelen veel kinderen en volwassenen een ogenschijnlijk 'blij glimlachend' voorkomen of gedrag, waaronder zij hun pijn en wanhoop verbergen. Hun radeloosheid en verloren gevoel gaan zo schuil achter een 'gehandicapte' glimlach.[4][5]

Veel zorgverleners hebben moeite om te gaan met de emotionele aspecten van een verstandelijke beperking en reageren helaas op dit 'blije gedrag' alsof het reëel is. Daarnaast komt het voor dat zij ernstige zelfverminking, ongepast seksueel gedrag of zeer gewelddadig gedrag afdoen als 'een aspect van de beperking' in plaats van er betekenis aan toe te kennen.

Laten we tegelijkertijd beseffen dat ook kinderen met een beperking in aanleg veerkrachtig zijn, zeker als zij bij een onthulling van misbruik of mishandeling direct door hun moeder en door anderen worden geloofd. Ook moeten we niet voorbijgaan aan de veerkracht van het gezin, de familie en het zorgteam rondom die kinderen en volwassenen met een beperking die emotioneel in staat zijn het trauma te verwerken, zeker wanneer zij hierbij steun ondervinden.

Aafke Scharloo is een onvermoeibare pionier, ambassadeur en praktisch uitvoerend klinisch psycholoog en therapeut. Zij heeft dit onderwerp telkens weer aan de orde gesteld in Nederland, overige Europese landen en de Verenigde Staten. Met de psychologen Martine Spijker en Simone Ebbers, haar collegae, schenkt zij nu een belangrijk boekwerk aan de 21ste eeuw.

SOS is bij uitstek een passende titel. Dit werk biedt immers instrumenten voor directe en onmiddellijke hulp bij een misstand die zowel individuen als de samenleving raakt. Het boek richt zich op zorgverleners en ouders en beoogt hulp te bieden op alle niveaus van beperking.

Ik spreek de hoop uit dat dit boek en ook overige klinische publicaties van dit pioniersteam in het Engels zullen mogen worden vertaald.

Valerie Sinason

Valerie Sinason is praktiserend psychoanalytica en voorzitster van het Institute for Psychotherapy and Disability. Zij is directeur van de Clinic for Dissociative Studies en legt zich al meer dan 25 jaar toe op het thema 'misbruik en handicap'.

Literatuur

1. Došen, A., Gennep, A. van, Zwanikken, G (1990). *Treatment of mental illness and behavioural disorder in the mentally retarded.* Proceedings of the International Congress May 3–4 Amsterdam, Logon, Leiden.
2. Bowlby, J (1979). On knowing what you are not supposed to know and feeling what you are not supposed to feel. *The Canadian J of Psychiatry, 24*:403–408.
3. Ferenczi, S. (1928). *Final Contributions to the Problems and Methods of Psychoanalysis.* Ed. Michnel Balint (1955). London: Hogarth Press.
4. Sinason, V. (1986). Secondary mental handicap and its relationship to trauma. *Psychoanalytic psychotherapy, 2(2)*, 131–154.
5. Sinason, V. (2012) *Mental Handicap and the Human Condition: A psychoanalytic approach to Intellectual Disability,* revised 2nd edition. Free Association Books: UK.

Dankwoord

Het schrijven van dit boek is een lang en inspirerend proces geweest. Vele avonden en weekeinden hebben we samen, of apart van elkaar, gewerkt aan de tekst. Het is tegelijkertijd een mooie gelegenheid geweest om onszelf weer te verdiepen in de literatuur en onze denkwijze aan elkaar te scherpen. Vele discussies zijn gevoerd en uiteindelijk ligt hier het resultaat. Bij het schrijven van dit boek hebben we ons vanuit de theorie vooral laten inspireren vanuit een drietal richtingen.

Allereerst kwamen we een aantal jaar geleden op de wereldconferentie over seksueel misbruik en mishandeling in San Diego, in aanraking met wat men in Amerika omschrijft als 'Psychological First Aid'. Benadrukt werd het belang van een goede eerste opvang voor de verwerking van schokkende gebeurtenissen. Snel werd de gedachte geboren dat een dergelijke opvang voor mensen met een beperking die seksueel misbruik hebben meegemaakt, van groot belang kon zijn in het voorkomen van trauma's. Daarmee was het idee van dit boek geboren.

Om de inhoud van het programma vorm te geven, hebben we ons verdiept in de reguliere eersteopvangprogramma's en in traumaverwerking in algemene zin. We hebben ons onder andere laten inspireren door het werk van Mittendorf, Kleber, Boon, Steel, Van der Hart, Brière en Perry. Voor de toespitsing op de doelgroep van mensen met een beperking hebben we gebruik gemaakt van het werk van Došen en het werk van onze Engelse collegae, onder wie Sinason, Cottis en Hollins, die al zovele jaren pionieren op het gebied van hulp en therapie aan mensen met een verstandelijke beperking die seksueel misbruikt zijn. Daarnaast hebben ook tal van andere publicaties direct en indirect bijgedragen (zie de referenties). We hebben getracht de informatie uit de verschillende bronnen te verbinden en zijn zo gekomen tot dit resultaat.

We hebben bij het schrijven van dit boek hulp en ondersteuning gekregen van verschillende mensen en organisaties. Wij willen hen hiervoor bedanken. Allereerst geldt natuurlijk een woord van dank voor alle cliënten, teams en collegae, die hun ervaringen met ons gedeeld hebben en ons feedback hebben gegeven over de hulp die ze van ons ontvangen hadden. We hebben er veel van geleerd en mede dankzij jullie ligt er nu dit boek. Daarnaast danken wij ook de ouders en verwanten die ons feedback hebben gegeven. Een speciaal woord van dank gaat daarbij uit naar Jannes en Eelkje de Jong, die als ervaringsdeskundige ouders niet alleen hun persoonlijke ervaringen met ons deelden, maar ook feedback hebben gegeven op het hoofdstuk over ouders in dit boek.

Er hebben meer mensen met ons meegekeken. We willen iedereen daarvoor bedanken, in het bijzonder ook Kreel de Leeuw, collega en meedenker van het eerste uur. Zij heeft ons met haar scherpe blik voorzien van feedback op verschillende hoofdstukken. Reinout Lievegoed geldt dank voor het meedenken en kijken bij het stuk over traumaverwerking bij mensen met een beperking en Lilian van der Leeuw van Prima Assistentie heeft ons bij nacht en ontij geassisteerd bij het klaarmaken van het manuscript. Zonder haar hulp hadden we de deadline nooit gehaald.

Bijzonder erkentelijk zijn wij ook Ferdinand Bennink, die ons regelmatig zijn prachtige huis in Duitsland ter beschikking heeft gesteld, zodat we rustig en prettig aan dit boek konden werken.

In het bijzonder dank aan Bruce Perry, voor het beschikbaar stellen van illustratief materiaal.

Ten slotte geldt een speciaal woord van dank voor onze mannen (Noël, Jacco en Michiel) en kinderen (Floor, Robin, Sam, Cas, Nikai en Jade). Zij hebben ons terzijde gestaan, moed ingesproken en afgestaan op momenten dat het het minst uitkwam. Nu zijn zij aan de beurt!

Aafke Scharloo
Simone Ebbers
Martine Spijker

Inhoud

1	**Het handboek SOS – Snelle Opvang bij Seksueel misbruik**	1
1.1	Doelgroep van het handboek SOS	2
1.2	Het belang van het systeem	3
1.3	Taak voor de gedragsdeskundige	4
1.4	Doel van het handboek SOS	4
1.5	De opbouw van het handboek SOS	5
1.6	De SOS-hulpboeken	6
1.7	Wat als er na afronden van het SOS-programma grote problemen liggen?	7
1.8	Zorg voor jezelf als uitvoerder van het handboek SOS	7
	Literatuur	8
2	**Seksueel misbruik van mensen met een verstandelijke beperking: plaatsbepaling en verklaringsmodel**	9
2.1	**Definitie van seksueel misbruik**	11
2.2	**Complexe dynamiek**	12
2.2.1	Het fenomeen splitting	12
2.3	**Seksueel misbruik en de wet**	13
2.3.1	Rechtspositie van mensen met een verstandelijke beperking	13
2.3.2	Juridisch vs. klinisch bewijs	14
2.4	**Seksuele wilsbekwaamheid**	15
2.4.1	Seksuele wilsbekwaamheid bepalen	15
2.5	**Prevalentie van seksueel misbruik bij mensen met een verstandelijke beperking**	15
2.5.1	Omringd door zorg, toch niet veilig	16
2.5.2	Plegers van seksueel misbruik	17
2.6	**Verklaringen voor seksueel misbruik bij mensen met een verstandelijke beperking**	17
2.7	**De betekenis van seksueel misbruik bij mensen met een verstandelijke beperking**	19
2.7.1	Ouders	20
2.7.2	Gestapelde machteloosheid	20
2.8	**De bekende pleger**	21
2.9	**Gevolgen van seksueel misbruik bij slachtoffers met een verstandelijke beperking**	21
2.10	**Slachtoffers van seksueel misbruik en seksueel grensoverschrijdend gedrag**	22
2.11	**Seksuele voorlichting bij mensen die seksueel misbruikt zijn**	22
	Literatuur	23
3	**Wettelijke kaders voor handelen bij seksueel misbruik van mensen met een verstandelijke beperking**	27
3.1	**Meldplicht, meldcode en protocol seksueel misbruik**	28
3.1.1	Wet meldcode huiselijk geweld en kindermishandeling	29
3.2	**Wet- en regelgeving**	29
3.2.1	Wie moet toestemming geven?	29
3.2.2	In welke gevallen is het krijgen van toestemming noodzakelijk?	30
3.2.3	Dossiervorming en inzagerecht	31

3.2.4	Informatieplicht	32
3.2.5	Beroepsgeheim en meldrecht	32
3.2.6	Verschoningsrecht	33
3.3	**Taxatiegesprekken**	33
3.4	**Aangifte of melding bij politie**	34
3.4.1	Begeleiding bij de aangifte	35
3.4.2	Praten over seksueel misbruik en politieverhoor	36
3.5	**Medisch onderzoek**	37
3.6	**Omgaan met de media**	38
	Literatuur	39
4	**Trauma en verwerking**	**41**
4.1	**Wat is een trauma?**	42
4.1.1	Trauma en de DSM	42
4.1.2	Soorten trauma	45
4.2	**Trauma: wat gebeurt er in de hersenen?**	46
4.2.1	De opbouw van de hersenen	46
4.2.2	Hersenen en stress	47
4.2.3	De invloed van trauma op de hersenstructuur	48
4.3	**Reacties op trauma**	49
4.3.1	Verwerkingsproces	49
4.3.2	Dissociatie	50
4.3.3	Andere bijkomende stoornissen	51
4.4	**Leeftijdsspecifieke reacties op traumatische gebeurtenissen**	51
4.4.1	Reacties bij baby's op traumatische gebeurtenissen	52
4.4.2	Reacties bij peuters en kleuters op traumatische gebeurtenissen	52
4.4.3	Reacties bij schoolkinderen op traumatische gebeurtenissen	52
4.4.4	Reacties bij pubers en adolescenten op traumatische gebeurtenissen	53
4.5	**Traumaverwerking**	54
4.5.1	Psychologisch herkauwen	55
4.6	**Trauma en traumaverwerking bij mensen met een verstandelijke beperking**	55
4.6.1	Traumaverwerking en een disharmonisch ontwikkelingsprofiel	57
4.6.2	Traumaverwerking en hechting	58
4.6.3	Dissociatie en mensen met een verstandelijke beperking	59
	Literatuur	62
5	**De eerste opvang van cliënten met een verstandelijke beperking na seksueel misbruik**	**65**
5.1	**Kernaspecten bij de eerste opvang**	66
5.1.1	Het creëren van veiligheid	67
5.1.2	Omgaan met stressreacties van de cliënt	68
5.1.3	De eerste opvang van medecliënten	70
5.2	**Het SOS-programma voor de cliënt met een verstandelijke beperking**	71
5.2.1	Houdingsaspecten	72
5.2.2	Voorbereiding van de gedragsdeskundige	73
5.2.3	Afstemming met de interne protocollen en de politie	73
5.2.4	Tijd en plaats van de bijeenkomsten met de cliënt	74
5.2.5	Alleen of samen?	75

5.2.6	Voorbereiding van de cliënt.	76
5.2.7	Weerstand bij de cliënt	76
5.2.8	Structuur van de sessies	77
5.2.9	Gebruik van het hulpboek	77
5.3	**Cliëntbijeenkomsten**	78
5.3.1	Cliëntbijeenkomst 1 – zo snel mogelijk	79
5.3.2	Cliëntbijeenkomst 2 – na een week.	81
5.3.3	Bijeenkomst 3: de gezamenlijke bijeenkomst – na drie weken.	84
5.3.4	Cliëntbijeenkomst 4: follow-up – na twee maanden	86
	Literatuur	88
6	**Hulpboek voor mensen met een lichte of matige verstandelijke beperking**	89
6.1	Kernaspecten bij de opvang van mensen met een lichte verstandelijke beperking	90
6.1.1	Mensen met een lichte verstandelijke beperking	90
6.1.2	Seksueel misbruik en mensen met een lichte verstandelijke beperking	92
6.2	Kernaspecten bij de opvang van mensen met een matige verstandelijke beperking	92
6.2.1	Mensen met een matige verstandelijke beperking	92
6.2.2	Seksueel misbruik en mensen met een matige verstandelijke beperking	93
6.3	Het hulpboek voor mensen met een lichte en matige verstandelijke beperking	94
6.3.1	Werkvormen algemene informatie en psycho-educatie.	95
6.3.2	Werkvormen veiligheid	101
6.3.3	Werkvormen zorgen	104
6.3.4	Werkvormen pijn.	106
6.3.5	Werkvormen angst	108
6.3.6	Werkvormen boosheid	112
6.3.7	Werkvormen ontspanning	115
6.3.8	Werkvormen perspectief.	120
	Literatuur	126
7	**Hulpboek voor mensen met een ernstige verstandelijke beperking**	127
7.1	Mensen met een ernstige verstandelijke beperking	128
7.1.1	Het cognitieve aspect	129
7.1.2	Het sociale aspect	129
7.1.3	Het emotionele aspect	129
7.2	**Seksueel misbruik en mensen met een ernstige verstandelijke beperking**	129
7.2.1	Lichamelijk contact.	130
7.3	Kernaspecten bij de opvang van mensen met een ernstige verstandelijke beperking.	130
7.3.1	Observeren	131
7.3.2	Kalmerende sensorische ervaringen	131
7.4	Het hulpboek voor de cliënt met een ernstige verstandelijke beperking.	131
7.4.1	Werkvormen – Algemene informatie	132
7.4.2	Werkvormen veiligheid	136
7.4.3	Werkvormen zorgen.	136
7.4.4	Werkvorm pijn	137
7.4.5	Werkvormen angst	137

7.4.6	Werkvormen boosheid	139
7.4.7	Werkvormen ontspanning	140
7.4.8	Werkvorm perspectief	140
	Literatuur	141

8	**Opvang van de ouders van slachtoffers van seksueel misbruik met een verstandelijke beperking**	**143**
8.1	**Kernaspecten bij de opvang van ouders**	144
8.1.1	Gezinssysteem en gezinscultuur	145
8.1.2	Vormen van seksueel misbruik	146
8.1.3	Het creëren van veiligheid	146
8.1.4	Reacties van ouders	147
8.1.5	Reacties van het kind	148
8.1.6	Omgaan met stressreacties van het kind	150
8.1.7	De andere gezinsleden	151
8.1.8	De omgeving	151
8.1.9	Het verwerkingsproces van ouders	152
8.2	**Het SOS-programma voor ouders**	152
8.2.1	Houdingsaspecten	153
8.2.2	Voorbereiding van de gedragsdeskundige	153
8.2.3	Tijd en plaats van de bijeenkomsten met de ouders	153
8.2.4	Structuur van de sessies	153
8.2.5	Het gebruik van het hulpboek voor ouders	154
8.3	**Ouderbijeenkomsten**	155
8.3.1	Ouderbijeenkomst 1 – zo snel mogelijk	155
8.3.2	Ouderbijeenkomst 2 – na een week	157
8.3.3	Ouderbijeenkomst 3: gezamenlijke bijeenkomst – na drie weken	158
8.3.4	Ouderbijeenkomst 4: follow-up – na twee maanden	161
	Literatuur	162

9	**De opvang van betrokken hulpverleners van slachtoffers van seksueel misbruik**	**163**
9.1	**Kernaspecten bij de opvang van betrokken hulpverleners**	164
9.1.1	Een veilige en betrouwbare omgeving voor de cliënt	164
9.1.2	Praten met de cliënt over het seksueel misbruik	165
9.1.3	Het herstel van het gewone leven	166
9.1.4	Omgaan met traumareacties van de cliënt	167
9.1.5	Omgaan met stressreacties van ouders	168
9.1.6	Splitting	168
9.1.7	Overdracht en tegenoverdracht	169
9.1.8	Eigen verwerking hulpverleners	170
9.2	**Het SOS-programma voor hulpverleners**	171
9.2.1	Houdingsaspecten	171
9.2.2	Voorbereiding van de gedragsdeskundige	171
9.2.3	Tijd en plaats van de bijeenkomsten met de hulpverleners	172
9.2.4	Alleen of samen?	172
9.2.5	De structuur van de sessies	172
9.2.6	Het gebruik van het hulpboek voor hulpverleners	173

9.3	De hulpverlenersbijeenkomsten	173
9.3.1	Hulpverlenersbijeenkomst 1 – zo snel mogelijk	173
9.3.2	Hulpverlenersbijeenkomst 2 – na een week	176
9.3.3	Gezamenlijke bijeenkomst – na drie weken	178
9.3.4	Hulpverlenersbijeenkomst 3: follow-up – na twee maanden	180
	Literatuur	182
10	**Werkvormen voor de begeleiding van ouders, opvoeders en hulpverleners**	**185**
10.1	Werkvormen algemene informatie en psycho-educatie	187
10.2	Werkvormen veiligheid	205
10.3	Werkvormen Zorgen	207
10.4	Werkvorm Pijn	208
10.5	Werkvorm Angst	209
10.6	Werkvorm Boosheid	211
10.7	Werkvormen Ontspanning	212
10.8	Werkvormen Perspectief	214
	Literatuur	215

Bijlagen

Over de auteurs	219

Algemene inleiding op het handboek SOS

Dit handboek is het resultaat van vele jaren werken met mensen met een verstandelijke beperking en hun naasten, die seksueel misbruik mee hebben gemaakt. De beschreven werkwijze is enerzijds gegroeid door ervaringen in het werken met de mensen zelf, maar ook door het toenemend aantal publicaties op het gebied van eerste opvang na trauma en traumaverwerking, die zeer bruikbaar en herkenbaar bleken in ons werk. Daarnaast hebben de cliënten zelf, de ouders en verwanten en de teams met wie we te maken hebben gehad, ons veel geleerd. Zij hebben keer op keer zichzelf overwonnen, ons ondanks alles wat ze hebben meegemaakt in vertrouwen genomen en hun ervaringen met ons gedeeld. Voor hen geldt groot respect. We hopen met dit handboek de lessen die zij ons geleerd hebben, te kunnen delen, zodat anderen daarvan kunnen profiteren.

Het omgaan met mensen met een verstandelijke beperking die slachtoffer zijn van seksueel misbruik en mishandeling, is aangrijpend en moeilijk voor alle betrokkenen. Daar waar iedereen voordat het misbruik bekend was geworden, als vanzelfsprekend vanuit de beeldvorming, intuïtie en het zorg-/begeleidings-/behandel-/ontwikkelingsplan kon handelen, is er nadat het seksueel misbruik aan het licht is gekomen, ineens sprake van grote machteloosheid en onzekerheid die verlammend werkt. Niets is meer vanzelfsprekend...

Seksueel misbruik komt veel voor bij mensen met een verstandelijke beperking. Veel vaker dan bij anderen in onze maatschappij. Vanwege deze hoge prevalentie zou men verwachten dat zorgaanbieders en andere organisaties die werken met mensen met een verstandelijke beperking, goed toegerust zijn op de eerste opvang en hulpverlening van mensen die een dergelijke ervaring hebben gehad. Toch blijkt dit in de praktijk niet zo te zijn. Veelal wordt handelingsverlegenheid ontmoet en blijkt dat er in de praktijk nauwelijks een gestructureerd hulpaanbod is om mensen met een verstandelijke beperking (en hun ouders/verwanten) na een dergelijke ingrijpende gebeurtenis op te vangen en te begeleiden.

De problematiek rondom seksueel misbruik wordt gelukkig vaak wel gesignaleerd. Veel instellingen hanteren een meldcode en een kwalitatief goed handelingsprotocol op het gebied van omgaan met seksueel misbruik. Toch voelen de meeste gedragsdeskundigen en managers zich onvoldoende thuis in de problematiek rondom seksueel misbruik en het opvangen van mensen na een dergelijke ingrijpende ervaring om dit proces voortvarend in regie te nemen. Geregeld spelen ook organisatorische zaken een rol (Wiens taak is het? Hoeveel tijd is er beschikbaar?) en lijkt er een spanningsveld te bestaan tussen enerzijds de opvang van de cliënt en het goed hulpverlenerschap, en anderzijds het onderzoekstraject en/of juridische traject. Nogal eens wordt ervoor gekozen de ondersteuning bij de verwerking uit te stellen, omwille van het onderzoekstraject. Vaak wordt, vanuit opsporingsperspectief, geadviseerd zo min mogelijk met de cliënt te praten over wat er is gebeurd.

Het is evident dat dit, als het politieonderzoek langere tijd in beslag neemt, de verwerking niet ten goede komt. Sterker nog, in de literatuur over de verwerking van schokkende gebeurtenissen wordt juist benadrukt dat het van belang is zo snel mogelijk hulp te bieden, omdat juist in de eerste periode mensen het meest worstelen met grote vragen en sterke gevoelens die als overrompelend ervaren kunnen worden. In de praktijk vallen de cliënt en zijn systeem vaak in een gat vanwege wachten op de afhandeling bij politie, wachtlijsten en beperkte therapiemogelijkheden. Cliënten en hun systeem blijven zo in die periode in het luchtledige hangen, waar niemand goed raad mee weet. Juist op het moment dat de nood het hoogste is, ervaren cliënten en hun systeem verwarring, grote eenzaamheid en het gevoel er alleen voor te staan. Het *handboek SOS* is bedoeld om daar een eind aan te maken. Het geeft gedragsdeskundigen tal van handvatten om mensen met een verstandelijke beperking en hun systeem deskundig en gestructureerd hulp te bieden in deze moeilijke periode.

Het boek begint met een algemene omschrijving van het SOS-programma. Daarin wordt uitgelegd wat het programma is en voor wie het bedoeld is. Uitgelegd wordt dat het belangrijk is zo snel mogelijk na het bekend worden van seksueel misbruik opvang te starten voor zowel de cliënt zelf, de ouders en verwanten als voor het begeleidend team, en hoe het programma er in grote lijnen uitziet. Daarna volgen enkele algemene hoofdstukken waarin de problematiek van seksueel misbruik bij mensen met een verstandelijke beperking behandeld wordt.

▶ Hoofdstuk 2 besteedt aandacht aan de prevalentie, het geïntegreerde ecologische verklaringsmodel en de betekenis van seksueel misbruik voor mensen met een verstandelijke beperking.

In ▶ hoofdstuk 3 komen de wettelijke kaders aan bod en thema's die daaraan raken. Er is aandacht voor taxatiegesprekken, de gang van zaken bij de politie en de omgang met de media.

In ▶ hoofdstuk 4 worden trauma en traumaverwerking belicht. Er is aandacht voor leeftijdsspecifieke stressreacties, en traumaverwerking bij mensen met een verstandelijke beperking.

In ▶ hoofdstuk 5 komt de opvang van mensen met een verstandelijke beperking die seksueel misbruikt zijn aan de orde. De voorbereiding en de aandachtspunten worden besproken, evenals de opzet en inhoud van de cliëntenbijeenkomsten en de functie van het hulpboek.

In ▶ hoofdstuk 6 gaat het om opvang van mensen met een matige en lichte verstandelijke beperking. In dit hoofdstuk worden de specifieke, aan het ontwikkelingsstadium gerelateerde, thematieken behandeld voor beide doelgroepen en worden werkvormen aangereikt om deze mensen te ondersteunen bij de opvang na seksueel misbruik.

In ▶ hoofdstuk 7 gaat de aandacht uit naar mensen met een ernstige verstandelijke beperking en seksueel misbruik. Onderstreept wordt dat in de opvang van deze cliënten herstel van veiligheid en relaties centraal staat, als manier om het stressresponssysteem tot rust te brengen. Er worden voorstellen gedaan voor opvangbijeenkomsten en suggesties voor werkvormen.

▶ Hoofdstuk 8 gaat over de opvang van ouders en verwanten van cliënten die seksueel misbruikt zijn. Er is aandacht voor de speciale verbondenheid van mensen met een beperking en hun ouders, en de betekenis van deze dynamiek voor de verwerking van het misbruik, zowel voor de ouders als voor de cliënt. Daarnaast is er aandacht voor de manier waarop de ouders hun kind het beste kunnen ondersteunen, en voor het verwerkingsproces van de ouders zelf. Ten slotte wordt er een blauwdruk gegeven voor een viertal bijeenkomsten, waarin de gedragsdeskundige de ouders kan ondersteunen als eerste opvang.

▶ Hoofdstuk 9 beschrijft de opvang van het begeleidend team, en de processen die daar spelen. Er wordt beschreven hoe de cliënt het beste opgevangen kan worden in het dagelijkse leven en hoe het team de ouders kan opvangen. Daarnaast is er aandacht voor teamprocessen als splitting, overdracht en tegenoverdracht. Ten slotte wordt besproken hoe secundaire traumatisering, als gevolg van het werken met mensen die ernstige dingen hebben meegemaakt, vroegtijdig kan worden herkend, zodat er adequaat op kan worden gereageerd.

▶ Hoofdstuk 10 bevat werkvormen die zowel de ouders en verwanten, als het team kunnen helpen tijdens het SOS-programma.

Het boek kent talrijke referenties. Deze zijn bedoeld de gedragsdeskundige materiaal aan te leveren om verder te lezen en te leren.

Werken aan de eerste opvang van mensen met een verstandelijke beperking die seksueel misbruik hebben meegemaakt, en hun systeem, kan zwaar lijken en uitputten. Dat kan ook zo zijn. Toch kan het ook heel bevredigend zijn. Het is prachtig om te zien hoe mensen met een relatief eenvoudig opvangprogramma als dit weer in staat zijn zich te herpakken en gezamenlijk verder te gaan. We hopen dat het SOS-programma – naast het aangereikte praktische gereedschap – collega-gedragsdeskundigen ook die ervaring kan geven.

Aafke Scharloo
Simone Ebbers
Martine Spijker

Het handboek SOS – Snelle Opvang bij Seksueel misbruik

Psychologische eerste hulp aan mensen met een verstandelijke beperking en hun systeem

1.1 Doelgroep van het handboek SOS – 2

1.2 Het belang van het systeem – 3

1.3 Taak voor de gedragsdeskundige – 4

1.4 Doel van het handboek SOS – 4

1.5 De opbouw van het handboek SOS – 5

1.6 De SOS-hulpboeken – 6

1.7 Wat als er na afronden van het SOS-programma grote problemen liggen? – 7

1.8 Zorg voor jezelf als uitvoerder van het handboek SOS – 7

Literatuur – 8

Inleiding

Seksueel misbruik van kinderen, jongeren en volwassenen met een verstandelijke beperking confronteert hulpverleners en andere mensen uit de omgeving met gevoelens van verwarring en machteloosheid. Een onderzoeksverslag naar de prevalentie van seksueel misbruik in een instelling voor mensen met een verstandelijke beperking droeg de titel: 'Onbestaanbaar waar'[1], naar een uitspraak van een respondent, die heel treffend weergaf wat deze problematiek teweegbrengt. Mensen in de omgeving worden heen en weer geslingerd tussen de wil om te ontkennen en de wil om snel te helpen. Het omgaan met seksueel misbruik vraagt echter om doordacht handelen, wat zeker op momenten waarop men zelf in verwarring is, niet eenvoudig is.[2]

Gelukkig beschikken zorgorganisaties sinds een aantal jaren vrijwel allemaal over protocollen en richtlijnen, waarin beschreven staat hoe er stapsgewijs gehandeld dient te worden. Meldcodes en protocollen bij (vermoeden van) seksueel misbruik geven veelal praktische richtlijnen over hoe te handelen, direct nadat een (vermoeden van) seksueel misbruik aan het licht is gekomen.

Naast dit eerste praktisch handelen is er echter ook een grote behoefte aan adequate psychologische opvang in de periode die daarop volgt. Hierin wordt tot op heden slechts beperkt voorzien, terwijl uit tal van wetenschappelijke onderzoeken van de afgelopen twintig jaar is gebleken dat dergelijke opvang essentieel is voor het verwerkingsproces van de betrokkenen.[3] Veel betrokken gedragsdeskundigen en managers voelen zich onvoldoende thuis in de problematiek rondom seksueel misbruik om het opvangen van betrokken mensen na een dergelijke ingrijpende ervaring voortvarend ter hand te nemen. Indien er sprake is van aangifte bij de politie lijkt er bovendien vaak een spanningsveld te bestaan tussen enerzijds de opvang van de cliënt en goed hulpverlenerschap, en anderzijds het onderzoekstraject en/of het juridische traject. Dit handboek biedt concrete handreikingen om bij seksueel misbruik verantwoorde eerste opvang van cliënten en hun systeem (ouders, verwanten en het begeleidende team) mogelijk te maken.

1.1 Doelgroep van het handboek SOS

Het *handboek SOS* is ontwikkeld voor slachtoffers (zowel kinderen als volwassenen) van seksueel misbruik met een verstandelijke beperking. Bij de opvang van deze slachtoffers is het belangrijk onderscheid te maken tussen cliënten die eenmalig seksueel misbruik hebben ervaren en cliënten die langdurig en herhaaldelijk seksueel misbruikt zijn.

In het eerste geval wordt de cliënt overspoeld door de gebeurtenis. Eenmalig seksueel misbruik vindt zo onverwacht plaats dat de cliënt geen afweermechanismen heeft kunnen inzetten. Er is sprake van machteloosheid en ontwrichting. In dit geval herstelt de cliënt, met behulp van een veilige en ondersteunende omgeving, meestal binnen een halfjaar van de grootste klachten.

In gevallen van langdurig seksueel misbruik, meerdere ervaringen met seksueel misbruik en in situaties waar sprake is geweest van (dreiging met) geweld, ziet men vaak dat de cliënt afweerreacties heeft ontwikkeld. De cliënt heeft deze reacties nodig gehad om de misbruiksituatie het hoofd te kunnen bieden en zichzelf te beschermen tegen pijnlijke ervaringen. Het kan gaan om vermijdingsreacties, problemen met betrekking tot de identiteit, relatieproblemen en moeite met het reguleren van emoties (niets meer voelen, heftige emoties, depressie).[4] Vaak zijn deze reacties dan diep ingesleten in het gedragspatroon en niet gemakkelijk te veranderen.

Bij mensen met een verstandelijke beperking is er in het merendeel van de gevallen sprake van seksueel misbruik dat zich gedurende een langere periode heeft afgespeeld. Verder is bekend dat mensen met een verstandelijke beperking in hun leven een grotere kans lopen dan anderen om meerdere malen slachtoffer van seksueel misbruik te worden.[5] Dit betekent dat het vaak zo zal zijn dat bij hernieuwd misbruik herinneringen aan eerdere misbruiksituaties naar boven komen, waardoor heftige klachten ontstaan. In ▶ hoofdstuk 2 wordt dieper ingegaan op de prevalentie van seksueel misbruik bij mensen met een verstandelijke beperking en de oorzaken hiervan.

Het *handboek SOS* kan worden gebruikt in situaties van zowel enkelvoudig als meervoudig misbruik. Mogelijk is het *handboek SOS* voor slachtoffers van enkelvoudig seksueel misbruik voldoende om het dagelijks leven weer te kunnen hervatten. Bij de tweede categorie cliënten zal dit zeer zeker niet het geval zijn. Dan is aansluitend langdurige therapie, gericht op chronisch trauma, veelal geïndiceerd.

Het *handboek SOS* is gemaakt voor de opvang van cliënten met een verstandelijke beperking. Waar relevant wordt er in het programma een onderscheid aangebracht tussen de verschillende niveaus van cognitief functioneren. Hierbij wordt een onderscheid gemaakt tussen cliënten met een ernstige verstandelijke beperking (IQ 0-35), cliënten met een matige verstandelijke beperking (IQ 35-50) en cliënten met een licht verstandelijke beperking (IQ 50-70) en/of zwakbegaafdheid (IQ 70-85). Omdat uit de praktijk blijkt dat de hulpvragen op dit gebied van deze twee laatste groepen sterk overeenkomen, zijn ze in het SOS-programma samen genomen.

Het programma is bruikbaar voor cliënten van alle leeftijden; het hulpboek voor de cliënt bevat werkvormen afgestemd op diverse niveaus van cognitief functioneren en een verscheidenheid aan kalenderleeftijden. Afhankelijk van de specifieke cliënt en diens situatie dient een selectie te worden gemaakt uit de verschillende werkvormen. Vanzelfsprekend dient daarbij niet alleen het cognitieve niveau van functioneren in ogenschouw te worden genomen.

Het *handboek SOS* is ontwikkeld voor de opvang van mensen met een verstandelijke beperking die seksueel misbruikt zijn. De methodiek is – na wat kleine aanpassingen – echter ook goed bruikbaar voor mensen met een verstandelijke beperking die te maken hebben gehad met andere vormen van mishandeling, zoals fysieke en/of emotionele mishandeling.

1.2 Het belang van het systeem

Dit *handboek SOS* richt zich niet alleen op de opvang van de verstandelijk beperkte cliënt: het programma bevat evenveel bijeenkomsten met de ouders/verzorgers en betrokken hulpverleners als met de cliënt zelf. De betekenisvolle mensen in het leven van iemand met de verstandelijke beperking worden in dit boek aangeduid met de verzamelterm 'systeem'.

Vrijwel iedereen die te maken heeft met seksueel misbruik in zijn omgeving, is hierdoor aangedaan. Dit geldt zeker voor ouders/verzorgers. Zij hebben een eigen traject van ondersteuning en begeleiding nodig, gericht op de gevolgen voor hen – zowel in hun rol als ouder, als die van begeleider/opvoeder van hun kind. Ook voor betrokken hulpverleners is een dergelijke ervaring vaak dermate ingrijpend, dat steun bij de verwerking noodzakelijk is. Daarnaast hebben zij langduriger ondersteuning nodig om de cliënt adequaat te kunnen blijven begeleiden en niet verstrikt te raken in hun eigen overdrachtsreacties, die onvermijdelijk zijn bij het werken met slachtoffers van seksueel misbruik. Bovendien speelt het eigen proces van de ouders/verzorgers en betrokken hulpverleners, een cruciale rol bij het herstelproces van de cliënt. Uit onderzoek is gebleken dat de verwerking van seksueel misbruik bij iemand met een verstandelijke beperking in hoge mate samenhangt met de verwerking van het misbruik bij de betekenisvolle anderen.[6] Logischerwijs valt dit te verklaren vanuit de grotere relationele afhankelijkheid en omgevingsafhankelijkheid in het functioneren van mensen uit deze doelgroep. Veel mensen met een verstandelijke beperking zijn, vaak tot op hoge leeftijd, emotioneel nauw verbonden met hun familie: die is de constante factor in hun leven. Ook als het gaat om volwassen verstandelijk beperkte cliënten, van welke leeftijd dan ook, spelen de ouders/verzorgers en hulpverleners een cruciale rol in de verwerking. Naarmate het niveau van functioneren van het slachtoffer lager is, ligt het zwaartepunt van de 'verwerkingsinterventies' steeds meer in de omgeving!

1.3 Taak voor de gedragsdeskundige

Het *handboek SOS* is geschreven voor gedragsdeskundigen, werkzaam in de zorg en ondersteuning van mensen met een verstandelijke beperking. Er is voor gekozen deze taak bij gedragsdeskundigen onder te brengen, omdat verondersteld mag worden dat men vanuit de opleiding voldoende gekwalificeerd is deze hulp te verlenen. Daarnaast zijn zij in hun functie doorgaans inhoudelijk betrokken, maar hebben zij voldoende distantie om niet in al te grote mate deel van het systeem te zijn. De ervaring leert dat deze distantie noodzakelijk is om adequaat met emoties van betrokkenen te kunnen omgaan.

Mocht er van deze distantie geen sprake zijn, dan verdient het aanbeveling het SOS-programma niet zelf op te pakken, maar door een collega-gedragsdeskundige te laten uitvoeren. Om dit handboek goed voor het voetlicht te brengen zijn, naast de inhoudsaspecten, ook houdingsaspecten van belang. Een directieve en actief uitnodigende houding, waarbinnen men initieert en gestructureerd leiding geeft, is doorgaans het meest veilig voor mensen die (door hetgeen ze hebben meegemaakt) ontredderd zijn. Daarnaast is het belangrijk dat de gedragsdeskundige zich bewust is van het feit dat men als rolmodel fungeert. Het onderwerp seksueel misbruik is vaak met schaamte en zwijgen beladen. Het uitstralen van een actieve aanpak, waarin het expliciet benoemen van zaken niet vermeden wordt, helpt betrokkenen om ook zelf woorden te geven aan ervaringen en gevoelens. Het is tevens belangrijk hartelijkheid en draagkracht uit te stralen, en aan te geven dat niets gek is en alles gezegd kan worden. Het helpt een cliënt als hij weet dat 'zijn' gedragsdeskundige vaker met mensen praat die seksueel misbruikt zijn: hij (zij) is niet de enige die dit overkomen is! Het is de taak van de gedragsdeskundige ervoor te zorgen dat de sfeer niet te zwaar beladen wordt. En het helpt om daarvoor, waar mogelijk, gebruik te maken van (gepaste) humor.

Het feit dat dit programma geschreven is voor gedragsdeskundigen, betekent niet dat wij ervan uitgaan dat zij dit programma helemaal alleen uitvoeren. We benadrukken dat het omgaan met situaties van seksueel misbruik multidisciplinair werken vereist. Zeker als het gaat om de begeleiding van de betrokken hulpverleners, zijn de taken en nauwe betrokkenheid van een verantwoordelijke lijnfunctionaris noodzakelijk!

> Ten slotte is het essentieel dat de organisatie er zorg voor draagt dat de gedragsdeskundige wordt gefaciliteerd in de uitvoering van het programma. Derhalve wordt aanbevolen het SOS-programma op te nemen in de visie en het beleid op het gebied van seksueel misbruik.

1.4 Doel van het handboek SOS

Het *handboek SOS* is ontwikkeld als een eerstehulpprogramma bij het omgaan met (betrokkenen bij) mensen met een verstandelijke beperking, die slachtoffer zijn geworden van seksueel misbruik. Het SOS-programma is uitdrukkelijk *niet* bedoeld om latere behandeling/therapie te vervangen! Het is een richtlijn bij het handelen, nadat de melding volgens meldcode en/of protocol bij (vermoeden van) seksueel misbruik is gedaan.

Het SOS-programma wordt direct ingezet na de onthulling en/of ontdekking van een situatie van (een vermoeden van) seksueel misbruik. Uit onderzoek blijkt dat een snelle en actieve interventie op initiatief van derden het meest effectief is om het verwerkingsproces te begeleiden en te bevorderen.[3] Het gebruik van het *handboek SOS* kan de isolatie van slachtoffer en het systeem voorkomen of doorbreken. Het biedt de cliënt een veilige situatie waarin hij of zij met alle twijfels en zorgen terecht kan, en kan 'praten' over wat er is gebeurd. Op deze manier is het mogelijk betrokkenen te helpen primaire stressreacties, als gevolg van seksueel misbruik, te verdragen en te ordenen. Zo wordt het natuurlijke verwerkingsproces ondersteund en wordt voorkomen dat mensen ongemerkt vastlopen, met alle gevolgen van dien. Tegelijkertijd kan ook gevolgd worden hoe de aard, intensiteit en het verloop van de stressreacties is. Eventuele problemen kunnen vroegtijdig worden onderkend, zodat er adequaat op kan worden geanticipeerd.

Het *handboek SOS* kan worden ingezet na een onthulling en/of ontdekking van een situatie van (vermoedens van) seksueel misbruik. Soms zijn betrokkenen van mening dat seksueel misbruik eerst bewezen dient te worden, voordat men tot handelen kan overgaan. Het feit dat (nog) niets bewezen is, betekent echter niet dat hulpverleners hun werk niet kunnen doen. De beleving van vermoedelijke slachtoffers kan ook worden begeleid zonder bewijsvoering en/of een gerechtelijke uitspraak.[7]

1.5 De opbouw van het handboek SOS

Voorafgaand aan het praktische plan voor de bijeenkomsten is in een drietal hoofdstukken achtergrondinformatie beschreven waarover de gedragsdeskundige dient te beschikken bij het uitvoeren van het programma.

In ▶ hoofdstuk 2 wordt ingegaan op de prevalentie, verklaring en betekenis van seksueel misbruik bij mensen met een verstandelijke beperking.

▶ Hoofdstuk 3 bevat informatie over meldcodes, protocollen, wet- en regelgeving, taxatiegesprekken, aangifte (of melding) bij de politie, medisch onderzoek en omgaan met de media.

In ▶ hoofdstuk 4 vindt men achtergrondinformatie over soorten trauma, de neurobiologie van trauma, traumareacties, secundaire traumatisering en traumaverwerking. Hier wordt speciale aandacht besteed aan trauma en traumaverwerking bij mensen met een verstandelijke beperking.

Het *SOS-programma* richt zich zowel op de cliënt, zijn of haar ouders/verzorgers of andere belangrijke personen als op de betrokken hulpverleners. Het uitgangspunt is dat de naasten van de cliënt, volgens het protocol seksueel misbruik, al op de hoogte zijn gesteld van het seksueel misbruik of het vermoeden daarvan. De gedragsdeskundige organiseert voor ieder van de drie verschillende doelgroepen (cliënt, ouders/verzorgers en hulpverleners) vier bijeenkomsten. De gesprekken met de cliënt individueel nemen, afhankelijk van de draagkracht en het concentratievermogen van de cliënt, ongeveer drie kwartier in beslag. Voor de sessies met de ouders/verzorgers en het team dient ongeveer anderhalf uur te worden uitgetrokken.

Het eerste contact vindt zo snel mogelijk, bij voorkeur binnen een week, na de onthulling/ontdekking (en na het taxatiegesprek) plaats. De tweede sessie volgt ongeveer een week later. De eerste twee bijeenkomsten met de betrokkenen vinden afzonderlijk van elkaar plaats: een bijeenkomst met de cliënt, een bijeenkomst met ouders/verzorgers en een bijeenkomst met betrokken hulpverleners. De derde bijeenkomst is een gezamenlijke sessie waarin de cliënt, zijn of haar systeem en betrokken hulpverleners hun ervaringen delen, en (leren) met elkaar (te) communiceren over wat er is gebeurd. Deze gezamenlijke bijeenkomst wordt ongeveer een maand na de start van het programma gepland. Na acht weken is er een afsluitende follow-upbijeenkomst; voor iedere doelgroep apart.

In het *handboek SOS* is voor elke bijeenkomst een uitgewerkt plan gemaakt. In het plan zijn aandachtspunten en werkvormen beschreven die kunnen helpen het gebodene te brengen en te verwerken. De opzet is geweest de bijeenkomsten zo praktisch mogelijk in te vullen. De inhoud is gebaseerd op inzichten vanuit de literatuur met betrekking tot opvang na trauma, seksueel misbruik en traumabehandeling bij mensen met en zonder een verstandelijke beperking, aangevuld met inzichten die zijn voortgekomen uit praktijkervaringen.

De volgorde en inhoud van de onderwerpen voor de bijeenkomsten zijn gekozen op basis van literatuur en ervaringen. Het is belangrijk dat de gedragsdeskundige zich realiseert dat flexibiliteit in het hanteren van het SOS-programma mogelijk is en zelfs noodzakelijk kan zijn, al naargelang de situatie. Het gaat hier dus niet om een protocol of een dwingend keurslijf, maar om een leidraad. Het *handboek SOS* kan, met behulp van eigen creativiteit, naar behoefte aangevuld en aangepast worden aan de feitelijke omstandigheden. Voor de bijeenkomsten met de cliënten individueel is rekening gehouden met verschillende ontwikkelingsniveaus. Ook zijn flexibiliteit en eigen creativiteit aanbevolen om de bijeenkomsten aan te passen aan de situatie en behoeften van de individuele cliënt.

1.6 De SOS-hulpboeken

Het *handboek SOS* bevat, naast informatie over trauma en traumaverwerking bij mensen met een verstandelijke beperking, praktische handvatten hoe betrokkenen te ondersteunen. Voor iedere doelgroep zijn er derhalve hulpboeken ontwikkeld. In de hulpboeken voor de cliënt worden – afgestemd op het niveau van functioneren – werkvormen aangeboden, waarmee het seksueel misbruik met de cliënt kan worden 'besproken', begrepen en geordend. Deze werkvormen zijn ingedeeld volgens traumagerelateerde thema's: veiligheid, zorgen, pijn, angst, boosheid, ontspanning en perspectief.[8] De aangeboden werkvormen verschillen per niveau van cognitief functioneren: zwakbegaafd en licht, matig en ernstig verstandelijk beperkt.

In het laatste hoofdstuk staan werkvormen beschreven voor de begeleiding van ouders en professionele begeleiders van de cliënt (▶ H. 10). Met behulp van de werkvormen kunnen gebeurtenissen (en de beleving daarvan) worden besproken, geordend en begrepen. Voor de hulpverleners zijn er zowel werkvormen gericht op de individuele hulpverlener als op het team.

In het hulpboek is er aandacht voor het eigen verwerkingsproces van de ouder/begeleider, maar ook voor het belang van de rol van de ouder/begeleider in het verwerkingsproces van het slachtoffer van seksueel misbruik.

Naast de werkvormen wordt er materiaal aangeboden dat bruikbaar is in de psycho-educatie rondom seksueel misbruik en traumaverwerking. Ook is er praktische informatie toegevoegd over het doen van aangifte, studioverhoor en omgaan met de media. De hulpboeken zijn zo samengesteld dat de inhoud kan worden afgestemd op de individuele cliënt, andere betrokkenen en de misbruiksituatie.

> **Website**
> De werkvormen uit de hulpboeken zijn te downloaden op extras.bsl.nl.

1.7 Wat als er na afronden van het SOS-programma grote problemen liggen?

Na het afronden van het SOS-programma is er doorgaans een afname van de klachten waar te nemen. Aanvankelijk staat het gebeurde centraal en zijn de betrokkenen (de cliënt zelf, maar ook ouders/verwanten en het hulpverlenersteam) er vaak gemerkt of ongemerkt voortdurend mee bezig. Er is vaak sprake van herbelevingen, nachtmerries en zich opdringende herinneringen. Het slachtoffer heeft last van vermijdingsgedrag en emotionele dofheid, en er is sprake van waakzaamheid en prikkelbaarheid. Na verloop van tijd wordt dit minder en doorgaans zijn deze problemen na een maand of drie duidelijk minder en/of grotendeels verdwenen.

Bij slachtoffers van meervoudig seksueel misbruik is veelvuldig sprake van trauma type II (▶ H. 4); zij hebben meestal langdurig en intensieve therapie nodig. In de laatste bijeenkomst wordt, net als in alle andere bijeenkomsten, gecheckt hoe het staat met deze klachten. Mocht er bij een van de betrokkenen sprake zijn van een toename of gelijkblijven van traumagerelateerde klachten, is snelle verwijzing naar een therapeutisch traject noodzakelijk!

Soms is een gedegen diagnostiektraject, gericht op het in beeld brengen van de gevolgen van het trauma, noodzakelijk om een adequate therapie in te kunnen inzetten. Het is belangrijk bij het vaststellen van het verloop van de klachten niet alleen te varen op zelfrapportage van de verschillende betrokkenen; het is immers moeilijk om objectief naar eigen klachten te kijken. Het advies luidt ook bij de andere betrokkenen te informeren hoe zij ertegenaan kijken. De ervaring leert dat ook cliënten vaak wonderwel goed aanvoelen hoe hun ouders/verzorgers en betrokken hulpverleners ervoor staan… Dus ook cliënten zijn een belangrijke bron als het gaat om het peilen van het welbevinden van hun omgeving.

1.8 Zorg voor jezelf als uitvoerder van het handboek SOS

Het omgaan met situaties van seksueel misbruik en het opvangen van alle betrokkenen daarbij is een taak die veel impact kan hebben. Het meemaken en meeleven met mensen die schokkende gebeurtenissen hebben meegemaakt, maakt ook de hulpverlener kwetsbaar voor de effecten van die gebeurtenis. Dat kan iedereen gebeuren!

Soms zal de gedragsdeskundige, als uitvoerder van het SOS-programma, zich machteloos en boos voelen. Zeker als hij of zij geconfronteerd wordt met heftige verhalen van cliënten, hun systeem en van collegae. Mogelijk komen door deze ervaringen ook eigen ervaringen uit het verleden naar boven. Dat kan pijnlijk zijn en als een volkomen verrassing opduiken.

Het is belangrijk bedacht te zijn op de impact die dit werk kan hebben en eventuele stressklachten serieus te nemen. Het uitvoeren van het SOS-programma (en gevraagde houdingsaspecten) kan nauwelijks gerealiseerd worden als degene die het moet uitvoeren, geheel of gedeeltelijk in beslag wordt genomen door eigen zorgen en uitputting, en daardoor minder energie en draagkracht heeft. Om klachten te voorkomen zijn intervisie, supervisie en zelfzorg essentieel. Het delen van ervaringen en steun zoeken bij collegae is bij het werken met getraumatiseerde cliënten van groot belang. Er wordt dan ook geadviseerd om ook gedragsdeskundigen supervisie te bieden, met de nadruk op de emotionele impact van het werken met getraumatiseerde mensen.

Samenvatting

Het *handboek SOS* richt zich op gedragsdeskundigen die werkzaam zijn in de zorg voor mensen met een verstandelijke beperking. Het SOS-programma biedt hen praktische richtlijnen om bij seksueel misbruik adequate eerste opvang van cliënten en hun systeem mogelijk te maken. Dit vereist multidisciplinair werken, nauwe betrokkenheid van een lijnfunctionaris en inbedding in de organisatie waar men werkzaam is.

Het SOS-programma wordt gebruikt als vervolg op het melden van (vermoedens van) seksueel misbruik volgens de meldcode en/of het protocol seksueel misbruik, zoals dat door veel zorgaanbieders voor mensen met een verstandelijke beperking wordt gehanteerd. Het *handboek SOS* is geen vervanging voor eventueel latere behandeling!

Adequate opvang van een slachtoffer van seksueel misbruik met een verstandelijke beperking omvat individuele begeleiding van de cliënt, maar ook van zijn of haar systeem. Het programma biedt specifieke handvatten voor cliënten van verschillende cognitieve niveaus, zijn of haar ouders/verzorgers en betrokken hulpverleners. Voor de ondersteuning van iedere doelgroep zijn hulpboeken gemaakt, met daarin praktisch bruikbare werkvormen en bruikbare informatie. Het doel is mensen die betrokken zijn bij een situatie van seksueel misbruik, te helpen bij het verwerkingsproces. Zij worden ondersteund bij het ordenen, begrijpen en verdragen van de situatie en hun eigen (stress)reacties daarop.

Ten slotte is het van belang dat er, bij het uitvoeren van het *handboek SOS*, ook aandacht is voor de zorg voor de gedragsdeskundige. Bij het werken met getraumatiseerde cliënten is het delen van ervaringen en steun zoeken bij collegae van groot belang. Eventuele stressklachten dienen serieus te worden genomen; ter preventie zijn intervisie, supervisie en zelfzorg essentieel.

Literatuur

1. Scharloo, A. & Bors, J. (2012). *Onbestaanbaar waar*. Oplo: De Seizoenen.
2. Belie, E. de, Ivens, C., Lesseliers, J. & Hove, G. van (red.) (2000). *Seksueel misbruik en mensen met een verstandelijke handicap*. Leusden: Acco.
3. Pynoos, R.S. (1996). *Caring for children who have experienced trauma*. Los Angeles: National Child Traumatic Stress Network (NCTSN).
4. Briere, J. & Scott, C. (2006). *Principles of trauma therapy; a guide to symptoms, evaluation and treatment*. Thousand Oaks, CA: Sage Publications.
5. Berlo, W. van, et al. (2011). *Beperkt weerbaar – een onderzoek naar seksueel geweld bij mensen met een lichamelijke, zintuiglijke of verstandelijke beperking*. Utrecht: Rutgers WPF/Movisie.
6. Cottis, C. (2009). *Love hurts; the emotional; impact of intellectual disability and sexual abuse on a family*. Uit: Intellectual disability, trauma and psychotherapy, working with families. Londen: Routledge.
7. Brugsteden, R. van, Heestermans, M. & Swennen, M. (2011). *Seksualiteit en seksueel misbruik* en *Sturen op aanpak van seksueel misbruik*. Utrecht: VGN en kennisplein gehandicaptenzorg.
8. Indeling in navolging van Kuban, C., & Steele, W. (2008). In: *One-minute Interventions for Traumatized Children and Adolescents*. Detroit: TLC-institute.

Seksueel misbruik van mensen met een verstandelijke beperking: plaatsbepaling en verklaringsmodel

2.1	**Definitie van seksueel misbruik** – 11	
2.2	**Complexe dynamiek** – 12	
2.2.1	Het fenomeen splitting – 12	
2.3	**Seksueel misbruik en de wet** – 13	
2.3.1	Rechtspositie van mensen met een verstandelijke beperking – 13	
2.3.2	Juridisch vs. klinisch bewijs – 14	
2.4	**Seksuele wilsbekwaamheid** – 15	
2.4.1	Seksuele wilsbekwaamheid bepalen – 15	
2.5	**Prevalentie van seksueel misbruik bij mensen met een verstandelijke beperking** – 15	
2.5.1	Omringd door zorg, toch niet veilig – 16	
2.5.2	Plegers van seksueel misbruik – 17	
2.6	**Verklaringen voor seksueel misbruik bij mensen met een verstandelijke beperking** – 17	
2.7	**De betekenis van seksueel misbruik bij mensen met een verstandelijke beperking** – 19	
2.7.1	Ouders – 20	
2.7.2	Gestapelde machteloosheid – 20	
2.8	**De bekende pleger** – 21	
2.9	**Gevolgen van seksueel misbruik bij slachtoffers met een verstandelijke beperking** – 21	

2.10 Slachtoffers van seksueel misbruik en seksueel grensoverschrijdend gedrag – 22

2.11 Seksuele voorlichting bij mensen die seksueel misbruikt zijn – 22

Literatuur – 23

Inleiding

Bij het handelen in situaties van seksueel misbruik van mensen met een verstandelijke beperking, speelt verschillende wet- en regelgeving een rol. Vaak voelen hulpverleners zich handelingsverlegen door een beperkte kennis op dit gebied. In dit hoofdstuk wordt aandacht besteed aan de definiëring van seksueel misbruik, zowel in psychologische als in juridische zin. Er worden kort enkele wetsartikelen beschreven die van toepassing zijn op situaties van seksueel misbruik, waarbij mensen met een verstandelijke beperking betrokken zijn. Het gaat dan niet alleen om de aard van de seksuele handelingen, de leeftijd van betrokkenen, maar ook om de wilsbekwaamheid van het slachtoffer – een term die in rechtszaken rondom seksueel misbruik van mensen met een verstandelijk beperking, maar ook daarbuiten, geregeld een centrale rol speelt.

Daarnaast wordt in dit hoofdstuk een beeld gegeven van de prevalentie van seksueel misbruik bij mensen met een verstandelijke beperking. Er volgt een uiteenzetting van het meest gezaghebbende verklaringsmodel voor het feit dat mensen met een verstandelijke beperking een verhoogd risico lopen slachtoffer te worden van seksueel misbruik: de integratieve ecologische theorie van Sobsey. Sobsey benadrukt dat er geen causale relatie bestaat tussen het hebben van een verstandelijke beperking en slachtofferschap van seksueel misbruik, maar dat de kwetsbaarheid van deze mensen het gevolg is van elkaar wederzijds versterkende risicofactoren, die samenkomen in de wijze waarop hulp aan deze doelgroep is georganiseerd.

Aan het einde van dit hoofdstuk is er aandacht voor de specifieke betekenis en gevolgen van seksueel misbruik bij mensen met een verstandelijke beperking en hun systeem.

2.1 Definitie van seksueel misbruik

Seksueel misbruik is een breed begrip. Het kan variëren van gedwongen worden tot het ondergaan van seksuele handelingen en het uitvoeren ervan bij anderen tot gedwongen worden bij jezelf seksuele handelingen te verrichten. Maar ook toekijken bij seksuele handelingen van anderen of het kijken naar pornografisch materiaal, dat niet passend is bij de leeftijd of het ontwikkelingsniveau van een slachtoffer, valt onder seksueel misbruik.

Bij iedere vorm van seksueel misbruik is er sprake van een machtsverschil tussen pleger en slachtoffer. Dat machtsverschil kan te maken hebben met een leeftijdsverschil, verschil in ontwikkelingsniveau, verschil in fysieke kracht en/of verschil in machtspositie als gevolg van een afhankelijkheidsrelatie. Een pleger kan zijn of haar invloed op verschillende manieren aanwenden. Vaak gaat dit heel subtiel door het geven van aandacht en cadeautjes of door het slachtoffer te isoleren en afhankelijk te maken. Soms gebruiken plegers minder subtiele vormen van dwang, zoals dreiging met geweld, emotionele en psychologische druk of chantage om het slachtoffer te dwingen tot seksuele handelingen en/of geheimhouding daarvan.

Seksueel contact tussen een normaal begaafd persoon en iemand met een verstandelijke beperking is niet per definitie seksueel geweld. We gaan ervan uit dat mensen met een verstandelijke beperking recht hebben op seksualiteit en hun eigen seksuele beleving, en dat ze daarin zelf keuzes maken.[1] Voorwaarde is wel dat ze in staat zijn om in te stemmen met seksueel contact. Het begrip 'instemming' (of 'consent' in het Engels) is belangrijk in het begrijpen van seksueel geweld bij mensen met een verstandelijke beperking. Definities van seksueel misbruik bij mensen met een verstandelijke beperking zijn vaak gebaseerd op niet kunnen – of niet willen – instemmen met seksueel contact.

Exploitatie en daarnaast veiligheid zijn belangrijke concepten binnen het concept instemming.[22] McCarthy en Thompson vatten de verschillende pogingen tot definiëring samen als:

> Sexual abuse happens 'where sexual acts are performed on or with someone who is unwilling or unable to consent to those acts', where 'any sexual contact which is unwanted and/or unenjoyed by one partner and is for the sexual gratification of the other', and where 'that person's apparent willingness is unacceptably exploited.'[2] «

2.2 Complexe dynamiek

Seksueel misbruik is een onderwerp dat heftige reacties oproept. We willen en kunnen maar moeilijk geloven dat mensen die we kennen en vertrouwen, dergelijke dingen doen. Opzettelijk geweld van de ene mens ten aanzien van een doorgaans zwakker ander mens druist in tegen alle waarden, normen en primitieve beschermingsmechanismen die wij hebben. Veel mensen reageren dan ook met een afweerreactie op vermoedens. Dat is in situaties van seksueel misbruik ook relatief gemakkelijk. In situaties waarin seksueel misbruik aan de orde is, zijn zelden harde bewijzen aan te voeren. Omdat seksueel misbruik (vooral bij mensen met een verstandelijke beperking) meestal veel later aan het licht komt, is er vaak geen sprake van bruikbare sporen. Ook zijn er in de meeste gevallen geen getuigen die het seksueel misbruik daadwerkelijk hebben gezien.

2.2.1 Het fenomeen splitting

Een bekend afweermechanisme, dat met name bij seksueel misbruik in werking treedt, is 'splitting'. Splitting ontstaat als een individu niet in staat is tot integratie van datgene wat overweldigend of bedreigend is. Splitting komt echter niet alleen binnen individuen voor, het wordt ook vaak gezien binnen teams, organisaties en de maatschappij als het gaat om het integreren van heftige gebeurtenissen. In deze meer interactionele betekenis wordt de term splitting gebruikt om aan te geven dat een situatie van seksueel misbruik bij uitstek in staat is in een team en organisatie tegenovergestelde en antagonistische gevoelens en gedragingen op te roepen. De splitting verloopt meestal volgens de lijnen goed-slecht, medelijden-irritatie, grenzen stellen-emotionele nabijheid, daders en slachtoffers, gelovers en niet-gelovers.[3]

Splitting betekent in de praktijk dat mensen partij kiezen; het heeft daardoor een ontwrichtende werking. Er ontstaan kampen, die zich elk concentreren op hun eigen problemen. Hierdoor worden de partijen, weliswaar onbewust en onbedoeld, verder uit elkaar gedreven. Deze complexe dynamiek maakt dat betrokkenen vanuit emoties gaan handelen. Dit kan leiden tot risicovolle situaties, waarin onthullingen en signalen van slachtoffers niet serieus worden genomen en/of verkeerd worden geïnterpreteerd. Vermoedelijke slachtoffers worden soms niet geloofd, vermoedelijke plegers worden soms onterecht gestigmatiseerd of daadwerkelijke plegers worden juist niet als zodanig herkend.[4]

Dit leidt onherroepelijk tot inadequaat handelen. De saamhorigheid van betrokken ouders en hulpverleners kan zwaar onder druk komen te staan en zelfs leiden tot onderlinge conflicten, met een verwoestende uitwerking op de begeleiding van slachtoffers van seksueel misbruik.

Het gebruik van een protocol vermindert de kans op splitting. Hiervoor verwijzen we naar de meldcode, meldplicht en het gebruik van een protocol bij (vermoedens van) seksueel misbruik (▶ par. 3.1).

> We benadrukken de preventieve werking van een veilig klimaat, waarin open en transparant wordt gecommuniceerd en er ruimte is voor verschillende beleving van de situatie door alle betrokkenen.

2.3 Seksueel misbruik en de wet

In het Nederlandse Wetboek van Strafrecht zijn verschillende artikelen opgenomen die betrekking hebben op seksueel misbruik.
Aanranding wordt in artikel 246 omschreven als:

> Het door geweld of een andere feitelijkheid iemand dwingen tot het plegen of dulden van ontuchtige handelingen.

Verkrachting wordt in artikel 242 gedefinieerd als:

> Het door geweld of een andere feitelijkheid of bedreiging met geweld of een andere feitelijkheid iemand dwingen tot het ondergaan van handelingen die bestaan uit of mede bestaan uit het seksueel binnendringen van het lichaam.

In artikel 244 is gemeenschap met kinderen onder de 12 jaar verboden. Artikel 245 verbiedt ontuchtige handelingen met kinderen onder de 16 jaar. In feite zijn daarmee alle seksuele contacten met mensen jonger dan 16 jaar strafbaar, dus ook als het om een gewenst contact tussen twee 15-jarigen gaat. Echter, in de praktijk worden seksuele contacten tussen leeftijdgenoten die plaatsvinden met wederzijds goedvinden, niet vervolgd.

Sinds de opheffing van het bordeelverbod in 2000 is het faciliteren van prostitutie door meerderjarigen niet meer strafbaar. Wel strafbaar zijn het dwingen tot prostitutie (art. 273f) en het gebruikmaken van de diensten en het faciliteren van prostitutie van een persoon jonger dan 16 jaar.

Ook in Nederland worden kinderen gebruikt voor porno, veelal in combinatie met prostitutie. In 2002 zijn de regels voor het vervaardigen en in bezit hebben van kinderporno verscherpt, waarmee ook het maken, verspreiden en in bezit hebben van virtuele kinderporno strafbaar is gesteld (art. 240b). Ook het tonen van pornografische beelden aan kinderen is strafbaar (art. 240a).

Artikel 249 gaat over ontucht met misbruik van gezag en vertrouwen, waarin het verrichten van seksuele handelingen binnen een machts- en hulpverleningsrelatie strafbaar wordt gesteld.

2.3.1 Rechtspositie van mensen met een verstandelijke beperking

De rechtspositie van mensen met een verstandelijke beperking die seksueel misbruikt zijn, is in Nederland zwak. Bij hen zijn, naast de gewone wetsartikelen, de wetsartikelen over ontucht (art. 247) en gemeenschap 'met een wilsonbekwame' (art. 243) van belang. In deze artikelen worden seksuele handelingen met iemand '… van wie hij weet dat hij in staat van bewusteloosheid, verminderd bewustzijn of lichamelijke onmacht verkeert, dan wel aan een zodanige gebrekkige ontwikkeling of ziekelijke stoornis van zijn geestvermogens lijdt dat hij niet of onvolkomen in staat is zijn wil daaromtrent te bepalen of kenbaar te maken of daartegen weerstand te bieden…' strafbaar gesteld.

In de praktijk betekent dit, dat in Nederland niet elke vorm van seksueel misbruik van mensen met een verstandelijke beperking ook strafrechtelijk als seksueel misbruik kan worden aangemerkt. Hierbij kan gedacht worden aan situaties waarin plegers zich beroepen op het feit dat zij niet op de hoogte waren van de beperking van hun slachtoffer en dus, als het tegendeel niet bewezen kan worden, veelal vrijuit gaan omdat het dan juridisch gezien (ook als het slachtoffer niet in staat is zijn wil te bepalen) om seksueel contact met wederzijdse instemming zou gaan.

In de Nederlandse wetgeving is het uitgangspunt dat mensen met een verstandelijke beperking, als zij de volwassen leeftijd hebben bereikt en er geen vergaande beschermende maatregelen zijn getroffen, wilsbekwaam zijn en dus ook automatisch juridisch in staat worden geacht zich te kunnen onttrekken aan ongewenste contacten met welke andere volwassene, niet zijnde een hulpverlener, dan ook. In Nederland is geen wetgeving die volwassenen, die niet in staat zijn zichzelf te beschermen tegen welke dreiging dan ook, te beschermen.

Dit in tegenstelling tot vrijwel alle andere Europese landen én een Europese verplichting hiertoe. In Engeland en Wales bestaat bijvoorbeeld sinds 2005 een wet met betrekking tot de bescherming van kwetsbare volwassenen met een verstandelijke of psychiatrische beperking: The Mental Capacity Act (▶ kader 2.1).[5]

Kader 2.1 Wilsbekwaamheid volgens de Mental Capacity Act
In de Mental Capacity Act wordt grofweg gesteld dat er aan een viertal aspecten voldaan moet zijn, wil iemand (seksueel) wilsbekwaam genoemd kunnen worden:
1. De persoon moet in staat zijn belangrijke informatie van onbelangrijke informatie te onderscheiden met betrekking tot een te nemen besluit.
2. De persoon moet (lang genoeg) vast kunnen houden/onthouden wat relevante informatie is om het besluit te nemen.
3. De persoon moet in staat zijn de informatie te kunnen gebruiken en wegen (consequenties kunnen overzien) als onderdeel van het besluitvormingsproces.
4. De persoon moet in staat zijn tot het communiceren van het besluit op wat voor manier dan ook.

2.3.2 Juridisch vs. klinisch bewijs

In tegenstelling tot de wettelijke betekenis van seksueel misbruik, waarbij wordt uitgegaan van de objectieve feiten, vormt in de hulpverlening de subjectieve beleving van de cliënt het uitgangspunt voor handelen. In de hulpverlening is de beleving van de cliënt altijd het uitgangspunt, ook wanneer het feitenonderzoek (nog) niet heeft plaatsgevonden.[4]

Daarnaast is het belangrijk een onderscheid te maken tussen het juridisch bewezen seksueel misbruik en het klinisch bewezen seksueel misbruik. Seksueel misbruik is alleen juridisch bewezen als het binnen het strafrechtelijk proces tot een veroordeling is gekomen. Seksueel misbruik kan klinisch bewezen worden geacht als twee GZ-psychologen, onafhankelijk van elkaar, gedragssignalen van cliënten als indicatief voor seksueel misbruik beschrijven.

Het belang van een term als 'klinisch bewezen' is er vooral in gelegen dat er in dergelijke zaken niet langer gesproken wordt van 'vermoedens', zodat cliënten en verwanten meer adequaat ondersteund kunnen worden op een manier die recht doet aan de beleving en ervaringen. Daarnaast legitimeert een term als 'klinisch bewezen' het treffen van veiligheidsmaatregelen, terwijl een term als 'vermoedens' doorgaans niet aanzet tot handelen in dit opzicht en hulpverleners keer op keer doet belanden in discussies en splittingsfenomenen, die geregeld ten koste gaan van de belangen van de cliënt (▶ par. 2.2.1, ▶ par. 9.1.6).

2.4 Seksuele wilsbekwaamheid

Seksuele wilsbekwaamheid impliceert het begrijpen én kunnen toepassen van de informatie en/of kennis die noodzakelijk is om op vrijwillige basis tot een beslissing te komen, welke vrij is van dwang. In de Wet op de geneeskundige behandelingsovereenkomst (WGBO) wordt wilsbekwaamheid als volgt gedefinieerd:

>> Een persoon is wilsbekwaam als deze in staat is tot een redelijke waardering van zijn of haar belangen ter zake, waarbij gelet moet worden op de contextafhankelijkheid van het begrip wilsbekwaamheid.[6] <<

Met 'ter zake' wordt het onderwerp bedoeld waarover iemand wils(on)bekwaam is.[7] In de in januari 2011 uitgebrachte 'Voorlopige Richtlijn Wettelijk Kader Orthopedagogische Behandelcentra'[8] staat een passage over het vaststellen van wilsbekwaamheid. Deze passage is gebaseerd op de maatstaven voor bepaling van wils(on)bekwaamheid, volgens Appelbaum en Grisso.[9] Hierbij gaat het om:

- het vermogen om een keuze te maken en uit te drukken;
- het vermogen om informatie te begrijpen;
- het vermogen om de situatie te waarderen;
- het vermogen om gegevens rationeel te hanteren.

Als aan een van de genoemde criteria niet voldaan kan worden, is er sprake van wilsonbekwaamheid ter zake. Hierbij gaat het om en/of: er is geen sprake van een cut-off score (ondergrens).

2.4.1 Seksuele wilsbekwaamheid bepalen

Internationaal zijn initiatieven genomen voor het ontwikkelen van instrumenten om de seksuele wilsbekwaamheid van mensen met een verstandelijke beperking te bepalen. Het YAI resource center uit New York, heeft het YAI-Tool for Assessing Informed Sexual Consent ontwikkeld. Dit instrument is bedoeld om de seksuele wilsbekwaamheid te meten en te signaleren op welke gebieden iemand met een verstandelijke beperking, als het gaat om seksualiteit, mogelijk nog nadere scholing en training nodig heeft.

Nora J. Baladarian uit de Verenigde Staten heeft de FACTS ontwikkeld; een interviewinstrument om de wilsbekwaamheid van volwassen mensen met een verstandelijke beperking, ten aanzien van seksuele relaties, te onderzoeken door middel van een inventarisatie van de aard en consequenties van specifieke seksuele handelingen.

2.5 Prevalentie van seksueel misbruik bij mensen met een verstandelijke beperking

Internationaal onderzoek wijst uit dat seksueel misbruik veel voorkomt.[10][11][12][13] Resultaten uit onderzoek in Nederland geven weer dat 39% van de normaal begaafde vrouwen en 7% van de mannen ooit slachtoffer is geweest van seksueel geweld. Het percentage vrouwen en mannen dat ooit een verkrachting heeft meegemaakt, is naar schatting respectievelijk 10% en 1%.[14]

Gegevens over het aantal strafzaken vormen nauwelijks een indicatie van de werkelijke omvang van seksueel geweld. Slechts een beperkt aantal zaken aangaande seksueel geweld komt bij de politie terecht, en het aantal veroordelingen is nog veel lager. Zo kwamen in Nederland in 2004 in totaal 6668 gevallen van seksueel geweld ter kennis van de politie, werden 2687 gevallen opgehelderd en werd in 1585 gevallen een pleger schuldig bevonden.[15]

Mensen met een verstandelijke beperking vormen een extra kwetsbare groep als het gaat om het risico op seksueel misbruik en mishandeling. In de internationale literatuur wordt gesteld dat mensen met een verstandelijke beperking drie tot vijf maal vaker slachtoffer zijn van seksueel misbruik dan andere mensen uit de samenleving.[16][17][18][19][20][21] Ook Nederlands onderzoek laat zien dat mensen met een verstandelijke beperking een fors hoger risico lopen op seksueel misbruik. Resultaten van het onderzoek *Beperkt weerbaar* van Van Berlo en collegae laten zien dat van de mensen met een verstandelijke beperking 61% van de vrouwen en 23% van de mannen ooit seksueel geweld heeft meegemaakt. Het seksueel geweld dat zij melden, varieert van op een kwetsende manier aangeraakt worden tot verkrachting. Als het gaat om verkrachting, wordt dit gerapporteerd door 23% van de vrouwen en 7% van de mannen met een verstandelijke beperking.[22]

Ouders, verwanten en professionals die betrokken waren bij de cliënt met een verstandelijke beperking, melden in dit onderzoek aanzienlijk lagere percentages. Geconcludeerd wordt dat zij vaak niet op de hoogte zijn van situaties van seksueel misbruik. Dit zou ook kunnen verklaren dat de slachtoffers in het onderzoek voornamelijk mensen waren met een lichte of matige verstandelijke beperking. De meer ernstig verstandelijk beperkten zijn afhankelijk van hun omgeving, ook voor wat betreft het naar buiten brengen van seksueel misbruik. In diverse publicaties wordt gesteld dat 40% van de mensen met een verstandelijke beperking al voor het 18de jaar slachtoffer wordt van misbruik en/of mishandeling.[23] Ten slotte is ook bekend dat het misbruik bij mensen met een beperking (door hun blijvende afhankelijkheid van derden) vaak langer duurt dan bij mensen zonder beperking.[24]

2.5.1 Omringd door zorg, toch niet veilig

In 2012 publiceerde de commissie-Samson de resultaten van haar onderzoek naar seksueel misbruik van door de overheid uit huis geplaatste kinderen in Nederland: *Omringd door zorg, toch niet veilig*.[25] Hieruit blijkt dat kinderen in residentiële jeugdzorginstellingen drie tot vier maal zo vaak slachtoffer worden van seksueel misbruik als gemiddelde Nederlandse kinderen.

De commissie deed tevens specifiek onderzoek naar de prevalentie van seksueel misbruik bij kinderen met een licht verstandelijke beperking in de Nederlandse jeugdzorg.[25] Dit onderzoek is uitsluitend uitgevoerd bij intermediairs. Op grond van hun waarneming lijken kinderen met een licht verstandelijke beperking nog eens drie keer zo vaak slachtoffer te worden van seksueel misbruik als normaal begaafde kinderen in de residentiële jeugdzorg. Concreet betekent dit dat over 9,7 van de 1000 kinderen met een licht verstandelijke beperking is gerapporteerd dat zij in 2010 slachtoffer zijn geweest van seksueel misbruik met lichamelijk contact. Belangrijk hierbij is te benoemen dat situaties van seksueel misbruik voorafgaande aan de plaatsing in de jeugdzorginstelling niet zijn meegenomen.

In een onderzoek onder kinderen met een verstandelijke beperking in een residentiële instelling, waarin de cliënten zelf werden geïnterviewd, werden cijfers gevonden van 65% voor meisjes en 26% voor jongens.[26]

Internationale literatuur laat overigens zien dat kinderen met een (licht) verstandelijke beperking ook buiten residentiële instellingen een verhoogd risico lopen slachtoffer van seksueel misbruik te worden.[27][28] Bovendien bestaat er bij mensen met een verstandelijke beperking een grotere kans dat het misbruik chronisch wordt.[29] Classen, Palesh en Aggarwal noemen alcohol- en drugsgebruik, psychische problematiek, problemen op het interpersoonlijk vlak en gevoelens van schaamte, schuld en machteloosheid als factoren die samenhangen met revictimisatie.[30] Het is onduidelijk in hoeverre deze factoren oorzaak of gevolg zijn van revictimisatie en welke rol een verstandelijke beperking daarbij speelt. Duidelijk is wel dat er sprake is van een groot probleem, waar professionals in de ondersteuning en hulpverlening van mensen met een verstandelijke beperking geregeld mee te maken hebben.

2.5.2 Plegers van seksueel misbruik

In de meeste gevallen zijn plegers van seksueel misbruik goede bekenden van het slachtoffer.[16][22][31][32][33][34] Uit het onderzoek van de commissie-Samson bleek dat in 67% van de gevallen de plegers andere jongeren waren, die in dezelfde instelling als het slachtoffer verbleven. Uit *Beperkt weerbaar* wordt duidelijk dat bij een kwart van de vrouwen met een verstandelijke beperking het seksueel geweld zich in de woonvoorziening heeft afgespeeld; dat geldt voor 8% van de mannelijke slachtoffers.[22] Uit internationaal onderzoek komt naar voren dat in 25% van de gevallen van misbruik van mensen met een verstandelijke beperking de dader een hulpverlener is.[17] De hulpverleningsrelatie is door het afhankelijkheidsaspect risicoverhogend voor seksueel misbruik. Ook is er een groter gevaar voor het overschrijden van grenzen in hulpverleningssituaties waarin sprake is van lichamelijke aanraking.

Plegers zijn voor het overgrote deel mannen, zowel als het gaat om mannelijke als om vrouwelijke slachtoffers. In ongeveer de helft van de gevallen betreft het medecliënten die zelf ook een belaste voorgeschiedenis hebben, en geregeld ook vanwege dit probleem in de instelling zijn opgenomen.[25] In het onderzoek *Beperkt weerbaar* uit 2011 komt naar voren dat 17% van de vrouwen met een verstandelijke beperking hun partner als pleger van het misbruik benoemt.[22] Als het hulpverleners betreft, wordt gesteld dat het moeilijk is algemene karakteristieken vast te stellen. In een deelonderzoek van de commissie-Samson naar plegers die veroordeeld en in behandeling zijn, wordt aangegeven dat het doorgaans om autochtone mannen gaat met een gemiddelde tot bovengemiddelde intelligentie. In een kwart van de gevallen is er sprake van een psychiatrische stoornis. Het zelfbeeld is meestal laag. Ongeveer een derde van de daders is in zijn jeugd verwaarloosd, mishandeld of misbruikt, de helft van de daders is getrouwd of getrouwd geweest.

Gesteld moet worden dat deze bevindingen niet zonder meer generaliseerbaar zijn naar alle plegers, omdat het hier slechts diegenen betreft die veroordeeld zijn en/of in behandeling zijn.

2.6 Verklaringen voor seksueel misbruik bij mensen met een verstandelijke beperking

Hoe komt het nou dat mensen met een verstandelijke beperking vaker seksueel misbruikt worden dan mensen met een gemiddelde intelligentie? Om antwoord te geven op die vraag, maken we gebruik van de integratieve ecologische theorie van Dick Sobsey.[32] Sobsey is een Canadese hoogleraar op het gebied van mensen met een verstandelijke beperking en seksueel misbruik en mishandeling. Hij heeft zijn model al in 1999 gepubliceerd in zijn boek *Violence and abuse*

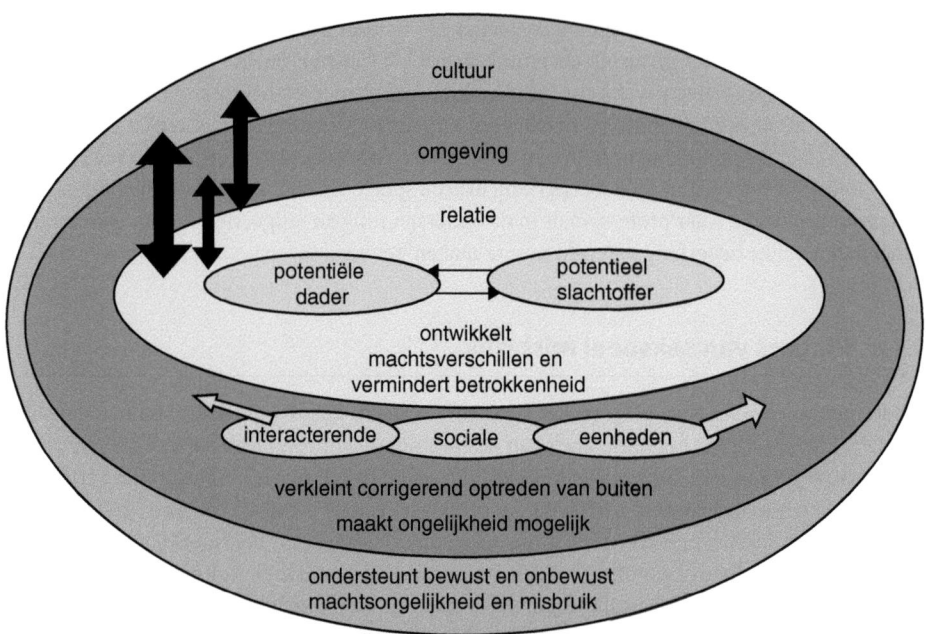

 Figuur 2.1 De geïntegreerde ecologisch theorie van Sobsey.

in the lives of people with disabilities: The end of silent acceptance? Het model heeft echter nog niets aan actualiteit ingeboet en wordt wereldwijd gebruikt als basis.

De kracht van het model is gelegen in het feit dat het bij de verklaring van de hoge prevalentiecijfers heeft blootgelegd dat de verstandelijke beperking van mensen daarbij slechts een marginale rol speelt. Veel meer is er sprake van een stapeling van risicofactoren, die is gecreëerd door de manier waarop de zorg is georganiseerd. Daarnaast spelen maatschappelijke en culturele factoren een rol.

Dit model van Sobsey heeft de focus op de interactie van vier systemen (figuur 2.1). Het gaat hier om de eigenschappen van het potentiële slachtoffer, de potentiële pleger, de eigenschappen van de onmiddellijke omgeving en die van de bredere maatschappij en cultuur. De vier systemen beïnvloeden elkaar onderling. Hoe meer risicofactoren er aanwezig zijn in de verschillende systemen, des te groter is de kans op misbruik en mishandeling. Daarbij is het van belang dat men zich realiseert dat eigenschappen die doorgaans aan de verstandelijke beperking worden toegeschreven, in hoge mate beïnvloed zijn en worden door de omgeving, en niet veroorzaakt zijn of worden door de verstandelijke beperking op zich. Het is belangrijk om te beseffen dat, als er een grote nadruk ligt op de eigenschappen van het potentiële slachtoffer in de verklaring van seksueel misbruik en mishandeling, er sprake is van 'blaming the victim'. Dit lijkt in vele beleidsnotities nogal eens aan de orde.

Zoals we weten, vinden seksueel misbruik en mishandeling vrijwel altijd plaats in afhankelijkheidsrelaties. Afhankelijkheid maakt, in welke situatie dan ook, mensen kwetsbaar om slachtoffer te worden van machtsmisbruik en geweld. Een cruciale factor bij mensen met een verstandelijke beperking is dat zij in grote mate blijvend afhankelijk zijn van personen om hen heen. Doordat mensen met een verstandelijke beperking zo veel afhankelijkheidsrelaties moeten aangaan met vaak betrekkelijk vreemden, worden zij primair opgevoed om zich aan te passen aan de verwachtingen van anderen. Ze leren gehoorzaam te zijn in plaats van zelfstandig, weerbaar en kritisch ten aanzien van (de intenties van) andere mensen.

Daarnaast geldt voor veel mensen met een verstandelijke beperking, dat zij ook voor de lichamelijke verzorging afhankelijk zijn van anderen. Mensen die veel zorg nodig hebben, leren door de vele aanrakingen en de vele verschillende verzorgers die deze zorg leveren, dat hun lichaam niet van henzelf is.[35] Er kan verwarring ontstaan tussen functionele en affectieve aanraking, en dan is de grens tussen gewenste en ongewenste aanrakingen lastig te bepalen. Bovendien is er op grond van hun geschiedenis waarin het lichaam 'onteigend' is, vaak een ander begrip van intimiteit, lichamelijkheid en seksualiteit. Mensen met een beperking zullen dus geregeld niet weten dat wat hen overkomt, is aan te merken als seksueel misbruik.

In deze situatie kan het voor de pleger ook eenvoudiger zijn om bepaalde tactieken te gebruiken, zoals omkopen, dreigen en manipulatie. Mensen met een verstandelijke beperking hebben vaak een beperkt inzicht en zijn minder in staat om manipulaties te doorzien. Door een gebrek aan adequate seksuele voorlichting en informatie over hun rechten is hun kennis over wat te doen in ongewenste omstandigheden vaak nihil. Ook zijn ze een gemakkelijk slachtoffer doordat ze vanwege hun beperking veelal minder communicatiemogelijkheden tot hun beschikking hebben en dus moeilijker begrepen worden als zij misbruik willen rapporteren.[34][36][37] Verder worden het hebben van een negatief zelfbeeld en negatief lichaamsbeeld, en problemen met de sociaal-emotionele ontwikkeling als risicofactoren beschouwd.[38][39][40]

Naast risicofactoren die betrekking hebben op het slachtoffer zijn er, zoals Sobsey in zijn theorie ook aangeeft, situationele en maatschappelijke factoren die risicoverhogend zijn. Denk daarbij aan omstandigheden waar mensen dicht op elkaar leven of werken en waar machtsverschillen groot zijn, situaties waarin vrouwen ondervertegenwoordigd zijn, en traditionele gemeenschappen waar conservatieve opvattingen heersen over mannelijkheid, vrouwelijkheid en seksualiteit.[41][42][43][44]

Ten slotte is er bij mensen met een verstandelijke beperking die wonen in een residentiële instelling, vaak sprake van sociale isolatie en gebrek aan sociale controle.[25] Door deze isolatie hebben ze minder de mogelijkheid om ervaring op te doen met 'normale' omgangsvormen, zoals die in de samenleving bestaan.[24] Bovendien is de kans groter dat iemand in aanraking komt met andere mensen die slachtoffer – en/of pleger – zijn geweest van seksueel misbruik. De kans dat iemand (wederom) slachtoffer wordt van seksueel misbruik, is daardoor groter.

2.7 De betekenis van seksueel misbruik bij mensen met een verstandelijke beperking

Seksueel misbruik raakt niet alleen het slachtoffer, maar heeft ook grote impact op de mensen om het slachtoffer heen. Om de betekenis van seksueel misbruik van een kind met een verstandelijke beperking in het gezin te kunnen begrijpen, is het bewustzijn van de invloed van het hebben van een kind met een verstandelijke beperking essentieel. Binnen gezinnen met een kind met een verstandelijke beperking is sprake van een bijzondere dynamiek. Het krijgen van een kind met een verstandelijke beperking leidt meestal tot verwarrende gevoelens bij de ouders. Zij houden van hun kind en zijn blij met hun kind, maar ze hadden het ook graag anders gewild. Er kan bij hen sprake zijn van gevoelens van angst, schaamte en/of verzet, die weer leiden tot schuldgevoelens. Ouders vragen zich af: Waarom moet ons dit gebeuren? Dit heeft mijn kind toch niet verdiend? Hoe ziet de toekomst er nu uit? Voor ouders kan de geboorte van een verstandelijk beperkt kind voelen als een shock, als een verlieservaring.

2.7.1 Ouders

Dan is er de dynamiek rondom de kwetsbaarheid van het kind met de verstandelijke beperking. Alle ouders willen hun kind beschermen tegen het kwaad in de wereld. Bij ouders van een kind met een verstandelijke beperking is dit nog veel sterker ontwikkeld. Deze ouders worden dagelijks geconfronteerd met de kwetsbaarheid van hun kind. Vaak is het voor hen nog moeilijker hun kind los te laten en hun kind te zien als een apart persoon met eigen gevoelens en emoties.

Reguliere ontwikkelingsprocessen als separatie en individuatie worden beperkt. Er ontstaat een twee-eenheid tussen ouder en kind, waardoor ouders het misbruik kunnen ervaren als iets wat niet alleen hun kind, maar ook rechtstreeks henzelf is aangedaan. Ouders van misbruikte kinderen met een verstandelijke beperking geven regelmatig aan het gevoel te hebben zelf seksueel te zijn misbruikt. Hun reacties zijn hierdoor doorgaans heftiger. Alle ouders die te maken krijgen met seksueel misbruik van hun kind, krijgen te maken met intensieve gevoelens van ongeloof, ontreddering en woede. Een veelgehoorde reactie is dat ouders zich schuldig voelen over het seksueel misbruik van hun kind. Ze vinden van zichzelf dat ze het misbruik hadden moeten herkennen en zich hadden moeten realiseren wat er met hun kind gebeurde.[45] Ze hadden hun kind moeten beschermen en het gevoel dat ze daarin gefaald hebben, brengt veel gevoelens van schaamte en verdriet met zich mee. Deze schuldgevoelens kunnen doorwerken in het geloof geen goede vader of moeder te zijn. Ook kan het zijn dat ouders moeite hebben hun kind te geloven. Van belang is ouders te informeren over het feit dat kinderen zelden liegen over seksueel misbruik.

Bij ouders van mensen met een verstandelijke beperking speelt vaak ook het thema van sterfelijkheid van de ouders zelf. Zij spelen met vragen en angsten als: Hoe moet het verder als wij er niet meer zijn? Wie zorgt er dan voor mijn kind? Als dit gebeurt als ik leef, wat kan er dan allemaal niet gebeuren als ik er niet meer ben?

2.7.2 Gestapelde machteloosheid

In het geval van seksueel misbruik van kinderen met een verstandelijke beperking, is er bij ouders sprake van een gestapelde machteloosheid.[45] Ouders hebben om te beginnen een kind gekregen met een verstandelijke beperking. Hoewel veel ouders dit niet hardop durven uitspreken, kunnen ze dit toch diep van binnen ervaren als een falen. Ze zijn er niet in geslaagd een gezond kind op de wereld te zetten en ze konden er niets aan doen; de eerste machteloosheid is geboren.

Indien er ook nog sprake is van een uithuisplaatsing, kan de tweede machteloosheid het feit zijn dat ouders hun kind niet alleen kunnen opvoeden. Vervolgens wordt het kind misbruikt, wat veel gevoelens van machteloosheid met zich meebrengt. De wijze van afhandeling van de misbruiksituatie door de betrokken hulpverleningsinstelling of politie en justitie kan de machteloosheid bij de ouders verder vergroten. Als vanzelfsprekend zal de reactie van de ouders op het misbruik van hun kind zijn gekleurd en geïntensiveerd door de hiervoor beschreven gestapelde machteloosheid.

Ten slotte kan de ontdekking dat het kind seksueel misbruikt is, veel pijnlijke gevoelens en herinneringen teweegbrengen bij ouders die zelf ervaring hebben met seksueel misbruik. Er kunnen oude verdedigingsmechanismen bij de ouder(s) optreden, zoals het zich onttrekken aan de situatie om zo de ondraaglijke gevoelens te vermijden en negeren.[46] Het gevolg kan zijn dat ouders het plaatsvinden van het misbruik ontkennen of bagatelliseren.

2.8 De bekende pleger

De plegers van seksueel misbruik van mensen met een verstandelijke beperking zijn veelal bekenden van het slachtoffer.[22][31][32][33] Vanwege de afhankelijkheid van veel mensen met een verstandelijke beperking is de kans groot dat het ook gaat om een bekende van ouders en/ of begeleiders. De ontdekking dat het misbruik is gepleegd door iemand die men vertrouwde, kan intense gevoelens van woede, schuld, ontkenning en ongeloof veroorzaken. Ouders en begeleiders zijn verward over het feit dat ze zich zo hebben kunnen vergissen in mensen die ze kennen. Dit tast het basisvertrouwen in de wereld ernstig aan.[45]

Als de pleger één van de ouders of begeleiders is, voelen betrokkenen zich extra gekwetst en verraden. Het gevoel van zekerheid raakt verloren en verhoudingen worden dramatisch verstoord. Deze processen binnen het gezin en hulpverleningsteam spelen ook in het bredere systeem. Er vormen zich vaak partijen, en banden met familie, vrienden en collegae komen onder druk te staan en kunnen een mijnenveld worden. Deze processen van splitting worden elders in dit boek verder beschreven (▶ par. 2.2.1, ▶ par. 9.1.6).

2.9 Gevolgen van seksueel misbruik bij slachtoffers met een verstandelijke beperking

Mensen die te maken hebben gehad met seksueel misbruik, voelen zich doorgaans alleen, in de steek gelaten, schuldig, beschadigd en bang. Zij ervaren machteloosheid en hebben het gevoel dat de vanzelfsprekendheid en rechtvaardigheid van het leven verloren is gegaan. Hun vertrouwen in andere mensen is ernstig beschadigd.

Als hun wereld zo is aangetast, is het logisch dat de kans groot is dat er stressreacties ontstaan. Deze reacties zijn een gezonde en normale reactie op buitengewone en ongezonde gebeurtenissen. De ernst en mate van de gevolgen van seksueel misbruik zijn afhankelijk van een aantal factoren, die in kader 2.2 apart worden toegelicht.

> **Kader 2.2 Factoren die de ernst van seksueel misbruik bepalen**
> - *De relatie van het slachtoffer met de pleger*
>   Hoe hechter deze relatie is, des te groter is het risico op een trauma en de kans dat het vermogen van het slachtoffer om een ander te vertrouwen is beschadigd. Ook zijn deze slachtoffers meer geneigd zichzelf de schuld te geven van het misbruik dan mensen die misbruikt zijn door onbekenden.
> - *De ernst en duur van het seksueel misbruik*
>   Een seksuele activiteit zonder fysiek contact lijkt minder traumatisch te zijn. Hoe langer het seksueel misbruik voortduurde, hoe meer risico op schadelijke gevolgen. Hoe meer geweld er is gebruikt, des groter zijn de gevolgen.[47]
> - *De leeftijd (en het ontwikkelingsniveau) van het slachtoffer*
>   Hoe jonger het slachtoffer, des te groter zijn de gevolgen. Seksueel misbruik heeft effect op de hersenontwikkeling van het slachtoffer; er zijn dus (juist) ook schadelijke gevolgen als een slachtoffer te jong was om zich het misbruik te kunnen herinneren.[24]
> - *De reactie van de omgeving na het seksueel misbruik*
>   Als een slachtoffer niet wordt geloofd, wordt beschuldigd of genegeerd, vergroot dit de kans op psychische problemen. Gebrek aan een ondersteunende volwassene vergroot de gevoelens van eenzaamheid, hulpeloosheid en waardeloosheid, en heeft hierdoor

> een negatieve invloed op de ernst van het trauma. De klachten verergeren bovendien vaak doordat slachtoffers jarenlang zwijgen over hun ervaringen, en dus niet meteen hulp krijgen.[48]

Seksueel misbruik heeft bij mensen met een verstandelijke beperking dezelfde gevolgen als bij mensen zonder een verstandelijke beperking. De gevolgen kunnen echter worden verzwaard door de manier waarop de hulp aan iemand met een verstandelijke beperking is georganiseerd. Duidelijk is dat de factoren die de ernst van de gevolgen van seksueel misbruik vergroten (een bekende pleger en langdurig seksueel misbruik) vaak van toepassing zijn in het geval van seksueel misbruik bij mensen met een verstandelijke beperking. Bovendien zijn mensen met een verstandelijke beperking, ook in hun verwerkingsproces van seksueel misbruik in grote mate afhankelijk van de reacties en ondersteuning van hun betekenisvolle anderen. In de praktijk blijkt er echter een groot gebrek aan het creëren van een veilige omgeving en adequate hulp na seksueel misbruik. Zie de tekst over traumaverwerking bij mensen met een verstandelijke beperking (▶ par. 4.5).

2.10 Slachtoffers van seksueel misbruik en seksueel grensoverschrijdend gedrag

Het kan voorkomen dat mensen die seksueel misbruikt zijn, zelf seksueel grensoverschrijdend gedrag gaan vertonen. Het gaat hier dan doorgaans om reactief gedrag als gevolg van het seksueel misbruik dat hen is overkomen. Dit gedrag dient natuurlijk stevig en consequent te worden begrensd. Daarnaast is het echter van belang dat er begrip is voor het ontstaan van het gedrag en de betekenis ervan voor deze cliënt, zodat adequate gedragsalternatieven kunnen worden aangeboden. Zie verder de diverse werkvormen (▶ H. 10).

> Het is van groot belang dat in de behandeling dan niet primair wordt ingezet op 'plegergedrag' en de daarbij behorende interventies. De ervaring leert dat na adequate traumabehandeling deze gedragingen snel afnemen.

2.11 Seksuele voorlichting bij mensen die seksueel misbruikt zijn

Het komt geregeld voor dat mensen met een verstandelijke beperking die seksueel misbruikt zijn, in reactie daarop seksuele voorlichting krijgen aangeboden. Het is van belang te beseffen dat cliënten hiermee impliciet de boodschap meekrijgen dat er een relatie is tussen de kennis die zij hebben van seksualiteit en het feit dat iemand misbruik van hen maakte. Dit lijkt niet in overeenstemming met de realiteit en legt de verantwoordelijkheid voor het misbruik op de verkeerde plaats. Het verdient dus aanbeveling reguliere seksuele voorlichting niet in te zetten als interventie na seksueel misbruik, maar preventief deel uit te laten maken van de opvoeding en begeleiding.

Na seksueel misbruik worstelen slachtoffers wel geregeld met vragen rondom seksualiteit. Als de pleger dezelfde sekse heeft als het slachtoffer, spelen er vaak ook twijfels rondom seksuele voorkeur. Daarnaast spelen bijvoorbeeld vragen over de relatie tussen agressie en seksualiteit, de relatie tussen seksualiteit en liefde en tussen macht, liefde en seks, maar ook over de relatie tussen opwinding, wil en verantwoordelijkheid. Deze vragen worden niet beantwoord in het reguliere voorlichtingsmateriaal.

Ook de toonzetting van het reguliere voorlichtingsmateriaal is niet passend bij de beleving en ervaring van slachtoffers.[49] Het verdient aanbeveling bij slachtoffers van seksueel misbruik na traumabehandeling, bijvoorbeeld in de laatste fase van de behandeling, aandacht te besteden aan deze thema's met behulp van een gespecialiseerd curriculum.[50] Hier leert de cliënt, onder leiding van de behandelaar, samen met de opvoeder/begeleider praten over normen en waarden, grenzen en wensen op het gebied van lichamelijkheid, intimiteit en seksualiteit. Tevens wordt alternatief gedrag aangeboden. Voordeel van deze handelwijze is dat tegelijkertijd het isolement van het slachtoffer met betrekking tot dit onderwerp doorbroken wordt, en de begeleider door middel van voorbeeldgedrag tools in handen krijgt om ook in de dagelijkse situatie met de cliënt te communiceren over dit onderwerp. Hierdoor wordt niet alleen gewerkt aan de verwerking van het verleden, maar worden ook belangrijke preventieve voorwaarden gecreëerd voor de toekomst.

Samenvatting

Uit zowel nationaal als internationaal onderzoek, blijkt dat seksueel misbruik wereldwijd een groot probleem is. In vergelijking met de normale populatie, komt seksueel misbruik bij mensen met een verstandelijk beperking in nog veel grotere mate voor. Seksueel misbruik leidt tot een speciale dynamiek binnen het gezin, en het bredere systeem, van een slachtoffer met een verstandelijke beperking. Seksueel misbruik brengt machteloosheid met zich mee, zowel bij het slachtoffer maar zeker ook in de omgeving. Bij ouders van een kind met een verstandelijke beperking, is er in geval van seksueel misbruik sprake van gestapelde machteloosheid. Het gaat om een opeenstapeling van gevoelens van machteloosheid als het gevolg van het hebben van een kind met een verstandelijke beperking, het machteloos moeten toekijken hoe het kind niet mee kan komen in de gewone wereld, het (gedeeltelijk) uit handen moeten geven van de opvoeding en verzorging en daar bovenop het seksueel misbruik. De wijze van afhandeling van de misbruiksituatie door de betrokken hulpverleningsinstelling en/of politie en justitie, kan deze machteloosheid bij de ouders verder vergroten.

Deze dynamiek vraagt om een specifieke benadering door betrokken hulpverleners. Belangrijk is hierbij de bewustwording dat de kwetsbaarheid geen eigenschap is die voortkomt uit de verstandelijke beperking. Het eenzijdig de nadruk leggen op de beperking als oorzaak van het misbruik leidt tot 'blaming the victim'. In de verklaring voor het hoge cijfer van seksueel misbruik bij mensen met een verstandelijke beperking, dient in ieder geval ook aandacht geschonken te worden aan situationele en maatschappelijke factoren die hiertoe bijdragen. Hier liggen belangrijke aanknopingspunten voor preventie van seksueel misbruik van mensen met een verstandelijke beperking.

Literatuur

1. Gill, C.J. (2010). No, we don't think our doctors are out to get us: Responding to the straw man distortions of disability rights arguments against assisted suicide. *Disability and Health Journal, 3*, 31–38.
2. McCarthy, M. & Thompson, D. (1996). Sexual abuse by design. *Disability & Society, 11(2)*, 205-218. Londen: Routledge.
3. Nicolai, N.J. (1997). Over splitsen, splijten en dissociëren. *Tijdschrift voor Psychotherapie 23*, 46-58. Houten: Bohn Stafleu van Loghum.

4. Brugsteden, R. van, Heestermans, M. & Swennen, M. (2011). *Seksualiteit en seksueel misbruik* en *Sturen op aanpak van seksueel misbruik*. Utrecht: VGN en kennisplein gehandicaptenzorg.
5. Tuffrey-Wijne, I. (2013). *How to break the bad news to people with Intellectual Disabilities – A Guide for Carers and Professionals*. London: Jessica Kingsley Publishers.
6. WGBO artikel 7:465 lid 2.
7. Werkgroep Ministerie van Justitie (2007). *Handreiking voor de beoordeling van wilsonbekwaamheid.* 's-Gravenhage: Ministerie van Justitie.
8. Moonen, X.M.H., Held, J. & Leeman, M. (2011). *Voorlopige Richtlijn Wettelijk Kader Orthopedagogische Behandelcentra*. Utrecht: VOBC LVG.
9. Appelbaum, P.S. & Grisso, T. (1988). Assessing patients' capacities to consent to treatment. *New England Journal of Medicine, 319*, 1635-1638. Waltham: Massachusetts Medical Society.
10. Rozee, P. & Koss, M. (2001). Rape: A Century of resistance. *Psychology of Woman Quarterly, 25*, 295-311. Westport, CT: Greenwood Press.
11. Garcia-Moreno, C., Jansen, H., Ellsberg, M., Heise, L. & Watts, C. (2005). *WHO Multi-Country Study on Women's Health and Domestic Violence against Women*. Geneva: WHO Library Catalogen.
12. Johnson, H., Ollus, N. & Nevala, S. (2008). *Violence against women: An International perspective*. New York: Springer.
13. Lalor, K. & McElvaney, R. (2010). Child sexual abuse, links to later sexual exploitation/high risk sexual behaviour and prevention/treatment programs. *Trauma, Violence & Abuse, 11(4)*, 159-177. New York: Thomson Reuters.
14. Bakker, F., Graaf, H. de, Haas, S. de, Kedde, H., Kruijer, H. & Wijsen, C. (2009). *Seksuele gezondheid in Nederland*. Utrecht: Rutgers Nisso groep.
15. Portegijs, W., Hermans, B. & Lalba, V. (2006). *Emancipatiemonitor 2006. Veranderingen in de leefsituatie en levensloop*. Den Haag: SCP.
16. Baladarian, N. (1991). Sexual abuse of people with developmental disabilities. *Journal of Sexuality and Disability, 9(4)*, 323-335. VS: Springer.
17. Sobsey, D. & Doe, T. (1991). Patterns of sexual abuse and assault. *Sexuality and Disability, 9(3)*, 243-259. VS: Springer.
18. Gorman-Smith, D. & Matson, J.L. (1992). Sexual abuse and persons with developmental disabilities. In: O'Donohue, W.T. & Geer, A. (Eds). *The sexual abuse of children: Theory, research, and therapy 12* (pp. 285–306). Hillsdale, NJ: Lawrence-Erlbaum Assn.
19. Westat Inc. (1991/1993). *A Report on the Maltreatment of Children with Disabilities*. Washington D.C.: U.S. Department of Health and Human Services.
20. Gordon, B.N. & Schroeder, C.S. (1995). *Sexuality: A Developmental Approach to Problems*. New York: Plenum Publishing Corp.
21. Hingsberger, D. & Melberg Schwier, K. (2000). *Sexuality, your Sons and Daughters with Intellectual Disabilities*. London: Jessica Kingsley Publishers.
22. Berlo, W. van, et al. (2011). *Beperkt weerbaar – een onderzoek naar seksueel geweld bij mensen met een lichamelijke, zintuiglijke of verstandelijke beperking*. Utrecht: Rutgers WPF/Movisie.
23. Duke, J.E.A. (2006). *Summary of Literature on Sexual Violence Against People with Development Disabilities*. Oregon: Public Health Division.
24. Belie, E. de, Ivens, C., Lesseliers, J. & Hove, G. van (red.) (2000). *Seksueel misbruik en mensen met een verstandelijke handicap*. Leusden: Acco.
25. Commissie Samson (2012). *Omringd door zorg, toch niet veilig. Seksueel misbruik van door de overheid uit huis geplaatste kinderen, 1945-heden*. Amsterdam: Boom.
26. Spanjaard, H., Haspels, M. & Roos, I. (2000). Grenzen stellen en respecteren: onderzoek naar de effecten van programmaontwikkeling omtrent seksualiteit. *Nederlands tijdschrift voor Zwakzinnigenzorg, 26(4)*, 211–228.
27. Crosse, S.B., Kaye, E. & Ratnofsky, A.C. (1993). *A report on the maltreatment of children with disabilities*. Washington D.C.: National Center on Child Abuse and Neglect, DHHS.
28. Sullivan, P.M. & Knutson, J.F. (1998). The association between maltreatment and disabilities in a hospital-based epidemiologic study. *Child Abuse Neglect, 22*, 271.
29. Belie, E. de, Ivens, C., Lesseliers, J. & Hove, G. van (red.) (2000). *Seksueel misbruik en mensen met een verstandelijke handicap*. Leusden: Acco.
30. Classen, C.C., Palesh, O.G. & Aggerwal, R. (2005). Sexual revictimization: A review of the emperical literature. *Trauma, Violence and Abuse, 6(2)*, 103–129.
31. Turk, V. & Brown, H. (1993). The sexual abuse of adults with a learning disabilities: Results of a two-year incidence survey. *Mental Handicap Research, 6*, 193–216.

Literatuur

32. Sobsey, D. (1994). *Violence and abuse in the lives of people with disabilities-the end of the silent acceptance*. Baltimore: Pal H. Brookes publishing co.
33. Finkelhor, D. & Asdigian, N.L. (1996). Riskfactors for youth vicimization: Beyond a lifestyles/routine activities theory approach. *Violence & victims, 11*, 3–20.
34. Berlo, W. van (1995). *Seksueel misbruik bij mensen met een verstandelijke handicap*. Delft: Eburon.
35. Scharloo, A. (2009). *Kwetsbaar: Kinderen met een beperking, een vergeten groep met onzichtbare slachtoffers*. Uitgeest: Tijdschrift kindermishandeling.
36. TransAct (2005). Utrecht.
37. Berlo, W. van & Put, C. van der, genoemd in Kersten (2003). Kersten, M., *Seksualiteit van mensen met een handicap. Een analyse van bestaande kennis en aanwijzingen voor praktijk en verdere kennisverwerving*. Utrecht: LKNG.
38. Finkelhor, D. (1986). *A sourcebook on child sexual abuse*. Beverly Hills, CA: Sage Publications.
39. Brown, H., Hunt, N. & Stein, J. (1994). 'Alarming but very necessary': Working with staff groups around the sexual abuse of adults with learning disabilities. *Mental Handicap, 20*, 44–55.
40. Douma, J., Bergh, P. & Hoekman, J. van den (1998). *Verstandelijk gehandicapten en seksueel misbruik*. Rotterdam: Lemniscaat.
41. Lewis, L., Kelly, K. & Allen, J. (2004). *Restoring Hope And Trust: An Illustrated Guide To Mastering Trauma*. Brooklandville, MD: Sidran Institute Press.
42. Cense, M. (1997). *Rode kaart of carte blanche; risicofactoren voor seksuele intimidatie en seksueel misbruik in de sport*. Arnhem: NOC*NSF.
43. Finkelhor, D. (1984). *Child sexual abuse: New theory and research*. New York: The Free Press.
44. Mastenbroek, S. (1995). *De illusie van veiligheid*. Utrecht: Jan van Arkel.
45. Scharloo, A. (2005). *Seksueel misbruik: de gevolgen voor ouders en verwanten*. Utrecht: VOGG Raakpunt.
46. NCTSN (2010). *Caring for children who have experience trauma, participant handbook*. Los Angeles: National Child Traumatic Stress Network (NCTSN).
47. Slachtofferhulp (2003). *Kinderen helpen na een schokkende gebeurtenis; praktische gids na een misdrijf of plots overlijden*. Houten: Lannoo.
48. NCTSN (2009).. *Caring for kids; what parents need to know about sexual abuse*. Los Angeles: National Child Traumatic Stress Network (NCTSN).
49. Scharloo, A. (2012). *Seksuele opvoeding bij kinderen met seksueel misbruik ervaringen*. Congres opvoeden van getraumatiseerde kinderen. Houten: Bohn Stafleu van Loghum.
50. Johnson, T.C. (1998). *Sexuality curriculum for abused children and young adolescents and their parents*. Pasadena, CA: Cavanagh Johnson.

Wettelijke kaders voor handelen bij seksueel misbruik van mensen met een verstandelijke beperking

3.1	**Meldplicht, meldcode en protocol seksueel misbruik – 28**	
3.1.1	Wet meldcode huiselijk geweld en kindermishandeling – 29	
3.2	**Wet- en regelgeving – 29**	
3.2.1	Wie moet toestemming geven? – 29	
3.2.2	In welke gevallen is het krijgen van toestemming noodzakelijk? – 30	
3.2.3	Dossiervorming en inzagerecht – 31	
3.2.4	Informatieplicht – 32	
3.2.5	Beroepsgeheim en meldrecht – 32	
3.2.6	Verschoningsrecht – 33	
3.3	**Taxatiegesprekken – 33**	
3.4	**Aangifte of melding bij politie – 34**	
3.4.1	Begeleiding bij de aangifte – 35	
3.4.2	Praten over seksueel misbruik en politieverhoor – 36	
3.5	**Medisch onderzoek – 37**	
3.6	**Omgaan met de media – 38**	
	Literatuur – 39	

Inleiding

Hulpverleners binnen de zorg voor mensen met een verstandelijke beperking hebben een bijzondere verantwoordelijkheid voor de veiligheid van hun cliënten. Ondanks de aandacht die er is voor preventie, hebben zij helaas regelmatig te maken met situaties van (vermoedens van) seksueel misbruik. Hulpverleners kunnen op verschillende manieren met seksueel misbruik te maken krijgen. Het slachtoffer en de pleger kunnen cliënt zijn, maar ook een medewerker, vrijwilliger of stagiaire. Het kan ook gaan om een bekende (familie of vriend) van een cliënt. Seksueel misbruik kan door het slachtoffer of zijn/haar omgeving naar buiten worden gebracht, toevallig ontdekt worden, maar kan ook blijken na onderzoek van indirecte signalen. Slechts in enkele gevallen wordt een pleger op heterdaad betrapt.

Het (vermoedelijke) slachtoffer moet worden beschermd, maar ook met de (vermoedelijke) pleger moet zorgvuldig worden omgegaan. Het kan daarbij gaan om zeer ingewikkelde situaties, waarin grote zorgvuldigheid in acht moet worden genomen. In situaties van (vermoedens van) seksueel misbruik is er sprake van een dynamiek, waarbij emoties, loyaliteiten, individuele belevingen, beschuldigingen en veiligheid van cliënten een grote rol spelen. Helder beleid op het gebied van seksueel misbruik, gebaseerd op een duidelijke visie op dit gebied, biedt houvast in deze complexe dynamiek en is een voorwaarde voor adequaat handelen van hulpverleners in situaties van (vermoedens van) seksueel misbruik.

In dit hoofdstuk wordt aandacht besteed aan de rechten en plichten die er bestaan op het gebied van omgaan met vermoedens van seksueel misbruik. Er is aandacht voor de meldplicht voor calamiteiten en seksueel misbruik bij de Inspectie voor de Gezondheidszorg, de meldcode huiselijk geweld en kindermishandeling en de verplichting tot het gebruik van protocollen seksueel misbruik. Daarnaast worden relevante wetsartikelen kort beschreven. Tevens is er aandacht voor de mogelijkheden binnen het justitiële traject: het doen van melding en aangifte bij de politie. Er is specifieke aandacht voor het praten over seksueel misbruik met een vermoedelijk slachtoffer; de rol van taxatiegesprekken is daarbij vaak essentieel. Ten slotte worden er richtlijnen gegeven voor het omgaan met de media in situaties van seksueel misbruik.

3.1 Meldplicht, meldcode en protocol seksueel misbruik

Sinds de wijziging in de Kwaliteitswet zorginstellingen[1] is het wettelijk verplicht om calamiteiten en seksueel misbruik te melden bij de Inspectie voor de Gezondheidszorg.[2] Tevens is een zorginstelling verplicht om onderzoek te doen naar de meldingen en hiervan verslag te doen aan de inspectie. De Inspectie voor de Gezondheidszorg stelt het in *Het mag niet... het mag nooit* verplicht om bij vermoedens van seksueel misbruik een protocol te volgen.[3] Een adequaat protocol is gebaseerd op een heldere visie en is duidelijk en concreet geformuleerd: taken en verantwoordelijkheden zijn duidelijk. Niet alleen medewerkers, maar ook cliënten en hun wettelijke vertegenwoordigers, moeten van de inhoud van het protocol op de hoogte zijn. Het handelen volgens een protocol voorkomt dat mensen vanuit hun emoties handelen en zorgt ervoor dat zaken objectief afgehandeld en uitgezocht kunnen worden.

De meeste zorginstellingen hebben inmiddels hun visie op seksueel misbruik en de preventie daarvan in een protocol, gericht op omgaan met seksueel misbruik, beschreven. Er is echter nog veel winst te behalen in de implementatie en de verankering van dergelijke visie- en beleidsdocumenten in de organisaties. Hier is een belangrijke taak weggelegd voor aandachtsfunctionarissen seksualiteit, beleidsmedewerkers en managers. In verschillende organisaties is gebleken dat de implementatie adequater verloopt als structureel gefaciliteerd wordt met tijd

3.1.1 Wet meldcode huiselijk geweld en kindermishandeling

Naast de eisen van de Inspectie voor de Gezondheidzorg, is het in Nederland sinds 2013 voor organisaties en zelfstandige beroepskrachten (o.a. de gezondheidszorg, het onderwijs, de kinderopvang, de jeugdzorg en de maatschappelijke ondersteuning) verplicht een meldcode te hanteren voor huiselijk geweld en kindermishandeling – daaronder ook begrepen seksueel misbruik. Dit betekent dat hulpverleners verplicht zijn (vermoedens van) seksueel misbruik binnen de organisatie te melden. Deze plicht voorkomt dat een medewerker een vermoeden negeert uit onzekerheid, collegiale gevoelens of angst voor consequenties. Tevens wordt voorkomen dat signalen van seksueel misbruik door een individuele medewerker worden geïnterpreteerd en naar eigen inzicht en belangen worden afgehandeld. Hierdoor worden vermoedens van seksueel misbruik sneller bekend en is het mogelijk zorgen en signalen in een vroeg stadium te onderzoeken en (indien noodzakelijk) adequaat te handelen.

De Wet meldcode kent geen meldplicht buiten de organisatie. De beslissing om vermoedens van (kinder)mishandeling door anderen dan professionals te melden bij het AMK (Advies- en Meldpunt Kindermishandeling) of SHG (Steunpunt Huiselijk Geweld), berust bij de professional en de zorgaanbieder waar deze werkzaam is.

Er bestaat wel een bijzondere bepaling over externe melding in de Jeugdzorgwet; die gaat over situaties waarin er vermoedens van kindermishandeling zijn jegens hulpverleners. De bepaling stelt dat zorgaanbieders in deze situaties verplicht zijn een melding te doen bij Bureau Jeugdzorg.[4]

3.2 Wet- en regelgeving

Professionals binnen de hulpverlening aan mensen met een verstandelijke beperking hebben (naast meldplicht, meldcodes en protocollen) te maken met verschillende wet- en regelgeving op dit gebied. Deze lijken soms tegenstrijdige aanwijzingen te geven, waardoor voor betrokken hulpverleners een 'conflict van plichten' kan ontstaan.

Bij het melden van (vermoedens van) seksueel misbruik kan een conflict ontstaan tussen de plicht om op te komen voor de veiligheid van een cliënt en de geheimhoudingsplicht en/of regels uit de privacywetgeving. Een ander conflict kan ontstaan tussen de plicht om ouders en/of andere gezaghebbenden van een cliënt te informeren en de plicht om dit achterwege te laten indien het informeren de cliënt in gevaar brengt.

Zonder de intentie volledig te zijn, is de belangrijkste wet- en regelgeving in situaties van seksueel misbruik in deze paragraaf beschreven. Hierbij is gebruikgemaakt van de uitgave van de Vereniging Gehandicaptenzorg Nederland en Kennisplein gehandicaptenzorg: *Sturen op aanpak van seksueel misbruik*.[5]

3.2.1 Wie moet toestemming geven?

De Wet op de geneeskundige behandelingsovereenkomst (WGBO) bevat een bijzondere regeling van de zeggenschap over onderzoek of behandeling, dus ook over het doen van diagnostisch onderzoek, het voeren van een taxatiegesprek en het doen van melding of aangifte bij de politie door zorgverleners. De regeling kent een indeling in drie leeftijdsgroepen.

Kinderen onder 12 jaar
Voor onderzoek en behandeling van een kind jonger dan 12 jaar is toestemming nodig van de wettelijke vertegenwoordiger(s) van het kind. Zij beslissen over het onderzoek en/of de behandeling. De verrichting kan zonder toestemming van de ouders of de voogd worden uitgevoerd, indien dat noodzakelijk is om ernstig nadeel van de cliënt te voorkomen, alsmede als de cliënt – ook na weigering van de toestemming van gezaghebbenden – de verrichting weloverwogen blijft wensen.[6]

Dit betekent dat er in situaties waarbij grote zorgen zijn over veiligheid, zonder toestemming van de wettelijk vertegenwoordigers onderzoek verricht kan worden in het belang van de cliënt. Dat kan bijvoorbeeld het geval zijn als er een vermoeden van seksueel misbruik is, dat zich mogelijk binnen het gezin afspeelt.

Kinderen van 12 tot en met 15 jaar
In deze leeftijdsgroep is, naast de toestemming van de cliënt, tevens de toestemming van gezaghebbende(n) vereist. De verrichting kan zonder toestemming van de ouders of de voogd worden uitgevoerd, indien zij kennelijk nodig is om ernstig nadeel van de cliënt te voorkomen, alsmede als de cliënt – ook na weigering van de toestemming door wettelijk vertegenwoordigers – de verrichting weloverwogen blijft wensen.[6]

Dit betekent dat in gevallen waarin ouders en hun kind het niet met elkaar eens zijn, de behandelaar de mening van het kind dient te volgen. De veiligheid en het belang van het kind dienen daarbij echter altijd leidend te zijn. Bij de naleving van deze rechten van het kind zal de hulpverlener rekening moeten houden met de betrokkenheid van de ouders.

Adolescenten van 16 en 17 jaar
Een minderjarige die de leeftijd van 16 jaar heeft bereikt, is (mits wilsbekwaam) bevoegd tot het aangaan van een handelingsovereenkomst ten behoeve van zichzelf alsmede tot het verrichten van rechtshandelingen die met de overeenkomst onmiddellijk verband houden. Dit betekent dat een cliënt zonder toestemming van ouders kan meewerken aan een diagnostisch traject, een taxatiegesprek, of melding of aangifte kan doen.[7]

Wilsonbekwame cliënten
Wilsonbekwame cliënten worden vertegenwoordigd door hun ouders of voogd.[6] Zij zijn bevoegd om toestemming te geven voor onderzoek en behandeling, en oefenen ook de andere patiëntenrechten voor de cliënt uit. Van deze regel kan worden afgeweken, als de zorg van een goed hulpverlener dat verlangt.[8] De hulpverlener kan dan buiten de wettelijk vertegenwoordigers om handelen. Dit kan noodzakelijk zijn als de veiligheid van de cliënt in het geding is.

3.2.2 In welke gevallen is het krijgen van toestemming noodzakelijk?

Als er sprake is van (vermoedens van) seksueel misbruik, is overleg tussen betrokken hulpverleners een vereiste. Voor intern overleg, met bijvoorbeeld een deskundige collega of aandachtsfunctionaris seksualiteit binnen de organisatie, is toestemming van het kind of de ouder(s) voor het verstrekken van gegevens niet nodig. Dat geldt ook voor een adviesgesprek bij Bureau Jeugdzorg of Advies- en Meldpunt Kindermishandeling (AMK) of de politie, mits de cliëntgegevens anoniem worden gehouden. Volgens het meldrecht in de Wet op de Jeugdzorg mag een beroepskracht tevens persoonlijke informatie over het kind of zijn ouder(s) verstrekken, indien het AMK daarom verzoekt – ook dit kan zonder toestemming van het kind of de ouder(s).

Voor melding of overleg met iemand buiten de organisatie waar men werkzaam is (en waarbij gegevens over cliënt en/of ouder(s) worden verstrekt) is toestemming noodzakelijk. De regels hiervoor zijn echter niet eenduidig. De Wet bescherming persoonsgegevens bepaalt dat een cliënt vanaf 16 jaar zelf toestemming moet geven aan een beroepskracht voor het verstrekken van zijn gegevens aan een ander (al dan niet in de vorm van het doen van een melding). De Wet op de Jeugdzorg en de WGBO geven een cliënt dit recht vanaf het 12^e jaar. Toch moet over een melding, als het gaat om een cliënt tot 16 jaar die nog thuis woont, ook gesproken worden met de ouder(s), want bij de melding worden doorgaans niet alleen gegevens over de jongere verstrekt, maar ook over de ouder(s).

Op grond van diezelfde WGBO kan, zonder toestemming van een cliënt of wettelijke vertegenwoordiger(s), informatie over een cliënt en/of het netwerk worden verstrekt aan derden.[9] Echter alleen als dit nodig is om het seksueel misbruik te stoppen, en dit de enig beschikbare manier is om dat te bereiken.

3.2.3 Dossiervorming en inzagerecht

Alle informatie die van belang is voor de behandeling van de cliënt, dient te worden vastgelegd in het cliëntdossier, inclusief informatie inzake (een vermoeden van) seksueel misbruik. In dit dossier dient te worden vastgelegd op grond van welke signalen het vermoeden van seksueel misbruik is ontstaan, hoe daarop gehandeld is en welke argumenten hebben geleid tot een melding en/of een aangifte. Ook het verslag van een taxatiegesprek hoort dus in het cliëntdossier. Omdat het hier een onderzoek betreft, afgenomen door een gedragswetenschapper, verdient het de voorkeur dit verslag onder te brengen bij het onderdeel van het dossier dat bedoeld is voor gedragswetenschappelijke diagnostiek.

Verslagen over seksuele incidenten vallen volgens de Wet bescherming persoonsgegevens onder vertrouwelijke informatie. Vanuit het oogpunt van privacy is het in beginsel niet toegestaan om de naam van het slachtoffer in het dossier van de pleger te vermelden en omgekeerd. Vanuit het oogpunt van veiligheid en goed hulpverlenerschap is het echter wel noodzakelijk te beschikken over deze gegevens. Cliënten met een verstandelijke beperking zijn immers vaak zelf niet in staat deze informatie te geven. Bovendien is er vaak sprake van snel wisselende hulpverleners, die niet weten wat er eerder in het leven van een cliënt is voorgevallen.

Het vastleggen van informatie in het dossier is noodzakelijk om te voorkomen dat een slachtoffer in dezelfde instelling (of in een vervolginstelling) toch weer samen in een groep met een vroegere pleger komt te wonen of dat ze in een taxibusje of dagbesteding met elkaar worden geconfronteerd. Veiligheid verdient in deze prioriteit boven privacy!

Recht op inzage

Een cliënt en zijn of haar gezaghebbende(n) hebben recht op inzage in dossierstukken, waaronder verslaglegging van diagnostiek en taxatiegesprekken (▶ par. 3.3). De hulpverlener verstrekt desgevraagd zo spoedig mogelijk inzage in het dossier. Het verzoek om inzage in het dossier hoeft niet te worden ingewilligd, voor zover dit noodzakelijk is in het belang van de bescherming van de persoonlijke levenssfeer van de ander.[10] Men dient zich wel te bedenken dat het, als gezaghebbende(n) nog gehoord gaan worden door politie, van belang is dat zij het verslag van het taxatiegesprek (nog) niet hebben gelezen. Dit om vervuiling van hun verhaal te voorkomen.

In principe hebben ouders op grond van de WGBO recht op inzage in het dossier van het kind beneden de 16 jaar, ook als dit gegevens bevat die het kind heeft meegedeeld in het vertrouwen dat zijn ouders hier niet van op de hoogte worden gesteld. De WGBO biedt de beroepsbeoefenaar de mogelijkheid om de ouders deze inzage niet toe te staan op grond van de volgende bepaling:

» Indien de beroepsbeoefenaar door inlichtingen over de patiënt dan wel inzage in of afschrift van de bescheiden te verstrekken niet geacht kan worden de zorg van een goed beroepsbeoefenaar in acht te nemen, laat hij zulks achterwege.[11] «

3.2.4 Informatieplicht

Bij cliënten onder de leeftijd van 12 jaar, en bij wilsonbekwame cliënten, hebben gezaghebbenden recht op informatie over het onderzoek en/of de behandeling. Het kind heeft ook een eigen recht op informatie, afgestemd op zijn bevattingsvermogen.[12] De wet bepaalt dat de gezaghebbende ouder de niet-gezaghebbende ouder informeert over gewichtige aangelegenheden met betrekking tot het minderjarige kind.[13]

Niet alleen gezaghebbenden, maar ook niet-gezaghebbende ouders hebben het recht te worden geïnformeerd over zaken die ook aan gezaghebbende ouders zouden worden verstrekt. Dit is niet het geval als het belang van het kind zich tegen het verschaffen van de informatie verzet. Het juridische uitgangspunt is dat de niet-gezaghebbende ouder om informatie moet vragen (hij moet hierin actief zijn) en dat de informatie moet worden verstrekt, tenzij zich een uitzonderingssituatie voordoet. Informeren van ouders kan voorts achterwege blijven met een beroep op goed hulpverlenerschap. Dit doet zich bijvoorbeeld voor als vertrouwelijkheid noodzakelijk is voor de hulpverlening aan het kind.

3.2.5 Beroepsgeheim en meldrecht

Het beroepsgeheim is neergelegd in verschillende wettelijke bepalingen[14], beroepscodes en gedragsregels van beroepsgroepen. Het beroepsgeheim bestaat uit een zwijgplicht en een verschoningsrecht.

De zwijgplicht houdt in dat een hulpverlener zwijgt over alles wat hij of zij in het kader van de behandeling over een patiënt te weten is gekomen, tenzij de patiënt toestemming heeft gegeven om te spreken. De zwijgplicht geldt niet ten opzichte van andere professionals die rechtstreeks betrokken zijn bij de uitvoering van de behandelingsovereenkomst.

In de Wet op de Jeugdzorg staat een uitdrukkelijk meldrecht: iedere beroepskracht met een beroepsgeheim of andere zwijgplicht heeft het recht om vermoedens van kindermishandeling te melden bij het Advies- en Meldpunt Kindermishandeling, zonodig zonder toestemming van het kind of de ouder(s).[15] Er zijn situaties denkbaar waarin hulpverleners hun zwijgplicht doorbreken omdat een ander belang, zoals de veiligheid, zwaarder weegt. Het doorbreken van de zwijgplicht is niet strafbaar als men zich met succes kan beroepen op overmacht (▶ kader 3.1).[16]

> **Kader 3.1 Overmacht**
> Volgens de rechtspraak en literatuur moeten de volgende vijf vragen in ogenschouw worden genomen om vast te stellen of er sprake is van overmacht:
> 1. Welk doel wil ik bereiken door met een ander te spreken?
> 2. Is er een andere mogelijkheid om ditzelfde doel te bereiken, zonder dat ik mijn beroepsgeheim hoef te verbreken?
> 3. Waarom is het niet mogelijk om toestemming te vragen of te krijgen?
> 4. Zijn de belangen van de cliënt die ik wil dienen met mijn spreken zo zwaar, dat deze naar mijn oordeel opwegen tegen de belangen die cliënt (en ouders) hebben bij mijn zwijgen?
> 5. Als ik besluit om te spreken, aan wie moet ik dan welke informatie verstrekken, zodat de cliënt kan worden geholpen?

3.2.6 Verschoningsrecht

Een verschoningsgerechtigde heeft het recht te zwijgen over bepaalde patiëntgerelateerde gegevens.[17] Het verschoningsrecht geldt ook ten opzichte van de rechter. Omdat informatie die aan de politie wordt gegeven ook door de rechter kan worden gebruikt, kan het verschoningsrecht ook tegenover de politie worden ingeroepen.

Wordt een hulpverlener in een strafproces als getuige opgeroepen, is hij of zij verplicht te verschijnen, maar kan zich beroepen op een (afgeleid) verschoningsrecht. De rechter beslist of dat beroep wordt gehonoreerd. Verwerpt de rechter het beroep, dan is de hulpverlener verplicht te spreken. Personen met een afgeleid beroepsgeheim hebben ook een afgeleid verschoningsrecht.[18][19]

Ten slotte moet worden opgemerkt dat bij het al dan niet een beroep doen op verschoningsrecht natuurlijk eerst moet worden afgewogen wat de belangen van de cliënt zijn. Vaak is het belang van de cliënt juist gediend bij het wél spreken van de hulpverlener. In dat geval geeft het geen pas zich te verschuilen achter het verschoningsrecht omdat men daarmee de cliënt in de kou laat staan.

3.3 Taxatiegesprekken

Een belangrijk instrument bij het omgaan met vermoedens van seksueel misbruik is het taxatiegesprek. Een taxatiegesprek is een hulpverleningsgesprek met als doel het op methodische wijze verhelderen van onduidelijke signalen, die zouden kunnen wijzen op seksueel misbruik en/of mishandeling. Het voeren van een taxatiegesprek kan de rechtspositie van mensen met een verstandelijke beperking verstevigen, omdat het voorkomt dat er op een suggestieve en onprofessionele manier wordt gesproken over de vermoedens. Volgens de richtlijnen van de Vereniging Gehandicaptenzorg Nederland (VGN) hebben veel zorginstellingen die werken met mensen met een verstandelijke beperking, taxatiegesprekken in hun protocol (vermoedens van) seksueel misbruik opgenomen. Een taxatiegesprek is niet bedoeld om vast te stellen of er sprake is van seksueel misbruik: waarheidsvinding is een taak van politie en justitie.

Een taxatiegesprek wordt uitsluitend gevoerd door daartoe opgeleide gedragsdeskundigen. In de methodiek van het taxatiegesprek richt deze gedragsdeskundige zich, door middel van een objectieve en neutrale vraagstelling, op het verzamelen van informatie, waarbij hij rekening houdt met een eventueel politietraject en/of justitieel traject. Het taxatiegesprek is te allen tijde onderdeel van een protocol seksueel misbruik en maakt deel uit van een toenemend aantal samenwerkingsconvenanten die in Nederland zijn afgesloten tussen zorgaanbieders in de zorg voor mensen met een beperking en de politie.

Als er een taxatiegesprek met een cliënt wordt gevoerd, is het van belang zorgvuldig om te gaan met de inzet van het *handboek SOS*. Het programma kan worden ingezet op het moment dat een situatie van seksueel misbruik is onthuld en/of ontdekt, bij voorkeur op korte termijn na een taxatiegesprek. In gevallen van een duidelijke onthulling of een heterdaad hoeft er geen taxatiegesprek plaats te vinden. Direct overleg met de zedenpolitie wordt dan dringend geadviseerd.

3.4 Aangifte of melding bij politie

In situaties van (vermoedens van) seksueel misbruik spelen veelal twijfels of meningsverschillen over de geloofwaardigheid van het verhaal. Waarheidsvinding omtrent het (vermoeden van) seksueel misbruik is geen taak van de hulpverlening! Derhalve wordt geadviseerd om bij (vermoedens van) seksueel misbruik altijd, in een zo vroeg mogelijk stadium, (informeel) overleg te voeren met de zedenpolitie, bij voorkeur in de regio waar het seksueel misbruik heeft plaatsgevonden. Door overleg met de politie in een vroeg stadium kan direct worden samengewerkt, afgestemd en samen worden nagedacht over een optimale werkwijze. Zo wordt vanaf het begin getracht onbedoelde schade voor de cliënt, en het politieonderzoek, te vermijden.

Indien mogelijk, wordt geadviseerd om in nauw overleg met het vermoedelijke slachtoffer en diens ouders/gezaghebbenden en politie een afweging te maken over het doen van melding of aangifte bij de politie (▶ kader 3.2). Het verschil tussen een melding en een aangifte is dat een melding slechts leidt tot registratie. Informatie kan wel betrokken worden in eventueel ander lopend onderzoek of bij eventuele nieuwe aangiftes in de toekomst. In zeer ernstige gevallen is het mogelijk dat de politie de zaak ambtshalve toch opneemt en tot een onderzoek overgaat. Een aangifte leidt wel tot een politieonderzoek en vervolging.

> **Kader 3.2 Aangifte versus melding**
> Bij de afweging van het doen van aangifte of melding zijn de volgende zaken van belang:[5]
> — Bij slachtoffers met een verstandelijke beperking wordt vaak geadviseerd om geen aangifte te doen, omdat gevreesd wordt dat het verhoor door de politie een te grote belasting is. De praktijk wijst echter uit dat het horen van mensen met een verstandelijke beperking vaak het begin is van het verwerkingsproces bij de cliënten, mits dit verhoor goed wordt uitgevoerd.[20] Hiervoor zijn, afhankelijk van de situatie en de complexiteit, speciaal getrainde politieagenten en/of externe deskundigen van de verhoorpool beschikbaar. Zelden ervaren cliënten het verhoor als een extra belasting.
> — Aangifte doen betekent een vraag naar opsporing van de dader. Hiermee kan de cliënt voor langere tijd veiliggesteld worden. Ook kan het het belang van een zorginstelling en van de maatschappij als geheel dienen.
> — Het aangifteproces is vaak een langdurige kwestie. Omdat de meeste gevallen van seksueel misbruik lastig te bewijzen zijn, komen ze regelmatig niet tot een rechtszaak. Als er al een rechtszaak komt, leidt het regelmatig tot een vrijspraak op grond van gebrek aan bewijs. Dat moet echter nooit een reden zijn om geen aangifte te doen. Het is wel van belang verwachtingen van een cliënt en diens systeem te bespreken en eerlijke informatie te geven over de gang van zaken bij politie en justitie.

Melding en aangifte van (vermoedens van) seksueel misbruik kan worden gedaan door eenieder die ervan op de hoogte is of een vermoeden daarvan heeft. Wie de melding en/of aangifte gaat doen, is afhankelijk van de situatie en dient (indien mogelijk) te worden besloten na overleg met cliënt en/of gezaghebbenden en politie. Er wordt geadviseerd zo veel mogelijk de wens van het slachtoffer te volgen.

Tegelijkertijd is het van belang te beseffen dat het voor mensen met een beperking (en zonder beperking!) moeilijk is zich een voorstelling te maken van iets wat zij niet kennen. Hulpverleningsinstellingen hebben bij de afwegingen rondom het doen van melding en aangifte ook een eigen verantwoordelijkheid: de veiligheid van hun cliënten en van eventuele andere mensen is immers in het geding! Ook indien het slachtoffer of diens wettelijke vertegenwoordigers geen aangifte of melding willen of kunnen doen, heeft de organisatie (zeker als er sprake is van een ernstig misdrijf) een morele plicht om dat wel te doen.

In veel gevallen van seksueel misbruik van mensen met een verstandelijke beperking is het raadzaam de aangifte te laten doen door een manager van de betrokken hulpverleningsorganisatie. Iemand die aangifte doet, kan namelijk niet meer als getuige gehoord worden. Als een zorginstelling de aangifte doet, kunnen directbetrokkenen nog als getuigen optreden. Dat is van groot belang in zaken van (vermoedens van) seksueel misbruik, waarin de bewijsvoering vaak al zo lastig is!

- **Studioverhoor**

Indien er wordt gekozen voor het doen van aangifte bij de politie zal er een verhoor met het slachtoffer (en andere betrokkenen) plaatsvinden (▶ par. 3.4.2). De reguliere gang van zaken is dat de politie de cliënt en diens ouders en/of wettelijke vertegenwoordigers hierop voorbereidt. Soms is het aan te bevelen deze voorbereiding te laten uitvoeren door een betrokken gedragsdeskundige, die in de communicatie rekening kan houden met de mogelijkheden en beperkingen van de cliënt.

Volgens de aanwijzing opsporing en vervolging inzake seksueel misbruik wordt het verhoren in zedenmisdrijven van minderjarigen, personen met een verstandelijke beperking en personen met een cognitieve functiestoornis (zowel bij getuigen als aangevers) uitgevoerd door hiervoor speciaal opgeleide politieagenten; de zogeheten studioverhoorders. Dit verhoor vindt plaats in een speciale audiovisuele studio.[20] Gezien de complexiteit van een dergelijk verhoor hebben externe deskundigen (die gespecialiseerd zijn in het horen van personen met een verstandelijke beperking) een belangrijke adviserende rol. Indien de complexiteit van de beperking dat vraagt, kan de politie aan de officier van justitie toestemming vragen voor het inzetten van de verhoorders van de verhoorpool die bestaat uit gecertificeerde externe deskundigen ▶ par. 10.1l.

Als de politie het onderzoek heeft afgerond en vindt dat er voldoende bewijsmateriaal tegen de verdachte is, wordt het dossier doorgestuurd naar de officier van justitie. Die bepaalt of er een rechtszaak komt of niet.

3.4.1 Begeleiding bij de aangifte

Indien er aangifte wordt gedaan van seksueel misbruik, is het van groot belang dat een cliënt hierbij zorgvuldig wordt begeleid. Geadviseerd wordt hiervoor één of twee contactpersonen aan te wijzen. Bij de keuze van de begeleiders zal er zo veel mogelijk rekening moeten worden gehouden met de voorkeur van het slachtoffer.

Men moet zich ervan bewust zijn dat de begeleiding van een slachtoffer tijdens een aangiftetraject heel intensief kan zijn. Voorafgaand aan de daadwerkelijke aangifte vindt er bij de politie een informatief gesprek plaats. In dit gesprek geeft de politie uitleg over wat het inhoudt om aangifte te doen en de gang van zaken. Het is raadzaam goed af te wegen welke meerwaarde dit gesprek heeft voor de cliënt zelf en of het niet de voorkeur verdient de cliënt uitsluitend het studioverhoor te laten ondergaan. De reden hiervan is gelegen in het feit dat het informatieve gesprek vaak niet gevoerd wordt door de gespecialiseerde politiefunctionarissen die opgeleid zijn om met mensen uit onze doelgroep om te gaan. Op het moment van het informatieve gesprek is namelijk vaak nog niet helder dat dat noodzakelijk is. Gevolg is wel dat in het gesprek moeilijk aangesloten kan worden op het gespreksniveau van de cliënt en daardoor nogal eens onbedoeld angst aangejaagd wordt voor de verdere procedure. Ook neemt de kans op vervuiling van het onderzoek toe als in dit voorgesprek (al dan niet op ondeskundige wijze) gesproken wordt met de cliënt.

Na het informatieve gesprek wordt doorgaans, indien gewenst, een afspraak gemaakt voor de daadwerkelijke aangifte. Maak dan duidelijke afspraken wie de contactpersoon is voor politie en hoe, wanneer en door wie informatie aan cliënt, systeem en betrokken hulpverleners wordt gecommuniceerd. Onderling overleg is van essentieel belang!

Advocaat

Indien er aangifte wordt gedaan, kan het nodig zijn een gespecialiseerde advocaat in de arm te nemen. De rechtspositie van slachtoffers in het Nederlandse rechtssysteem is niet sterk. Dat geldt zeker voor mensen met een verstandelijke beperking. Een advocaat kan ook nodig zijn, indien de belangen van de verstandelijk beperkte cliënt op gespannen voet komen te staan met die van de zorginstelling of indien een cliënt (en/of diens gezaghebbenden) van mening zijn dat de instelling slordig of onzorgvuldig heeft gehandeld. Tevens kan een advocaat in een strafzaak meteen voegen en een schadevergoeding (om bijvoorbeeld de therapie te betalen) en/of een contactverbod en/of verhuisgebod eisen. Het is in zaken van seksueel misbruik ook vaak mogelijk een schadevergoeding te vragen bij het Schadefonds Geweldsmisdrijven.

> **Kader 3.3 Kosteloze juridische bijstand**
> Sinds april 2006 is de rechtshulp aan slachtoffers van zedenmisdrijven, onder bepaalde voorwaarden, kosteloos. Voorwaarde is wel dat er vervolging is ingesteld. Voor meer informatie verwijzen wij naar het Landelijk Advocaten Netwerk Zeden Slachtoffers (LANZS), dat zich richt op de juridische bijstand aan slachtoffers van zedenmisdrijven.[21] Ook fungeren er in Alkmaar, Rotterdam en Utrecht netwerken van JOS-advocaten (Juridische Opvang Slachtoffers seksueel geweld).

3.4.2 Praten over seksueel misbruik en politieverhoor

Vanaf het moment dat er sprake is van een vermoeden van seksueel misbruik hebben betrokkenen (in en buiten de instelling) behoefte aan eerlijke en zorgvuldige informatie. Met inachtneming van een voorlopige zwijgplicht in het kader van een justitieel onderzoek, zijn alle betrokkenen het meest gebaat bij een zo groot mogelijke openheid van zaken. Het is echter niet noodzakelijk noch gewenst alle details openbaar te maken. Het is raadzaam in overleg met de politie te besluiten welke informatie naar buiten kan worden gebracht. Hierdoor kunnen onduidelijkheden, speculaties en sensatieverhalen voorkomen worden.[22]

Het praten over het misbruik met een cliënt met een verstandelijke beperking op het moment in het traject waarbij het eventuele politieverhoor nog gedaan moet worden, behoeft instructie. Het is belangrijk voor ogen te houden dat men de cliënt als getuige in een strafzaak zo min mogelijk dient te beïnvloeden. Hoe langer het duurt voordat de politie de cliënt gaat horen, des te groter is de kans op 'vervuiling' van het verhaal. Het verdient dus aanbeveling er bij de politie op aan te dringen dat het verhoor zo snel mogelijk plaatsvindt.

> Als het verhoor van de cliënt achter de rug is, is er geen aanleiding meer om terughoudend te zijn in het praten over wat er is gebeurd. Voor die tijd dus wel!

Als het verhoor nog moet volgen, wordt aanbevolen in de gesprekken met het slachtoffer niet te vragen naar feitelijkheden (wie, wat, waar, wanneer en hoe), en niet door te vragen op die feiten. Wel kan geluisterd worden naar het verhaal van de cliënt, en benadrukt worden dat de cliënt nu veilig is (als dat tenminste het geval is). Verder kan gezegd worden dat het heel goed is dat de cliënt zijn of haar verhaal verteld heeft.

De focus van de gesprekken met cliënten voordat een politieverhoor heeft plaatsgevonden, ligt verder vooral op het geven van psycho-educatie over de mogelijke klachten die de cliënt heeft. Daarnaast gaat men samen zoeken naar een manier waarop de cliënt om kan gaan met deze klachten. Het blijft in deze fase zoeken naar wat ondertussen qua opvang en begeleiding wel gedaan kan worden, zonder dat de werkwijze van het protocol (vermoedens van) seksueel misbruik doorkruist wordt en/of het eventuele politieonderzoek in gevaar wordt gebracht. De inhoud van het SOS-programma is hierop afgestemd.

Nauwe samenwerking tussen hulpverlening en politie bij de uitvoering is vereist. De veiligheid en het belang van de cliënt dient te allen tijde leidend te zijn!

3.5 Medisch onderzoek

In Nederland wordt helaas nog weinig gebruik gemaakt van het betrekken van artsen bij onderzoek naar (vermoedens van) seksueel misbruik. Het is in veel situaties van (vermoedens van) seksueel misbruik bij mensen met een verstandelijke beperking raadzaam medisch onderzoek te laten verrichten. Daarvoor dient zo spoedig mogelijk contact te worden opgenomen met de politie, die vervolgens een gynaecoloog kan inschakelen om een zedenkit af te nemen, zodat sporen veilig worden gesteld. Ook onderzoek gericht op zwangerschap, SOA's en inwendige verwondingen dient, in overleg met de politie, te gebeuren door een gespecialiseerd gynaecoloog.

Met name bij situaties met slachtoffers met een ernstige verstandelijke beperking, waar bewijsvoering het meest lastig is, is onderzoek door een forensisch arts raadzaam. In Utrecht is een forensische polikliniek kindermishandeling, die zich heeft gespecialiseerd in deze vorm van onderzoek.[23] Als het misbruik korter dan 72 uur is geleden, zijn sporen het beste veilig te stellen als de kleding van het slachtoffer niet is gewassen, er geen toiletgang is geweest (eventueel urine en ontlasting opvangen en meenemen), en eventuele kleding of andere voorwerpen zijn bewaard in papier (zeker niet in plastic!).

Soms worden bij lichamelijk onderzoek afwijkingen (zoals beschadigingen, infecties, SOA's en/of zwangerschap) aangetroffen, die ondersteuning kunnen vormen voor het vermoeden van seksueel misbruik. Als er geen lichamelijke aanwijzingen worden gevonden voor seksueel misbruik, betekent dat niet dat het niet heeft plaatsgevonden. Sommige seksuele handelingen hebben geen zichtbare schade tot gevolg: soms is het misbruik zo lang geleden dat verwondingen zijn genezen.[24] Bij minder dan 10% van de mensen bij wie een vermoeden van seksueel misbruik bestaat, levert medisch onderzoek het bewijs dat misbruik heeft plaatsgevonden.

3.6 Omgaan met de media

Bij een vermoeden van seksueel misbruik, zeker als mensen met een verstandelijke beperking betrokken zijn, kan plotseling grote media-aandacht ontstaan. Het is van belang dat zorginstellingen ten aanzien van de media proactief opereren en een houding van openheid en transparantie aannemen. Daarbij is het van het grootste belang dat de zorginstelling zich er rekenschap van geeft dat ouders, verwanten en andere betrokkenen voorafgaand aan mediaberichtgeving al op de hoogte gebracht zijn. Door zelf tijdig correcte en gerichte informatie te verschaffen, wordt met eenieder een basis van vertrouwen gelegd.

Een helder persbericht schrijven is met betrekking tot het omgaan met de media vaak effectief. Als men informatie gaat weigeren aan de pers, is de kans groot dat journalisten zelf bronnen gaan zoeken en op deze wijze onvolledige en/of onjuiste informatie krijgen en verspreiden. Het aanstellen van één woordvoerder binnen de organisatie is belangrijk. Alle medewerkers moeten de naam van die woordvoerder weten, zodat ze naar deze persoon kunnen verwijzen als iemand van de pers contact opneemt. Andere medewerkers dan de woordvoerder dienen geïnstrueerd te worden zich, op een positieve en vriendelijke wijze, te onthouden van commentaar.

Dit onderwerp dient ook met de cliënt, en zijn of haar systeem, te worden besproken om hen zo voor te bereiden op plotseling contact met de media. Daarbij verdient het aanbeveling ook met hen een mogelijke reactie voor te bereiden.

Ten slotte dient doordacht te worden op welke manier andere cliënten en ouders benaderd kunnen worden en voorbereid kunnen worden op plotseling contact met de pers.

Samenvatting

De meldplicht, meldcodes en het protocol seksueel misbruik helpen hulpverleners in situaties van (vermoedens van) seksueel misbruik om adequaat te handelen. Omdat er in situaties van seksueel misbruik vaak gewerkt wordt op het snijvlak van hulpverlening en politie en justitie, is het van belang kennis te hebben van wet- en regelgeving. Professionals in de zorg voor mensen met een verstandelijke beperking hebben te maken met verschillende wet- en regelgeving op dit gebied. Deze lijken soms tegenstrijdige aanwijzingen te geven, waardoor bij betrokken hulpverleners een 'conflict van plichten' kan ontstaan. Uiteindelijk zijn bij het oplossen van dergelijke conflicten het belang en de veiligheid, van de cliënt en/of anderen, altijd leidend!

Volgens de richtlijnen van de Gehandicaptenraad hebben veel zorginstellingen die werken met mensen met een verstandelijke beperking, taxatiegesprekken in hun protocol (vermoedens van) seksueel misbruik opgenomen. Het taxatiegesprek is niet bedoeld om vast te stellen of er sprake is van seksueel misbruik. Waarheidsvinding is een taak van politie en justitie. Het *handboek SOS* kan worden ingezet op het moment dat een situatie van seksueel misbruik is onthuld en/of ontdekt. Bij het doen van melding of aangifte is het van belang dit, daar waar mogelijk, in overleg te doen met betrokken cliënten, gezaghebbenden en politie. Hulpverleners en zorginstellingen hebben echter ook een eigen verantwoordelijkheid: de veiligheid van hun cliënten en van eventuele andere mensen is immers in het geding!

Vanaf het moment dat er sprake is van een vermoeden van seksueel misbruik, hebben betrokkenen binnen en buiten een zorginstelling behoefte aan eerlijke en zorgvuldige informatie. Zonder in detail te hoeven treden zijn alle betrokkenen het meest gebaat bij een zo groot mogelijke openheid van zaken. Ook in het praten over het misbruik met een cliënt met een verstandelijke beperking is deze openheid van belang. Echter, voordat het politieverhoor heeft plaatsgevonden, dienen betrokkenen zich daarbij te houden aan strikte richtlijnen, zodat een eventueel politieonderzoek niet wordt gefrustreerd. Nauwe samenwerking tussen hulpverlening en politie is daarbij een vereiste.

Literatuur

1. Deze wijziging in de Kwaliteitswet zorginstellingen is gedaan in juni 2005.
2. Een digitaal meldingsformulier van de Inspectie voor de Gezondheidszorg is te vinden op ▶ www.IGZ.nl.
3. Inspectie voor de Gezondheidszorg (2004). *Het mag niet, het mag nooit, seksuele intimidatie door hulpverleners in de gezondheidszorg*. Den Haag: Inspectie voor de Gezondheidszorg.
4. Jeugdzorgwet, artikel 21.
5. Brugsteden, R. van, Heestermans, M. & Swennen, M. (2011). *Seksualiteit en seksueel misbruik* en *Sturen op aanpak van seksueel misbruik*. Utrecht: VGN en kennisplein gehandicaptenzorg.
6. WGBO, artikel 450, lid 2 BW.
7. WGBO, artikel 447 BW.
8. WGBO, artikel 465, lid 4 BW.
9. WGBO artikel 466, lid 1 BW.
10. WGBO, artikel 456 BW.
11. WGBO, artikel 457 BW.
12. WGBO, artikel 7:448 lid 1 BW.
13. WGBO, artikel 1:377b BW.
14. WGBO, artikel 7:457 lid 1 BW, artikel 88 Wet BIG, artikel 9 lid 4 WBP.
15. Wet op de jeugdzorg, artikel 53 lid 3.
16. Wetboek van strafrecht, artikel 40.
17. Wetboek van Strafvordering, artikel 218.
18. VGN notitie: *Medisch beroepsgeheim en verschoningsrecht in de gehandicaptenzorg*.
19. ▶ www.huiselijkgeweldenberoepsgeheim.nl, de digitale wegwijzer huiselijk geweld, kindermishandeling en beroepsgeheim: 'Horen, zien en zwijgplicht' van het ministerie van justitie.
20. Openbaar Ministerie (2011). *Aanwijzing opsporing en vervolging inzake seksueel misbruik*.
21. ▶ www.LANZS.nl.
22. Lammers, M. & Goes, A. (2006). *Van incident tot fundament; vormgeving en implementatie van beleid rond bejegening, seksualiteit en seksueel misbruik*. Utrecht: MOVISIE/Transact.
23. ▶ www.polikindermishandeling.nl.
24. Kinder- en jeugdtraumacentrum (2004). Folder: *Medisch onderzoek bij een vermoeden van seksueel misbruik*. Haarlem: Kinder- en jeugdtraumacentrum.

Trauma en verwerking

4.1	Wat is een trauma? – 42
4.1.1	Trauma en de DSM – 42
4.1.2	Soorten trauma – 45

4.2	Trauma: wat gebeurt er in de hersenen? – 46
4.2.1	De opbouw van de hersenen – 46
4.2.2	Hersenen en stress – 47
4.2.3	De invloed van trauma op de hersenstructuur – 48

4.3	Reacties op trauma – 49
4.3.1	Verwerkingsproces – 49
4.3.2	Dissociatie – 50
4.3.3	Andere bijkomende stoornissen – 51

4.4	Leeftijdsspecifieke reacties op traumatische gebeurtenissen – 51
4.4.1	Reacties bij baby's op traumatische gebeurtenissen – 52
4.4.2	Reacties bij peuters en kleuters op traumatische gebeurtenissen – 52
4.4.3	Reacties bij schoolkinderen op traumatische gebeurtenissen – 52
4.4.4	Reacties bij pubers en adolescenten op traumatische gebeurtenissen – 53

4.5	Traumaverwerking – 54
4.5.1	Psychologisch herkauwen – 55

4.6	Trauma en traumaverwerking bij mensen met een verstandelijke beperking – 55
4.6.1	Traumaverwerking en een disharmonisch ontwikkelingsprofiel – 57
4.6.2	Traumaverwerking en hechting – 58
4.6.3	Dissociatie en mensen met een verstandelijke beperking – 59

Literatuur – 62

Inleiding

Het meemaken van seksueel misbruik is een schokkende ervaring, die grote impact heeft op het leven van mensen. Dergelijke schokkende ervaringen worden ook wel traumatische gebeurtenissen genoemd, of kortweg het meemaken van een trauma. Deze traumatische gebeurtenissen hebben met elkaar gemeen dat ze de normale menselijke ervaringen ver te boven gaan en dat iemands gevoel van basisveiligheid er ernstig door kan worden aangetast – eenmalig of langdurig. Het meemaken van een trauma kan verschillende gevolgen met zich meebrengen op psychisch, sociaal en neurobiologisch vlak. Het verwerken van een traumatische gebeurtenis gaat gepaard met stressreacties die zich, als ze langer aanhouden, kunnen ontwikkelen tot een posttraumatische stressstoornis.

Voor de gedragsdeskundige die het SOS-programma uitvoert, is het van belang achtergrondinformatie te hebben over verschillende onderwerpen die een rol kunnen spelen bij trauma. Met behulp van deze informatie kunnen de gedragingen van de cliënt, de ouders, verwanten en het hulpverlenersteam beter geduid worden. Zo speelt het kunnen herkennen van (traumatische) stressreacties in de verschillende leeftijdsfasen een belangrijke rol in de psycho-educatie binnen het SOS-programma. Ook onderwerpen als dissociatie en secundaire traumatische stress moeten bekend zijn bij de gedragsdeskundige.

Voor mensen met een verstandelijke beperking is het omgaan met traumatische gebeurtenissen, en de daarmee gepaard gaande stressreacties, extra moeilijk. Als gevolg van hun levensgeschiedenis en cognitieve beperking, hebben deze mensen minder en minder adequate copingmechanismen om met overweldigende omstandigheden te kunnen omgaan. Ze zijn daardoor vatbaarder voor psychische problemen in het algemeen, en er zijn aanwijzingen dat zij ook sneller dan mensen zonder beperking een posttraumatische stressstoornis ontwikkelen. Daarom is voor de gedragsdeskundige specifieke kennis vereist over traumaverwerking bij mensen met een verstandelijke beperking en daarmee samenhangende zaken als een disharmonisch ontwikkelingsprofiel, gehechtheid en dissociatie. Dit hoofdstuk voorziet in deze informatie.

4.1 Wat is een trauma?

Het woord trauma valt de laatste jaren steeds vaker en wordt in toenemende mate in zo veel verschillende contexten gebruikt dat het zijn eigenlijke betekenis dreigt te verliezen. Vaak wordt het woord trauma tegelijkertijd gebruikt om te referen aan een schokkende negatieve gebeurtenis, alsook aan de gevolgen die deze gebeurtenis voor iemand heeft gehad of kan hebben. Feitelijk gezien is dit niet juist; het woord 'trauma' verwijst alleen naar de gebeurtenis en niet naar de reacties van mensen daarop. Derhalve zou deze term dus alleen gebruikt mogen worden voor grote negatieve gebeurtenissen die in psychologisch opzicht overweldigend zijn geweest of kunnen zijn voor mensen.

4.1.1 Trauma en de DSM

In dit boek wordt, vooruitlopend op de Nederlandse vertaling die medio 2014 verschijnt, zo veel mogelijk aangesloten bij de DSM-V. De informatie over de DSM-V is ontleend aan de website ▶ www.dsm5.org van de American Psychiatric Association.

Een trauma wordt in de DSM-V omschreven als psychische reactie op blootstelling aan directe dreiging of een persoonlijke ervaring, waarbij iemand geconfronteerd wordt met ernstige verwondingen, de dood of seksueel geweld. Seksueel geweld wordt (in tegenstelling tot de DSM-IV) hier expliciet genoemd.

De blootstelling is gekoppeld aan een van de volgende scenario's, waarin het individu hetzij:
- zelf de traumatische gebeurtenis meemaakt;
- zelf persoonlijk getuige is;
- verneemt dat een nabij familielid of vriend een traumatische gebeurtenis meemaakt (waarbij er sprake is van een doodsdreiging die voortkomt vanuit geweld of een ongeluk);
- zelf herhaaldelijk wordt onderworpen aan extreme aversieve details van een traumatische gebeurtenis.[1]

De reactie op deze gebeurtenis is dermate heftig dat het een klinisch significant en/of invaliderend effect heeft op de sociale interacties van de persoon die het betreft, het vermogen arbeid te verrichten en andere belangrijke functioneringsgebieden. Uitgesloten moet hierbij worden dat deze effecten veroorzaakt worden door medische condities, medicatie, drugs of alcohol.

Er worden vier diagnostische clusters onderscheiden die het gedrag beschrijven, te weten:
1. *Herbelevingen*: spontane herinneringen van de traumatische gebeurtenis, herhaaldelijke dromen die gerelateerd zijn aan hetgeen gebeurd is, flashbacks en intense voortdurende psychologische ontregeling;
2. *Vermijdingsgedrag*: het vermijden van interne ontregelende herinneringen, gedachten of gevoelens en/of het vermijden van externe situaties die doen denken aan de gebeurtenis;
3. *Negatieve cognities en stemmingen*, variërend van hardnekkige verstoorde cognities waarin bijvoorbeeld onterechte schuldgevoel en beschuldigingen een rol kunnen spelen, een vervreemd gevoel ten opzichte van andere mensen optreedt, minder interesse in activiteiten is, tot geheugenproblemen met betrekking tot hetgeen gebeurd is kunnen spelen;
4. *Prikkelbaarheid*, waarbij roekeloos, agressief of zelfdestructief gedrag, slaapproblemen, hyperalertheid en daaraan gekoppelde problemen een rol spelen.

In tegenstelling tot in de oude DSM-IV, is er in de DSM-V, naast aandacht voor de zogeheten 'flight-reacties' meer oog voor de 'fight-reacties' op trauma (▶ ook par. 4.2.2).

In de DSM-V is ook sprake van een subtype, waarin posttraumatische stressreacties bij kinderen jonger dan 6 jaar worden omschreven. Bij kinderen is doorgaans sprake van gedesorganiseerd en geagiteerd gedrag en zijn de afzonderlijke diagnostische clusters minder te onderscheiden.

Er is pas sprake van pathologie, wanneer stressklachten langdurig blijven bestaan en een aanzienlijk lijden met zich meebrengen.[19] In dit geval spreekt men van een posttraumatische stressstoornis (PTSS) (▶ kader 4.1).

Omdat op het moment van schrijven nog niet de beschikking was over de exacte criteria en indeling van klachten, is in de kaders 4.1 en 4.2 ter verheldering van het verschil tussen PTSS en een acute stressstoornis gekozen toch ook nog gebruik te maken van de DSM-IV-TR.

> **Kader 4.1 Criteria voor de PTSS volgens DSM-IV-TR**
> a. De persoon is blootgesteld aan een traumatische ervaring waarin beide volgende gevallen zich hebben voorgedaan:
>   1. De persoon is met een gebeurtenis geconfronteerd die doodsbedreigend is, waarin een ernstig letsel zou kunnen optreden of die de lichamelijke integriteit van de persoon of anderen in gevaar brengt.
>   2. De reactie van de persoon is intense angst, hulpeloosheid of afschuw.

> NB Bij kinderen kan dit zich uiten door wanordelijk of geagiteerd gedrag.
> b. De persoon herbeleeft het trauma voortdurend op minstens een van de volgende manieren:
>   1. Herhaalde en ingrijpende onaangename herinneringen aan de gebeurtenis, waaronder beelden, gedachten of waarnemingen.
>   NB Jonge kinderen kunnen herhaaldelijk spelletjes doen, waarin aspecten van het trauma worden nagespeeld.
>   2. Herhaalde verontrustende dromen over de gebeurtenis.
>   NB Kinderen kunnen angstdromen hebben zonder herkenbare inhoud.
>   3. Gedrag of gevoelens alsof de traumatische gebeurtenis zich herhaalt (inclusief het gevoel de gebeurtenis opnieuw te beleven, illusies, hallucinaties en dissociatieve flashbacks met inbegrip van flashbacks die optreden als de persoon wakker of geïntoxiceerd is).
>   NB Bij jonge kinderen kan het heropvoeren van het trauma optreden.
>   4. Intense psychologische spanning bij blootstelling aan interne of externe prikkels, die het trauma symboliseren of erop lijken.
>   5. Fysiologische reacties op blootstelling aan interne of externe prikkels, die het trauma symboliseren of erop lijken.
> c. Aanhoudend vermijding van prikkels, die aan het trauma doen denken, of afstomping van het reactief vermogen (niet aanwezig voor het trauma), wat blijkt uit drie of meer van de volgende criteria:
>   1. Pogingen tot het vermijden van gedachten, gevoelens of gesprekken, die aan het trauma doen denken.
>   2. Pogingen tot het vermijden van activiteiten, plaatsen of mensen, die herinneringen aan het trauma oproepen.
>   3. Onvermogen om zich belangrijke aspecten van het trauma te herinneren.
>   4. Duidelijk verminderde interesse voor of deelname aan belangrijke activiteiten.
>   5. Gevoel van onthechting of vervreemding van anderen.
>   6. Beperkt bereik van affectie (bijv. niet in staat zijn gevoelens van liefde te hebben).
>   7. Gevoel een beperkte toekomst te hebben (bijv. geen verwachting van carrière, huwelijk, kinderen of een normale levensduur).
> d. Aanhoudende symptomen van verhoogde prikkelbaarheid (niet aanwezig voor het trauma), wat blijkt uit twee of meer van de volgende criteria:
>   1. Moeite met inslapen of doorslapen.
>   2. Irritatie of woede-uitbarstingen.
>   3. Concentratieproblemen.
>   4. Extreme waakzaamheid.
>   5. Ernstige schrikreacties.
> e. De duur van de stoornis (symptomen in criterium B, C en D) is meer dan een maand.
> f. De stoornis veroorzaakt ernstig lijden of beperkingen in het sociaal of beroepsmatig functioneren of op andere terreinen.

In de DSM-IV (▶ kader 4.2) is ook de acute stressstoornis opgenomen. Deze diagnose wordt gesteld wanneer symptomen van PTSS, met name dissociatieve symptomen, zich voordoen binnen een maand nadat de traumatische gebeurtenis heeft plaatsgevonden (▶ kader 4.2).[20]

> **Kader 4.2 Criteria voor de acute stressstoornis volgens DSM-IV-TR**
> a. De persoon is blootgesteld aan een traumatische ervaring, waarbij sprake is van de volgende twee criteria:
>   - De persoon is met een gebeurtenis geconfronteerd die levensbedreigend is, waarin een ernstig letsel zou kunnen optreden of die de lichamelijke integriteit van de persoon of anderen in gevaar brengt.
>   - De reactie van de persoon is intense angst, hulpeloosheid of afschuw.
> b. Tijdens de confrontatie met het trauma of onmiddellijk daarna heeft de persoon drie of meer van de volgende dissociatieve symptomen:
>   - Een subjectief gevoel van verdoofdheid of onthechting of de afwezigheid van emotionele reacties.
>   - Een verminderd bewustzijn van de omgeving (reageert als in een waas):
>   - derealisatie;
>   - depersonalisatie;
>   - dissociatieve amnesie (het onvermogen zich essentiële delen van het trauma te herinneren).
> c. De persoon herbeleeft het trauma voortdurend op minstens een van de volgende manieren: terugkerende beelden, gedachten, dromen, illusies, flashbacks, het gevoel het trauma opnieuw te beleven of onrust bij zaken die herinnering aan het trauma veroorzaken.
> d. Duidelijke vermijding van stimuli, die herinnering aan het trauma oproepen (bijvoorbeeld gedachten, gevoelens, gesprekken, bezigheden, locaties, mensen).
> e. Duidelijke symptomen van angst, spanning of een verhoogde staat van opwinding (bijvoorbeeld slaapproblemen, prikkelbaarheid, concentratieverlies, overmatige waakzaamheid, schrikreacties en motorische rusteloosheid).
> f. De stoornis veroorzaakt significant lijden of problemen in de sociale omgang, op het werk of op andere belangrijke terreinen of verhindert het uitvoeren van noodzakelijke taken, bijvoorbeeld het vragen van medische of juridische bijstand of het inlichten van de familie over het trauma.
> g. De stoornis duurt minimaal twee dagen en maximaal vier weken en treedt op binnen vier weken na de traumatische gebeurtenis.
> h. De stoornis is geen direct gevolg van het innemen van een substantie (bijvoorbeeld drugs of geneesmiddelen) of een somatische aandoening. De stoornis is niet toe te schrijven aan een kortdurende psychotische stoornis en is niet uitsluitend een verergering van een aandoening uit As I of As II.

4.1.2 Soorten trauma

Er bestaan verschillende soorten trauma. Allereerst is er acuut trauma. Dit is een eenmalige gebeurtenis die een korte tijd duurt.[2] Voorbeelden hiervan zijn een eenmalige verkrachting, het betrokken zijn bij een auto-ongeluk, het overlijden van een dierbare, geweld op straat of het meemaken van een beroving. Deze vorm van trauma wordt ook wel type-I-trauma genoemd.[3]

Bij type-II-trauma (ofwel chronisch trauma) is er sprake van langdurig, herhaaldelijk geweld, gevaar, dreiging of (seksueel) misbruik. Chronisch trauma kan ook ontstaan door een stapeling van verschillende traumatische ervaringen, bijvoorbeeld het overlijden van een partner, het meemaken van een ernstig ongeluk van een kind en slachtoffer zijn van een overval.

Een derde vorm van trauma is complex trauma. Complex trauma behelst een specifiek soort chronisch trauma en het effect daarvan op slachtoffers. Het bestaat uit meerdere traumatische gebeurtenissen die meestal op zeer jonge leeftijd (voor de leeftijd van 5 jaar) beginnen. Het wordt veroorzaakt door volwassenen die voor het kind zouden moeten zorgen en het moeten beschermen. Typisch voor deze vorm van trauma is dat hier hechtingsproblemen (de volwassene had het kind immers moeten beschermen en/of troosten en opvangen achteraf) hand in hand gaan met negatieve overweldigende ervaringen. Voorbeelden van complex trauma zijn vanaf jonge leeftijd aanhoudende mishandeling en seksueel misbruik door ouders en/of andere opvoeders.[2]

Ten slotte komt het voor dat mensen die geconfronteerd worden met andere mensen die een traumatische gebeurtenis hebben meegemaakt, ook zelf stressklachten ontwikkelen. Deze klachten ontstaan door de impact van de verhalen van de slachtoffers en wordt secundaire traumatisering genoemd. Secundair trauma wordt door Figley beschreven als:

» ... de natuurlijke gedragingen en emoties die volgen op het kennisnemen van een traumatische gebeurtenis, die een belangrijke ander meemaakt [...]. De stress die voortkomt uit het helpen of hulp willen bieden aan de getraumatiseerde of lijdende mens.[4] «

Dit concept kan betrekking hebben op directe naasten, maar ook op professionele hulpverleners. De symptomen van secundaire traumatische stress komen overeen met die van posttraumatische stress. Zo worden er herbelevingen, vermijding en verhoogde prikkelbaarheid ervaren, evenals slaapproblemen en concentratieverlies.[4]

4.2 Trauma: wat gebeurt er in de hersenen?

De gevolgen van een trauma zijn groot: veel getraumatiseerde mensen kampen met problemen op psychisch en sociaal gebied. Tot voor kort werden de verklaringen hiervoor eenzijdig gezocht in de psychologie. De neurobiologie toont echter aan (onder andere d.m.v. EEG en MRI) dat seksueel misbruik en andere vormen van ernstige en langdurige stress ook grote gevolgen hebben voor de structuur, het volume en de functie van de hersenen.[5]

De fysieke structuur van de hersenen is dynamisch. Dit betekent dat deze hersenstructuur, binnen bepaalde grenzen, in interactie met de omgeving tot stand komt. Als reactie op stress kan het aantal receptoren in de hersenen voor bepaalde neurotransmitters en hormonen toe- of afnemen. Van stress is tevens bekend dat het de activiteit van neurotransmitters en hormonen verandert, zowel in de hersenen als in andere delen van het lichaam (zoals de bijnieren).

4.2.1 De opbouw van de hersenen

Om goed te kunnen begrijpen waar het over gaat, is het van belang te weten hoe de hersenen zijn opgebouwd en welke delen van de hersenen een rol spelen bij het ervaren en meemaken van een trauma. Er zijn vier belangrijke hoofdgebieden te onderscheiden in de hersenen (◘ figuur 4.1):

4.2 · Trauma: wat gebeurt er in de hersenen?

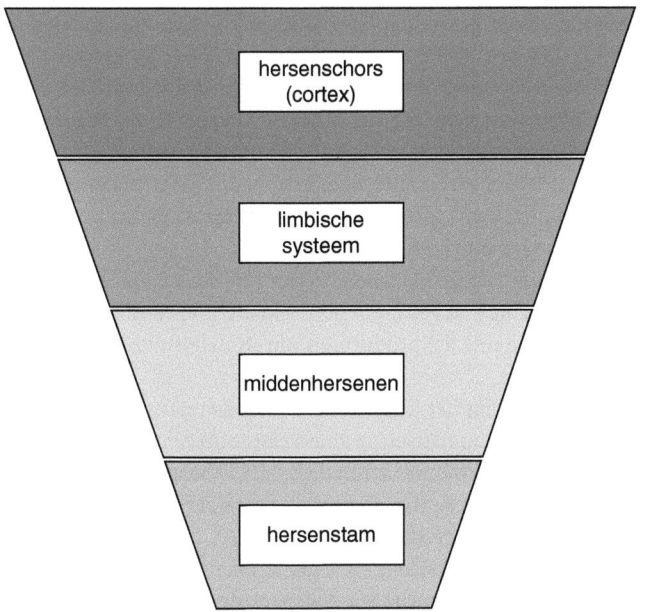

□ **Figuur 4.1** De opbouw van de hersenen.[7]

- de hersenstam;
- de middenhersenen;
- het limbische systeem;
- de hersenschors ofwel cortex.

Deze delen staan met elkaar in verbinding, maar besturen elk een afzonderlijke reeks functies. De hersenstam regelt de belangrijkste lichamelijke regelfuncties, zoals lichaamstemperatuur, hartslag, ademhaling en bloeddruk. De middenhersenen en het limbische systeem regelen emotionele reacties die ons gedrag sturen. Het bovenste deel van de hersenen (de hersenschors) reguleert de ingewikkelde functies als taal en spraak, abstract denken, plannen en bewuste besluitvorming.[6]

De hersenen ontwikkelen zich volgens een vaststaande en hiërarchische volgorde, van minst complex (hersenstam en middenhersenen) naar meest complex (de hersenschors).[8] Er wordt ook wel gesproken over het primitieve en het meer complexe brein.[2] Het primitieve brein controleert de basisfuncties en reacties die nodig zijn om te overleven. Het stelt ons in staat om snelle, reflexmatige beslissingen te nemen, die ons beschermen in gevaarlijke situaties. Het meer complexe brein is verantwoordelijk voor het abstract denken, plannen, redeneren en bewust verwerken van informatie.

4.2.2 Hersenen en stress

Hoe werkt het nu als mensen nare dingen meemaken? Als de mens in gevaar is, wordt automatisch een soort alarmbel in de hersenstam geactiveerd, die het zoheten 'fight-flight-freeze-mechanisme' in werking zet.[9] Dit mechanisme is een actieve verdediging tegen gevaar en is te vergelijken met de strategieën die dieren gebruiken om te overleven: vechten, vluchten of bevriezen.[10]

Het activeren van het fight-flight-freeze-mechanisme, gebeurt onder invloed van de stresshormonen adrenaline en cortisol. Adrenaline komt binnen enkele seconden vrij en veroorzaakt fysiologische reacties, zoals een verhoogde hartslag, versnelde ademhaling, verhoogde bloeddruk, meer bloedtoevoer naar het skelet en verhoogde waakzaamheid.[11] Als een stressvolle situatie langer dan twintig minuten duurt, komt cortisol vrij. Cortisol maakt extra energie vrij en remt de stressreactie af om uitputting te voorkomen.

Delen uit het meer complexe segment van de hersenen helpen vervolgens om de dreiging van gevaar te analyseren. Wordt de dreiging van gevaar beoordeeld als 'niet ernstig', krijgt het primitieve brein een signaal om te stoppen met het produceren van stresshormonen, zodat het lichaam weer normaal kan functioneren.[2]

Bij de meeste mensen stopt de reactie van het lichaam op de noodsituatie kort nadat het gevaar is geweken. In geval van chronische traumatisering kan dit systeem echter blijven doorwerken en blijft het primitieve brein stresshormonen aanmaken. Het lichaam krijgt dan geen kans zich te herstellen. Het blijvend aanmaken van stresshormonen verklaart mogelijk het vaak voorkomen van infecties bij ernstig getraumatiseerde mensen.[12]

Cortisol neemt de functie van het immuunsysteem bij acute stress tijdelijk over; bij langdurige stress wordt dit immuunsysteem lui. Daarnaast staat men, onder invloed van cortisol, continu op scherp om te kunnen overleven in een bedreigende omgeving. Als het primitieve brein door blijft gaan met het produceren van stresshormonen, is het voor het meer complexe segment van de hersenen, die functies uitoefenen als denken en plannen, moeilijker om efficiënt te functioneren. De stresshormonen belemmeren dan het rationeel denken.[2] Veel mensen bij wie sprake is van chronisch trauma, laten als gevolg hiervan aandachttekortstoornissen en hyperalert gedrag zien. Met name bij kinderen wordt dit traumagerelateerde gedrag dikwijls verward met ADHD.

4.2.3 De invloed van trauma op de hersenstructuur

Een gebied dat de afgelopen decennia in toenemende mate aandacht heeft gekregen, is het onderzoek naar de effecten van mishandeling en verwaarlozing op de ontwikkeling van hersenen gedurende de vroege kindertijd. Uit dit onderzoek is komen vast te staan dat trauma van invloed is op de structuur van de hersenen. Hiermee komen er biologische verklaringen voor datgene wat behandelaars van getraumatiseerde cliënten al beschreven in psychologische en emotionele termen en in termen van gedrag.[13]

Bij ernstig emotioneel verwaarloosde kinderen werden, vergeleken met kinderen die niet verwaarloosd zijn, een kleinere hersenomvang en een afname van hersenschors gezien (❏ figuur 4.2).[14] Ook zijn er aanwijzingen dat bij slachtoffers van langdurig misbruik de hersenschors minder dik is.[5]

Men zou een grove indeling kunnen maken in de functies van de rechter- en linkerhersenhelft: links voor neutrale herinneringen, het logisch denken en taalgerichte functies en rechts voor visueel-ruimtelijke functies en het verwerken van (negatieve) emoties. In de literatuur wordt het verbale IQ traditioneel gekoppeld aan de linkerhersenhelft en het performale IQ aan de rechterhersenhelft.[15]

Bij getraumatiseerde kinderen is de linkerhersenhelft veelal minder ontwikkeld. De hersengebieden die verantwoordelijk zijn voor de activatietoestand van de hersenen, het verwerken van emoties, het geheugen en het leren raken aangetast door chronische traumatisering.[8]

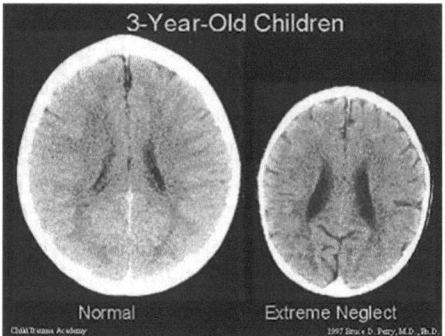

Figuur 4.2 Hersenscans van een normaal en van een extreem verwaarloosd 3-jarig kind.

Getraumatiseerde kinderen kunnen sterk emotioneel reageren en zijn minder goed in staat hun emoties met cognities te reguleren. Mogelijk verklaart dit de zeer grote discrepantie tussen het verbale en performale IQ bij veel kinderen die seksueel misbruik hebben meegemaakt.

4.3 Reacties op trauma

Ieder mens reageert anders op traumatische gebeurtenissen. Deze reactie is afhankelijk van verschillende factoren, zoals leeftijd, ontwikkelingsfase en temperament. Een trauma op jonge leeftijd kan lang doorwerken, soms tot ver in de volwassenheid. Dit komt doordat de persoonlijkheid van jonge mensen nog sterk in ontwikkeling is en het meemaken van een trauma deze persoonlijkheidsontwikkeling negatief kan beïnvloeden.[17] Ook is van belang of het slachtoffer het gevaar begrepen heeft, en hoe het gevaar is beleefd. Naast de leeftijd en de ontwikkelingsfase, is het temperament bepalend voor de wijze waarop gereageerd wordt op een schokkende gebeurtenis. De ene mens is in aanleg angstiger en gevoeliger, terwijl de andere veerkrachtiger en moeilijker van z'n stuk te brengen is.

De reactie op trauma wordt ook beïnvloed door eventueel eerdere traumatische ervaringen. Hoe meer trauma in de levensgeschiedenis van een mens, hoe moeilijker het wordt met een nieuwe gebeurtenis om te gaan.[2]

Ten slotte is de wijze waarop de omgeving op de traumatische gebeurtenis reageert, en of er sprake is van emotionele en sociale steun, van grote invloed op de reactie op stress. Dit is met name het geval bij mensen met een verstandelijke beperking vanwege de grotere omgevingsafhankelijkheid.

4.3.1 Verwerkingsproces

Algemeen gezien, is het verwerken van een traumatische ervaring een proces waarin stressreacties voorkomen. Stressreacties kunnen in vier categorieën worden ingedeeld:
- herbeleving;
- vermijding of terugtrekking;
- verhoogde prikkelbaarheid;
- negatieve cognities en stemmingen.

Herbeleving betekent dat mensen de traumatische gebeurtenis aan de hand van herhaalde en ingrijpende onaangename herinneringen aan de gebeurtenis herbeleven. Vaak dringen deze beelden en herinneringen zich op in rustige situaties of wanneer iemand alleen is. Mensen kunnen, zowel lichamelijk als emotioneel, heftig reageren op dingen die aan de traumatische gebeurtenis doen denken. Het gaat bijvoorbeeld om geluiden, geuren, smaken, plaatsen en mensen; dit worden ook wel trauma-reminders (of triggers) genoemd. De inhoud en de vorm van de herbeleving hangen af van de rijping van het geheugen en het vermogen om informatie van de verschillende zintuigen te integreren in een herinnering. Er kan sprake zijn van nachtmerries over de traumatische gebeurtenis. Getraumatiseerde kinderen hebben vaak ook last van angstdromen zonder herkenbare inhoud. Een andere specifieke herbelevingsreactie bij kinderen is posttraumatisch spel.[18]

Bij *vermijding of terugtrekking* proberen mensen alle herinneringen aan de traumatische gebeurtenissen te vermijden. Ze willen er niet over praten, vermijden plaatsen, dingen of mensen die aan de gebeurtenis doen denken, of ontkennen dat het is gebeurd. Vermijding kan bewust, maar ook onbewust, plaatsvinden.

Verhoogde prikkelbaarheid uit zich in het overmatig waakzaam en schrikachtig zijn, alsof iemand voortdurend bedacht is op nieuw gevaar. Men is overdreven waakzaam en op zijn hoede en schrikt snel. Deze mensen kunnen moeite hebben zich te concentreren, moeite hebben met inslapen of doorslapen, of snel boos of angstig worden.

Negatieve cognities en stemmingen. Er kan sprake zijn van hardnekkige verstoorde cognities, waarin bijvoorbeeld onterecht schuldgevoel en beschuldigingen een rol kunnen spelen. Ook kunnen mensen hun plezier in bepaalde activiteiten en hobby's verliezen, en het gevoel hebben dat ze verdoofd zijn en/of afgescheiden van het normale leven. Deze afvlakking van gevoelens kan een gevoel van vervreemding en eenzaamheid geven, met negatieve gedachten over de toekomst.

Het is belangrijk te benadrukken dat het bij beschreven reacties gaat om normale stressreacties op extreme gebeurtenissen. Deze reacties zullen over het algemeen na een aantal weken verbleken en uiteindelijk verdwijnen.

4.3.2 Dissociatie

Een specifieke reactie op trauma is dissociatie. Dissociatie kan het beste omschreven worden als een vernauwd bewustzijn.[21] Emotionele gebeurtenissen dringen dan niet door tot het 'persoonlijke' bewustzijn. Het emotioneel terugtrekken is een manier om met de overweldigende stress van de traumatische gebeurtenis om te gaan. Bij volledige dissociatie is iemand als het ware 'even' weg, de beelden van de ervaring worden losgekoppeld van het alledaagse bewustzijn. Als diegene dan 'weer terugkomt', weet hij/zij vaak niet meer wat er gebeurd is.

Bij gedeeltelijke dissociatie maakt men de traumatische gebeurtenis wel mee, maar voelt men geen emoties of lichaamssensaties; men kijkt van een afstand naar zichzelf. Deze mensen kunnen na afloop wel vertellen over de gebeurtenis, maar er is geheugenverlies voor de traumatische gevoelens en sensaties. Deze mensen kunnen vaak op een (te) nuchtere wijze over de schokkende gebeurtenis vertellen, wat niet verward moet worden met het goed verwerkt hebben van de gebeurtenis.[10]

Jonge kinderen ontwikkelen gemakkelijker vaardigheden tot dissociëren dan oudere kinderen en volwassenen. In het geval van chronische traumatisering blijkt dat hoe vroeger in het leven de traumatiserende gebeurtenissen starten, hoe groter de kans is dat vaardigheden tot dissociëren ontwikkeld worden.[22] Volgens professor Frank Putnam – verbonden aan het

Mayerson Center for Safe and Healthy Children en UC Department of Pediatrics en een van de belangrijkste onderzoekers ter wereld op het gebied van trauma en dissociatie bij kinderen en adolecenten – betreft deze vaardigheid een ontwikkelingsfenomeen met een piek op het tiende levensjaar, die vervolgens afneemt tijdens de adolescentie en volwassenheid.[23] Voor specifieke informatie over dissociatie bij mensen met een verstandelijke beperking verwijzen wij naar ▶ par. 4.6.3.

4.3.3 Andere bijkomende stoornissen

Een trauma kan – behalve tot een acute stressstoornis, dissociatie en PTSS – ook leiden tot andere psychiatrische stoornissen, die tegelijkertijd met PTSS kunnen bestaan. Uit een overzicht van Deering en collegae blijkt dat PTSS slechts zelden alleen voorkomt.[24] Vooral de comorbiditeit van PTSS met angst en depressie is bijzonder hoog.[19] Het kan zijn dat deze psychiatrische stoornissen al voor de traumatische gebeurtenis bestonden. In dat geval kunnen deze stoornissen de kwetsbaarheid op het meemaken van ingrijpende gebeurtenissen, en een inadequate verwerking ervan, vergroten.

Ten slotte wordt benadrukt dat niet iedereen die een ernstig trauma meemaakt een PTSS ontwikkelt.[17] Hierbij zijn goede opvang na het meemaken van een traumatische gebeurtenis en een ondersteunende en begripvolle reactie van de omgeving essentieel. Het *handboek SOS* levert in het organiseren van deze goede opvang een waardevolle bijdrage.

4.4 Leeftijdsspecifieke reacties op traumatische gebeurtenissen

De stressreacties vermijding, verhoogde prikkelbaarheid en herbeleving komen in verschillende mate voor bij de meeste volwassenen die een schokkende gebeurtenis hebben meegemaakt. Het PTSS-concept, zoals omschreven in de DSM, is gebaseerd op ervaringen met normaal begaafde volwassenen, en beschrijft onvoldoende de veelheid en gevarieerdheid aan reacties bij kinderen, adolescenten en mensen met een beperking, met name in het geval van type-II-trauma.[19] Veel kinderen en adolescenten reageren na een eenmalige traumatische ervaring met in DSM-IV omschreven gedrag als traumatisch spel, (angst)dromen, rusteloosheid en vermijdingsgedrag. Maar vooral worden algemene symptomen of klachten gezien die aansluiten bij het ontwikkelingsniveau van het kind, zoals psychosomatische klachten, zindelijkheidsproblematiek, concentratieproblemen, aandachtvragend gedrag, terugtrekken, verzet en boosheid.[25]

Bij mensen, met of zonder beperking, die langdurig zeer negatieve ervaringen hebben meegemaakt (zoals seksueel misbruik en verwaarlozing), schiet het PTSS-concept nog meer tekort dan bij eenmalige trauma's. Putnam zegt hierover:

>> It should be recognized that most traumatized children do not officially qualify as having PTSD. For traumatized children there are deeper wounds beyond PTSD.[12] «

Kinderen laten dus gevarieerde reacties zien, afhankelijk van verschillende factoren, waaronder de leeftijd en de ontwikkelingsfase. In het vervolg van deze paragraaf wordt aangegeven welke stressreacties specifiek zijn in de verschillende leeftijdsfasen.

4.4.1 Reacties bij baby's op traumatische gebeurtenissen

Baby's zijn volledig afhankelijk van hun ouders. Baby's checken de gelaatsuitdrukking van de ouders om te achterhalen of een situatie al dan niet veilig is. Dit wordt ook wel 'social referencing' genoemd. Baby's hebben hun ouders ook nodig om gerustgesteld te worden. Als ouders zelf ook bloot hebben gestaan aan de traumatische situaties, zijn ze vaak niet in staat de baby gerust te stellen. De stressreactie van de ouder is dan ook een risicofactor voor de baby om traumaklachten te ontwikkelen.

Baby's uiten traumagerelateerde klachten vooral door slaap- en/of eetproblemen en frequent en langdurig huilen.[26] Daarnaast bestaat er een verhoogd risico voor een verstoring in de ontwikkeling van de gehechtheid tussen ouders en de baby. Doordat de ouder niet in staat is zijn of haar kind op een adequate manier tot rust te brengen, ontstaat er angstig gehechtheidsgedrag. Het stresssysteem van de baby komt niet tot rust en blijft 'op scherp' staan.[27]

4.4.2 Reacties bij peuters en kleuters op traumatische gebeurtenissen

Peuters en kleuters staan voor tal van belangrijke ontwikkelingstaken. Bij het interpreteren van externe dreiging gaan ook deze jonge kinderen vooral af op de reactie van hun ouders en zijn ze bovenal aangewezen op de copingvaardigheden van hun ouders. Bij traumatische gebeurtenissen kan verstoring ontstaan in de hechting tussen ouder en kind.

Peuters en kleuters hebben als reactie op trauma vooral last van separatieangst. Ook kunnen ze extreem bang zijn voor vreemden. Jonge kinderen verwerken thema's van de schokkende gebeurtenis vaak in herhalend solospel. Het vaak herhalen van hetzelfde spel, zonder dat er ontwikkeling in het spel zit, komt veel voor.[18] Ook slaapwandelen, praten in de slaap, nachtmerries, algemene rusteloosheid/prikkelbaarheid, slecht luisteren, waakzaam en schrikachtig komen op deze leeftijd voor.

Kleuters kunnen zich nog niet verplaatsen in het perspectief van een ander en beheersen het oorzaak-gevolgdenken nog niet. Het magisch denken kan leiden tot zelfverwijten en verwarring, wat op gedragsniveau vertaald kan worden in toegenomen driftbuien, piekeren of klampgedrag. Dit laatste komt voort uit angst om de verzorger los te laten, omdat hem/haar of het kind zelf iets ergs kan overkomen.[30,31,32] Ook reageren jonge kinderen vaak met regressief gedrag, met name ten aanzien van taal en zindelijkheid. Daarnaast kan ook sprake zijn van een vertraging in het bereiken van de ontwikkelingsmijlpalen.

4.4.3 Reacties bij schoolkinderen op traumatische gebeurtenissen

Het schoolkind leidt een meer zelfstandig leven en gaat meer en meer op eigen benen staan. Vanaf een jaar of zes kunnen kinderen zich in een ander verplaatsen, waardoor ze erg bezorgd kunnen zijn om anderen. Kinderen in deze leeftijd aarzelen vaak om hun ouders lastig te vallen met nare ervaringen en klachten. Ook hebben ze een levendige fantasie. De behoefte bestaat om verklaringen te zoeken voor wat er met hen is gebeurd. Het vermogen om de werkelijke feiten te begrijpen ontbreekt nog: vaak gaan de kinderen dan fantaseren over een oorzaak en zoeken deze doorgaans bij zichzelf, met als gevolg het ontstaan van schuldgevoelens.

Bij schoolkinderen zijn de volgende symptomen specifiek: traumagerelateerde angsten, lichamelijke klachten, slaapproblemen, concentratieproblemen, intrusieve gedachten of nachtmerries, verstoorde tijdswaarneming tijdens de gebeurtenis, een veranderde attitude tegenover mensen, het leven en de toekomst en menen dat er voortekenen waren waaruit ze hadden kunnen afleiden wat er stond te gebeuren (de zogeheten 'omen-formatie').[31,33,34,35]

Ook bij schoolkinderen komen veel van de genoemde reacties tot uiting in spel of tekeningen. In plaats van solospel, zoals gezien wordt bij de peuters en kleuters, betrekken deze kinderen vriendjes in hun posttraumatische spel. Hierbij kan sprake zijn van re-enactment en revictimisering. Re-enactment betekent letterlijk: 'opnieuw uitgevoerd'. Kinderen spelen uit wat ze is overkomen, maar nu niet langer als slachtoffer maar als regisseur. Het kind laat hetgeen hem passief is overkomen, actief in zijn gedrag tot uiting komen. Het kenmerkende van re-enactment is dat iemand zich niet realiseert dat hij bezig is met de herhaling van de traumatische ervaring. Het gaat meestal om ingrijpende en herhaalde ervaringen, waaraan iemand juist niet wil terugdenken.[27] In het geval van seksueel misbruik kunnen kinderen hierdoor seksueel grensoverschrijdend gedrag naar andere kinderen gaan vertonen. Het is van belang deze gedragsproblemen in verband te brengen met de traumatische ervaringen om te voorkomen dat er alleen sprake is van afwijzing van het kind.

Bij revictimisering manoeuvreert het kind zich onbedoeld in een situatie, waarbij er een herhaling van de meegemaakte gebeurtenis plaatsvindt waarbij het kind opnieuw slachtoffer wordt.

4.4.4 Reacties bij pubers en adolescenten op traumatische gebeurtenissen

Bij pubers en adolescenten komen stressreacties steeds meer overeen met die van volwassenen. Er kunnen PTSS-klachten ontstaan, maar ook andere angstklachten, zoals een gegeneraliseerde angststoornis of een fobie. Pubers en adolescenten vinden het moeilijk om te praten over hun gevoelens naar aanleiding van het trauma. Dit kan de kans vergroten op het ontwikkelen van depressieve gevoelens; dit uit zich in nergens meer zin in hebben, geen behoefte aan contact met anderen, geen trek hebben in eten en nauwelijks een toekomst zien.[27]

Onderdrukte gevoelens kunnen zich bij jongeren ook uiten als lastig en/of agressief gedrag, met als gevolg conflicten met de omgeving. Ook automutilatie, risicovol ('thrill-seeking') gedrag en drank- of drugsmisbruik als zelfmedicatie, komen voor in deze leeftijdscategorie als reactie op traumatische gebeurtenissen. In de praktijk wordt dit gedrag vaak verklaard vanuit de puberteit, zonder de betekenis van het gedrag in het licht van het trauma te zien. Het gevolg is dat (be)handelen bij jongeren vaak gericht is op gedragsverandering, waarbij geen aandacht is voor het onderliggend trauma.

Centraal in de ontwikkelingsfase van jongeren (◘ tabel 4.1) staat de ontwikkeling van de autonomie: oriëntatie op vrienden wordt steeds groter. Deze ontwikkeling verhoudt zich zeer moeizaam tot het gevoel van kwetsbaar en overweldigd te zijn door een traumatische ervaring. Een rol als slachtoffer, en het moeten aanvaarden van hulp, staat haaks op het streven onafhankelijk en zelfstandig te zijn. In het geval van seksueel misbruik wordt nogal eens gezien dat jongeren aangeven zelf te kiezen voor de relatie met (en/of verliefd te zijn op) de pleger van het misbruik. Alleen zo kan immers de autonomie in stand worden gehouden. Ten slotte zijn pubers en adolescenten dankzij hun vermogen abstract te redeneren in staat na te denken over hoe een bepaalde gebeurtenis vermeden had kunnen worden. Er ontstaan negatieve cognities over zichzelf waarin jongeren zichzelf veroordelen, en die kunnen leiden tot het ontwikkelen van een sterk schuldgevoel.[28]

■ Tabel 4.1 Gedragssignalen (seksuele) mishandeling.

Baby's en kleuters	Peuters	Schoolkind (5-12 jaar)	Vroege adolescentie (12-14 jaar)	Late adolescentie (15-18 jaar)
zich niet goed ontwikkelen	agressief handelen	intimiderend gedrag	geweld in relationele sfeer	geweld in relationele sfeer
lusteloosheid	aanhankelijkheid	algemene agressie	intimiderend gedrag	overmatig gebruik van alcohol en drugs
verstoring van eet- en slaapgewoonten	angst	depressie	lage eigenwaarde	weglopen van huis
ontwikkelingsstoornissen	wreedheid tegenover dieren	angst	zelfmoord	plotselinge terugval in schoolbezoek en schoolprestaties
	vernielen van eigendommen	gebrek aan respect voor vrouwen; stereotiepe ideeën omtrent het rollenpatroon van man en vrouw	gebrek aan respect voor vrouwen; stereotiepe ideeën omtrent het rollenpatroon van man en vrouw	gebrek aan respect voor vrouwen; stereotiepe ideeën omtrent het rollenpatroon van man en vrouw
	symptomen van PTSS	symptomen van PTSS	spijbelen	
		tegendraads gedrag	zich zorgen maken over het eigen lijf	
		vernielen van eigendommen	symptomen van PTSS	
		magere resultaten op school		
		in zichzelf terugtrekken		

4.5 Traumaverwerking

Het herstel na een traumatische ervaring wordt in het algemeen aangeduid met de term 'verwerking'. Het verwerken van een traumatische ervaring is een proces waarbij stressreacties voorkomen. Deze normale stressreacties overlappen voor een belangrijk deel met de PTSS-criteria: herbeleving, vermijding en verhoogde prikkelbaarheid. Het gaat om normale reacties op extreme gebeurtenissen!

Traumatische ervaringen doorbreken de rust, veiligheid en de zekerheid van alledag. De vanzelfsprekendheid van het dagelijkse leven en het vertrouwen in andere mensen worden ruw verstoord. Verwerking van deze schok is het opbouwen dan wel herstellen van evenwicht, zodat men kan leven zonder voortdurend geplaagd te worden door gedachten aan en gevoelens over de traumatische gebeurtenis en de daarbij behorende beelden. Het is een proces waarin het hervinden van beheersing van het eigen bestaan een centrale plaats inneemt.[19]

Het verwerken van een traumatische gebeurtenis houdt niet in dat iemand nergens meer last van heeft en geen verdriet meer heeft. De traumatische gebeurtenis blijft immers altijd een onderdeel van iemands leven en geschiedenis! Het verwerken van een traumatische gebeurtenis houdt wel in dat iemand erin slaagt een nieuw evenwicht te bereiken en daarbij de traumatische gebeurtenis (inclusief de gevolgen) weet te integreren in het leven – naast alle andere goede en slechte dingen die gebeurd zijn.

Om een traumatische gebeurtenis te kunnen verwerken is veiligheid een belangrijk begrip. Voor verwerking moet iemand veilig zijn; dat wil zeggen dat er geen reëel gevaar meer bestaat, bijvoorbeeld in geval van seksueel misbruik moet dit misbruik gestopt zijn. Veiligheid houdt echter ook in een gevoel van veiligheid; deze veiligheidsbeleving staat vaak los van de fysieke veiligheid. De ontwikkeling van een veiligheidsgevoel is afhankelijk van de emotionele en sociale steun die iemand krijgt na het meemaken van een traumatische gebeurtenis. Daarnaast zijn ook de leeftijd, ontwikkelingsfase en het temperament van invloed op de wijze van omgaan met een traumatische gebeurtenis (▶ par. 4.3).

4.5.1 Psychologisch herkauwen

Naast elementen die de traumaverwerking kunnen bevorderen, zijn er ook zaken die het proces juist in de weg kunnen staan. Vaak wordt (overigens goedbedoeld) na een schokkende gebeurtenis tegen mensen gezegd: 'Je moet er niet zo veel aan denken. Probeer het te vergeten,' of: 'Je moet vooruit kijken naar de toekomst. Waarom zet je het niet van je af? Er zijn nog zo veel mooie dingen in de wereld.'

In de eerste plaats is het niet gemakkelijk om deze raad op te volgen. Hoe zou iemand dat moeten doen? De gedachten over de schokkende gebeurtenis komen immers vanzelf! Daarnaast is het ook geen goede raad. Het geeft hooguit op de korte termijn een beetje verlichting. Het maakt echter dat 'het proces van psychologische herkauwing' niet kan optreden. Gevoelens en gedachten die samenhangen met de traumatische gebeurtenis krijgen zo ook geen kans om te slijten. Mensen zijn voortdurend bezig beelden, geluiden en gebeurtenissen die doen denken aan het trauma te vermijden. Door een confrontatie hiermee komen de gevoelens en de herinneringen immers in volle hevigheid naar boven. Mensen lopen het risico in een vicieuze cirkel terecht te komen. Door het proces van 'psychologisch herkauwen' wordt de overdonderende traumatische gebeurtenis als het ware in kleine stukjes informatie opgedeeld. Hierdoor kan de informatie geleidelijk een plaats krijgen in het geheel van ervaringen.[37] Bij traumaverwerking geldt dat tijd veel wonden heelt. Zoals eerder besproken worden stressreacties pas als een stoornis beschouwd, als de klachten een langere periode aanhouden en aanzienlijk lijden met zich meebrengen (▶ par. 4.1.1).

4.6 Trauma en traumaverwerking bij mensen met een verstandelijke beperking

Lang heeft men gedacht dat mensen met een verstandelijke beperking, net als kleine kinderen, geen last zouden hebben van psychische problemen en traumagerelateerde problematiek. Gelukkig is de afgelopen twintig jaar een einde gekomen aan deze gedachtegang. Het behoeft nu geen betoog meer dat zij, net als ieder ander, wel degelijk last kunnen hebben van deze problemen. Ook mensen met een verstandelijke beperking ervaren de gevolgen van het meemaken van schokkende gebeurtenissen, zoals seksueel misbruik.[38,39] Doorgaans is de impact op het leven zodanig, dat er ingrijpende gevolgen zijn voor de kwaliteit van bestaan. Niet zelden manifesteren de klachten zich via gedragsproblemen en wordt de traumacomponent in de diagnostiek daardoor over het hoofd gezien. Het gevaar bestaat dat de focus van de behandeling komt te liggen op het bestrijden van de gedragsproblemen, en de onderliggende problematiek niet wordt behandeld.

Onderzoek van Sequera en Hollins wijst uit dat bij mensen met een beperking dezelfde traumasymptomen voorkomen als bij mensen zonder beperking.[39] Wel zijn de klachten en angsten bij hen gelinkt aan de mentale leeftijd en corresponderen ze minder met de kalenderleeftijd. Met het gelinkt zijn aan de mentale leeftijd wordt niet alleen het cognitieve functioneren bedoeld, maar het sociale en emotionele niveau van functioneren.[40] Zo hebben mensen met een zeer ernstige verstandelijke beperking vaker last van sensorische overprikkeling, hetgeen zich bijvoorbeeld kan uiten in een heftige reactie op harde geluiden of het donker. Vaak worden de klachten geuit via het totale gedrag door bijvoorbeeld ontroostbaar huilen, gillen, agressie of destructief en/of zelfverwondend gedrag (▶ par. 4.4.1). Bij mensen met een ernstige verstandelijke beperking is er tevens vaker sprake van angst voor scheiding van vertrouwde mensen. Verder worden andere klachten gezien, die passen bij het ontwikkelingsniveau van peuters en kleuters (▶ par. 4.4.2). Ook bij mensen met een matige of lichte verstandelijke beperking en een lagere sociale en emotionele ontwikkeling zijn dergelijke symptomen te onderkennen. Bij mensen met een matige en lichte verstandelijke beperking, worden al naargelang de (ontwikkelings)leeftijd posttraumatische klachten vaak geuit via gedrag, zoals teruggetrokken regressief gedrag, motorische geremdheid, geseksualiseerd gedrag, thrill-seeking gedrag en alcohol- of drugsmisbruik.

- **Syndromen**

Het is belangrijk te bedenken dat er bij mensen met een verstandelijke beperking ook geregeld sprake is van een syndroom. Van verschillende syndromen is bekend dat angst een belangrijke rol speelt. In de voor verstandelijk gehandicapten aangepaste DSM (de DM-ID, Diagnostic Manual for Intellectual Disabilities[41]) is een hoofdstuk opgenomen over een aantal syndromen. Vanuit onderzoek naar gedragsfenotypen wordt een link gelegd naar psychiatrische symptomen en stoornissen. Syndromen die hier genoemd worden zijn: Downsyndroom, FAS (Foetaal Alcohol Syndroom), fragiele-X-syndroom, PKU (fenylketonurie), Prader-Willi-syndroom, Smith-Magenis-syndroom, velo-cardio-facialsyndroom (VCF) en Williams-syndroom. Mensen met deze syndromen hebben zijn extra vatbaar om forse angst, en vaak ook dwangklachten, te ontwikkelen in reactie op stressvolle omstandigheden. Bij cliënten met FAS is een voorgeschiedenis zonder hechtingsproblemen, verwaarlozing en geweld vanuit de oorzaak van het syndroom bijna ondenkbaar. Dit gedrag duiden als gedrag, voortkomend en horende bij het syndroom, zonder de mogelijkheid van een traumareactie te overwegen, leidt niet tot adequate behandeling van de onderliggende problematiek.

- **Verminderd integratief vermogen**

Duidelijk is geworden dat mensen met een verstandelijke beperking – zelfs vaker dan mensen zonder beperking – last hebben van psychische stoornissen. De oorzaak hiervan is gelegen in de verhoogde psychische kwetsbaarheid die heeft te maken met een, in vergelijking met mensen zonder beperking, verminderd integratief vermogen.[40]

Het is voor mensen met een verstandelijke beperking moeilijker om met stress om te gaan. Dat komt doordat zij, mede als gevolg van hun lagere cognitieve ontwikkelingsniveau, minder complexe en actieve copingmechanismen tot hun beschikking hebben om met de problemen en de stress van het leven om te gaan. De meer complexe copingmechanismen vragen om metacognitieve vermogens (flexibel en abstract denken), waarover mensen met een beperking doorgaans niet beschikken.[42] Dit geldt voor de 'gewone' stress die mensen in het dagelijks leven ervaren, maar in veel grotere mate natuurlijk ook voor de stress die een traumatische ervaring met zich meebrengt. Het verbaast dan ook niet dat er aanwijzingen zijn dat mensen met een verstandelijke beperking een grotere gevoeligheid hebben tot het ontwikkelen van PTSS-klachten.[43]

4.6.1 Traumaverwerking en een disharmonisch ontwikkelingsprofiel

Extra complicerend is dat mensen met een verstandelijke beperking vaak te maken hebben met een verschil tussen het verstandelijke vermogen en het sociale en emotionele functioneren: een zogeheten disharmonisch ontwikkelingsprofiel. De sociale en emotionele ontwikkeling blijven dan fors achter bij de cognitieve ontwikkeling. De discrepantie leidt ertoe dat mensen met een beperking in hun emotionele draagkracht snel overschat worden. Mensen lijken op grond van het cognitieve, (meest zichtbare) functioneren meer te kunnen dan ze daadwerkelijk emotioneel aankunnen. Dit lage niveau van aankunnen kan leiden tot klachten die gerelateerd zijn aan een lagere emotionele ontwikkelingsfase dan men op grond van iemands kalenderleeftijd en cognitieve ontwikkeling zou verwachten.

Een interessante, en voor dit boek zeer relevante vraag is, hoe deze verschillen in de ontwikkelingsgebieden ontstaan? Dit vraagt een nadere beschouwing van de ontwikkelingsgang, die mensen met een verstandelijke beperking doorgaans hebben. De persoonlijkheidsontwikkeling van mensen met een beperking is een kwetsbare ontwikkeling. Ze wordt beïnvloed door een complex samenspel tussen persoonlijke factoren en omgevingsinvloeden. Deze kwetsbare ontwikkeling leidt tot een verhoogde prevalentie van gedragsproblemen en emotionele en relationele problemen.[40] Iedereen wordt geboren met de natuurlijke neiging om ervaringen te integreren in een samenhangende levensgeschiedenis, en een bestendig besef van wie wij zijn. Ons integratieve vermogen stelt ons in staat om het verleden van het heden te onderscheiden en om aanwezig te blijven in het heden wanneer we aan ons verleden denken of aan onze toekomst. Dit vermogen helpt ons daarnaast om ons zelfbesef te ontwikkelen.

Hoe veiliger de emotionele en fysieke omgeving waarin we opgroeien is, des te beter zijn we in staat om dit integratieve vermogen verder te ontwikkelen en te versterken. In de loop van onze ontwikkeling verbinden we onze levenservaringen, en hoe wij zijn met elkaar, en vormen zo ons zelfbeeld.[44]

Voor mensen met een verstandelijke beperking is er van jongs af aan een veelheid aan bedreigingen te benoemen als het gaat om de ontwikkeling op sociaal en emotioneel gebied en het zelfbeeld. Zij leren al vroeg dat ze er niet bij horen en niet mee kunnen komen. Zij voelen onbewust de teleurstelling van hun ouders, dat zij niet datgene zijn waar de ouders op gehoopt hadden.[45] Zij ervaren dat jongere broers en zusjes of kinderen uit de buurt hen voorbijstreven en dat ze niet mee kunnen komen op school. Ook ervaren zij op allerlei plekken dat ze langzamer zijn dan anderen en anders reageren. Vaak wordt ook pesten gerapporteerd.

Op latere leeftijd wordt de impliciete maatschappelijke afwijzing ervaren, van het leven in een wereld die er alles aan doet te voorkomen dat er kinderen geboren worden zoals zij.[45] Daarbovenop komt dat een veelheid aan onderzoek inmiddels heeft aangetoond dat seksueel misbruik, mishandeling en verwaarlozing bij mensen met een verstandelijke beperking, ook in de jeugd, veel vaker voorkomen dan bij mensen zonder beperking.[46]

Verder spelen voor een groot deel van de cliënten voor wie het *handboek SOS* bedoeld is, ook uithuisplaatsing(en) en het verlies van vertrouwde omgeving en mensen. En, als het gaat om mensen die op een leefgroep zijn geplaatst, het verlies van vaste vertrouwde anderen, die als vanzelfsprekend voor je zorgen, vanuit betrokkenheid. Van IJzendoorn et al. spreken in dit verband van 'structurele verwaarlozing'[47], vanwege de onvermijdelijke discontinuïteit in zorg en de noodgedwongen onbetrouwbaarheid van de opvoeding/begeleiding. Ook komt het voor dat mensen in een leefgroep leven waarbij, als gevolg van de problematiek van anderen, geweld of dreiging van geweld de dagelijkse realiteit is. Soms is de cliënt daarvan zelf het slachtoffer, soms is hij/zij er getuige van of wordt de voortdurende hyperalertheid van degenen die de cliënt moeten beschermen, gevoeld.

Het is onvermijdelijk dat deze stapeling van heftige negatieve ervaringen zijn weerslag heeft op mensen. Welbeschouwd kunnen de genoemde zaken gerangschikt worden onder de noemer 'potentieel traumatische gebeurtenissen'. Met de vanuit deze complexe geschiedenis voortkomende predispositie tot vermijdend copinggedrag is het vanzelfsprekend dat de sociale en emotionele ontwikkeling steeds verder stagneert.

Valerie Sinason, de Engelse psychoanalytica die veel ervaring heeft met het behandelen van mensen met een verstandelijke beperking en seksueel misbruik, spreekt in dit verband van de 'Handicapped smile'.[45] Ze betoogt dat datgene wat doorgaans gezien wordt als uiting van naïeve tevredenheid als typering van mensen met een verstandelijke beperking ('Het zijn zulke blije mensen...'), ook gezien kan worden als een significant diagnostisch signaal van pijn en lijden. Ze sluit hierbij aan bij het concept van Selma Freiberg, die spreekt van 'Affecttransformatie'.[48] Bedoeld wordt dat kinderen die langdurig in traumatiserende omstandigheden verkeren, waar zij zich als gevolg van hun afhankelijkheid niet aan kunnen onttrekken, zich overgeven en aanpassen door voortdurend te grijnzen en/of geheel of gedeeltelijk op een lager niveau te gaan functioneren.[45]

In het Nederlands taalgebied wordt vaak gewerkt met leeftijdsequivalenten voor de verschillende ontwikkelingsgebieden om de omgeving alert te maken op de discrepantie en overvraging te voorkomen. Het is de vraag of het concept waarin gesproken wordt over een disharmonisch ontwikkelingsprofiel, met daaraan gekoppelde leeftijdsequivalenten, recht doet aan de ontstaansgeschiedenis, zoals hiervoor geschetst. Vanuit de hiervoor geschetste ontwikkelingsgang kan waarschijnlijk beter gesproken worden over cliënten met een onbehandeld chronisch en complex trauma, met als gevolg desintegratie tussen de verschillende ontwikkelingsgebieden. Behandeling is aan de orde en dient gericht te zijn op traumaverwerking van chronisch trauma in brede zin, met de focus op integratie en evenwicht tussen de verschillende ontwikkelingsgebieden.

4.6.2 Traumaverwerking en hechting

De basis van de ontwikkeling wordt gelegd bij de gehechtheidsrelatie, die zich begint te ontwikkelen bij de geboorte. Vanaf het moment dat er zich een relatie vormt omtrent regulatie van arousal, van slapen en waken, van honger krijgen en weer voldaan zijn, en van lust en onlust. Bij mensen met een beperking staat deze relatie vanaf het begin onder druk.[49] Dit onder druk staan heeft enerzijds te maken met de verhoogde kwetsbaarheid van de ouders die zorgen hebben en mogelijk vermoeden dat er iets aan de hand is met hun pasgeboren kind, of voor de taak staan te verwerken dat het kind een beperking heeft en niet is wat ze verwachtten. Dit zijn factoren die de nodige ontvankelijkheid en beschikbaarheid van de ouder voor de emotionele noden van dit bijzondere kind zullen bemoeilijken.

Ook aan de kant van het kind zijn er 'bezwarende omstandigheden'. Zo kan het kind zwakkere signalen uitzenden, zodat het voor de ouders moeilijker te verstaan is wat het kind nodig heeft en responsief te reageren. Ook kan het kind (als het veel pijn heeft gehad en heeft moeten lijden) de wereld ervaren als beangstigend en pijnlijk in plaats van veilig en zorgzaam, ondanks het goede aanbod dat de ouders doen. In deze situaties missen ouders de positieve ervaring van hun kind te 'begrijpen', het te kennen en het te kunnen troosten en wordt het kind niet getroost. Het gevolg is dat de ouders bouwstenen missen voor een competent gevoel over het eigen ouderschap en het kind de wereld als onveilig ervaart. Een veilige gehechtheid is een goede start voor het vervolg van de persoonlijkheidsontwikkeling. Een veilig gehecht kind is te vergelijken met een huis dat een stevig fundament heeft. Er kan bij de verdere bouw nog van alles gebeuren dat het definitieve volwassen huis bepaalt, maar de kans op een stevig huis is nu eenmaal groter met een stevig fundament.

Uit verschillende onderzoeken blijkt dat veilig gehechte kinderen het beter doen op alle domeinen. Met betrekking tot de sociale ontwikkeling zoeken veilig gehechte kinderen gemakkelijker hulp bij volwassenen en kunnen ze beter met anderen omgaan. Ze zijn ook communicatiever, doordat ze ervaren hebben dat anderen er zijn om te luisteren, en te helpen wanneer dat nodig is. Bovendien gaan de sociale ontwikkeling en de ontwikkeling van het zelfbeeld nauw samen. Een kind dat zich geliefd voelt, bouwt een zelfbeeld op van iemand die de moeite waard is. Daarentegen gaat een kind dat zich nooit begrepen voelt van zichzelf denken dat het 'raar of slecht' is, en de moeite niet waard om naar te luisteren.[49]

Ricky Greenwald, klinisch psycholoog en oprichter van het Child Trauma Institute in de VS, geeft aan dat hechting ook sterk gerelateerd is aan copingstijl.[50] Als het kind de ervaring heeft van een moeder die 'goed genoeg' is, dan leert het kind dat het nare ervaringen (honger, dorst, boos zijn, verdriet) ook al is het niet prettig, wél aankan en dat het weer goed komt. Als deze kinderen te maken hebben met herinneringen aan traumatische situaties, hebben ze zich de ervaring en de copingstijl eigen gemaakt om dingen aan te gaan en te doorstaan. Kinderen met problematische hechtingstijlen hebben door ervaring geleerd dat als zij zich rot voelen, ze er niet op kunnen rekenen dat iemand hen helpt. Zij weten dus dat deze gevoelens overweldigend en desastreus kunnen zijn. Zij leren dat nare gevoelens gevaar opleveren en dat dat zo veel mogelijk vermeden moet worden. In een traumasituatie zijn deze kinderen dan ook bij voorkeur geneigd tot vermijding en dissociatie.

4.6.3 Dissociatie en mensen met een verstandelijke beperking

Dissociatie ontstaat als een ervaring op een gegeven moment zo bedreigend of overweldigend is, dat de cliënt niet in staat is de ervaring (volledig) te integreren in zijn of haar zelfbeeld en levensverhaal. Het is een primitieve vermijdende copingreactie, die ook vaak wordt gezien bij jonge kinderen in bedreigende omstandigheden, waarbij het brein zich geheel of gedeeltelijk afsluit of afsplitst als overlevingsstrategie bij overweldigende ervaringen. Er is dan sprake van een verminderd bewustzijn. De cliënt is als het ware even 'weg'. De beelden van de ervaring worden losgekoppeld van het alledaagse bewustzijn op het moment dat de ervaring te heftig is om op een andere manier te reguleren of te bevatten. Als de cliënt dan 'bijkomt' en 'er weer is', weet hij niet of nauwelijks wat er is gebeurd; hij lijdt aan geheel of gedeeltelijk geheugenverlies voor de gebeurtenis. Op deze manier kunnen cliënten de meest vreselijke dingen meemaken en toch schijnbaar gewoon de dagelijkse dingen doen. Het lijkt alsof er niets aan de hand is en ze nergens last van hebben (▶ ook par. 4.1.1).

Naast een grotere gevoeligheid voor het ontwikkelen van PTSS-klachten is er bij mensen met een verstandelijke beperking ook vaker sprake van dissociatieve klachten. Biologische, sociale en omgevingsfactoren maken mensen meer kwetsbaar voor dissociatie. Mensen met een beperking zijn minder goed in staat traumatische ervaringen te integreren dan mensen zonder beperking, doordat de hersenen doorgaans minder ontwikkeld zijn. Op neurologisch/biologisch niveau is een zekere rijping van de hersenen en het neurale netwerk vereist, wil integratie soepel verlopen. Het zelfbesef en de persoonlijkheidsontwikkeling die toch al onder druk staan (zie ook de andere paragrafen in ▶ par. 4.6) vertonen als gevolg daarvan vaak minder samenhang. Dit maakt vervolgens weer meer vatbaar voor dissociatie – met name als mensen daarnaast op onvoldoende sociale en emotionele steun kunnen rekenen en als er een geschiedenis is van misbruik, mishandeling en verwaarlozing.[44]

Een veelheid aan onderzoek[46] heeft inmiddels aangetoond dat een dergelijke geschiedenis bij mensen met een verstandelijke beperking veel vaker voorkomt dan bij mensen zonder beperking (▶ ook par. 4.6.1). Ook als het gaat om sociale en emotionele steun, ligt hier een risicofactor van betekenis. Volwassenen en kinderen met een verstandelijke beperking hebben, zeker als zij langer in een leefgroep zijn opgenomen en in een instituut verblijven, doorgaans een zeer beperkt netwerk en schrale ondersteuning van beroepsopvoeders, die naast de zorg voor hen ook de zorg hebben voor vele anderen.

Dissociatie en herbeleving

Helaas is dissociëren tijdens een trauma op de langere termijn niet zo effectief, omdat de gedissocieerde ervaringen, vaak in de vorm van herbelevingen, terugkomen op onverwachte en onvoorspelbare momenten. Een herbeleving betekent: 'opnieuw beleven'. De cliënt beleeft de traumatiserende gebeurtenis alsof het opnieuw gebeurt.

Zo'n herbeleving wordt opgeroepen (getriggerd) doordat er iets is wat de cliënt herinnert aan de traumatiserende gebeurtenis. Door het herbeleven komt de cliënt opnieuw in een overweldigende beleving terecht, die net zo heftig is als de feitelijke gebeurtenis, terwijl er in werkelijkheid geen gevaar is. De herbeleving kan zo levensecht zijn dat de cliënt terug in de tijd is. Ook kan de waarneming dusdanig verstoord zijn dat op zo'n moment voor de cliënt het gezicht van een begeleider bijvoorbeeld verandert in het gezicht van de pleger. Dat is beangstigend en kan heftige reacties veroorzaken.

Dat 'iets', de trigger die de herbeleving veroorzaakt, kan van alles zijn. Soms is het iets concreet waarneembaars wat ook door de omgeving, als zij op de hoogte zijn van het trauma, herkend kan worden (bijvoorbeeld een bepaalde plaats of de kleur van een auto). Het kan ook gaan om een geur of een sfeer, of de toonhoogte van een stem waardoor de herbeleving voor de omgeving (en vaak ook voor de cliënt zelf!) als een totale verrassing komt. Vaak is hier sprake van als heftige uitbarstingen en gedragsproblemen van een cliënt 'uit het niets' lijken te komen...

Ook komt het geregeld voor dat gedacht wordt dat cliënten die in mildere vorm dissociëren, geen last zouden hebben van hetgeen ze hebben meegemaakt. Er wordt kort na het misbruik immers geen signaalgedrag gezien en opvang of behandeling lijkt dan niet nodig. Als op langere termijn wel klachten ontstaan, wordt de link vaak niet meer gelegd.

Structurele dissociatie

Als de cliënt een herbeleving krijgt en hij de stress die dat oproept niet kan verdragen, dan is er opnieuw sprake van dissociatie. Als het brein eenmaal gewend raakt aan het dissociëren, blijft dat (ook jaren later nog) een voorkeursstrategie. Daardoor leert de cliënt niet hoe hij anders met spanning om zou kunnen gaan, en gebruikt het brein deze strategie steeds vaker en sneller. Op den duur zal de cliënt al dissociëren bij iets wat in onze ogen onbelangrijk is.[10]

Deze cirkel kan zichzelf steeds verder versterken en uiteindelijk de integratieve functies verstoren. Er is dan sprake van structurele dissociatie, waarbij de persoonlijkheid en het bewustzijn in een of meerdere delen wordt opgedeeld, die in wisselende mate met elkaar in contact staan en samenwerken.[51] Cliënten verwoorden dergelijke ervaringen doorgaans als het 'horen van stemmen'. De stemmen die gehoord worden, zijn gerelateerd aan de traumatische ervaringen.[52]

Ook wordt wel gerapporteerd dat er 'delen' zijn die in het hoofd zitten. Sinason beschrijft een cliënt die het treffend verwoordde en aangaf: 'My poor brain broke into pieces!'[53] Knelpunt is dat er bij professionals in het veld nog weinig kennis en bewustzijn is op dit gebied.[54] Het komt in de zorg voor mensen met een verstandelijke beperking geregeld voor dat de verstoorde integratieve functies van cliënten met een traumageschiedenis ten onrechte worden aangezien voor een psychotisch beeld.[52]

Differentiaaldiagnostisch gezien is het vooral van belang de aard van de desintegratie te beschouwen. Als de desintegratie en angsten gerelateerd zijn aan het trauma, en de stemmen/delen waarover gerapporteerd wordt gezien kunnen worden als voornamelijk komende van binnenin het hoofd, verdient nader onderzoek sterke aanbeveling. Tevens dient in deze gevallen een intensieve traumabehandeling, gericht op integratie, als eerste keus te worden overwogen boven een behandeling met neuroleptica.[55]

Samenvatting

Na het meemaken van een schokkende gebeurtenis kunnen er verschillende soorten trauma ontstaan. Trauma is van invloed op de hersenen: stresshormonen beïnvloeden het functioneren en de structuur van de hersenen. Na het meemaken van een traumatische gebeurtenis worden er algemene stressreacties gezien, zoals herbeleving, verhoogde prikkelbaarheid en/of vermijding. Als deze stressreacties langdurig blijven bestaan en aanzienlijk lijden met zich meebrengen, is er sprake van een posttraumatische stressstoornis. Ook andere psychiatrische stoornissen, als angst en depressie, kunnen naast deze posttraumatische stressstoornis bestaan. Per leeftijdsgroep kunnen specifieke reacties voorkomen, waarbij dissociatie gezien kan worden als een specifieke reactie op trauma. Niet alleen degene die de traumatische gebeurtenis heeft meegemaakt, ontwikkelt klachten. Ook in de omgeving kunnen secundaire traumatische stressklachten ontstaan.

Bij mensen met een verstandelijke beperking komen dezelfde traumasymptomen voor als bij mensen zonder een beperking. Wel zijn de klachten en angsten vaak meer gelinkt aan de mentale leeftijd en corresponderen ze minder met de kalenderleeftijd. Ook is er bij mensen met een beperking vaker sprake van dissociatieve klachten. De persoonlijkheidsontwikkeling van mensen met een verstandelijke beperking wordt beïnvloed door een complex samenspel tussen persoonlijke factoren en omgevingsinvloeden. Deze persoonlijkheidsontwikkeling kan sterk beïnvloed worden door een veelheid aan bedreigingen en potentieel traumatische gebeurtenissen. Behandeling is dan aan de orde en dient gericht te zijn op traumaverwerking van chronisch trauma in brede zin.

Het is van belang te weten dat bij bepaalde syndromen een extra gevoeligheid bestaat om na stressvolle omstandigheden forse angstklachten en vaak ook dwangklachten te ontwikkelen. Dit gedrag duiden als gedrag horende bij het syndroom, zonder de mogelijkheid van een traumareactie te overwegen, leidt niet tot adequate behandeling van onderliggende traumaproblematiek.

Literatuur

1. American Psychiatric Association (2000). *Diagnostic and Statistical Manual of Mental disorders-fourth Edition. Text revision.* Washington DC: American Psychiatric Association.
2. Coppens, L. & Kregten, C. van (2012). *Zorgen voor getraumatiseerde kinderen: een training voor opvoeders. Handboek voor trainers.* Houten: Bohn Stafleu van Loghum.
3. Terr, L.C. (1991). Childhood traumas: an outline and overview. *American journal of psychiatry, 148,* 10–20.
4. Figley, P.H.D. & Charles R. (1995). *Compassion fatigue, coping with secondary stress disorder in those who treat the traumatized.* New York & London: Brunner-Routlegde.
5. Teicher, M.H. (2002). *Scars that won't heal; The neurobiology of child abuse.* New York: Scientific American Inc.
6. Perry, B. & Szalavitz, M. (2007). *De jongen die opgroeide als een hond.* Schiedam: Scriptum psychologie.
7. Perry, B.D. (2000). *The neuroarcheology of childhood maltreatment: the neurodevelopmental costs of adverse childhood events.* (online; ► www.childtrauma.org). Schiedam: Scriptum psychologie.
8. Verdouw, R. (2009). Gevolgen van trauma op de kinderhersenen; neurobiologische effecten van kindermishandeling. *Tijdschrift kindermishandeling, 22(2).*
9. Bicanic, I. (2002). Geweld in de hersenen; de neurobiologische gevolgen van kindermishandeling. *Tijdschrift Kinder- en jeugdpsychiatrie, 29(3),* 33–45.
10. Struik, A. (2010). *Slapende honden? Wakker maken! Een stabilisatiemethode voor chronisch getraumatiseerde kinderen.* Amsterdam: Pearson.
11. Cohen, J.A., Mannarino, A.P. & Deblinger, E. (2008). *Behandeling van trauma bij kinderen en adolescenten.* Houten: Bohn Stafleu van Loghum.
12. Putnam, F.W. (1997). *Dissociation in Children and Adolescents: A Developmental Perspective.* New York: The Guilford Press.
13. Weringh, E. van (2003). *Het begrijpen van effecten van mishandeling op de vroege ontwikkeling van hersenen* (vertaling van: In Focus © Administration for Children and Families (2001); US Department of Health and Human Services). Rotterdam: Stichting Empty Memories.
14. Perry, B.D. (2002). Childhood experience and the expression of Genetic potential: what childhood neglect tells us about nurture and nature. *Brain and mind, 3,* 79–100.
15. Ito, Y., Teicher, M.H., Glod, C.A., et al. (1998). Preliminary evidence for aberrant cortical development. Abused children; a quantitive EEG-stydy. *J. Neuropsychiatry Clin Neurosci, 10,* 298–307.
16. Scharloo, A. (2012). *Seksuele opvoeding bij kinderen met seksueel misbruik ervaringen.* Congres opvoeden van getraumatiseerde kinderen. Houten: Bohn Stafleu van Loghum.
17. Emmerik, A. van & Berretty, E. (2007). *Leven met een trauma.* Houten: Bohn Stafleu van Loghum.
18. Eland, J., Roos, C. de & Kleber, R. (2000). *Kind en trauma; een opvangprogramma.* Lisse: Swets & Zeitlinger.
19. Aarts, P.G.H. & Visser, W.D. (2007). *Trauma, diagnostiek en behandeling.* Houten: Bohn Stafleu van Loghum.
20. Stöfsel, M. & Mooren, T. (2010). *Complex trauma diagnostiek en behandeling.* Houten: Bohn Stafleu van Loghum.
21. Hart, O. van der (1991). *Trauma: dissociatie en hypnose.* Lisse: Swets & Zeitlinger.
22. Schäfer, I., Barkmann, C., Riedesser, P. en Schulte-Markwort, M. (2004). *Peritraumatic dissociation predicts posttraumatic stress in children and adolescents following road traffic accidents.* Journal of Trauma & Dissociation, 5(4), 79–91.
23. Putnam, F.W. (1993). *An update on the Child Dissociative checklist.* Lisse: Swets & Zeitlinger.
24. Deering, C.G., Glover, S.G., Ready, D., Eddleman, H.C. & Alarcon, R.D. (1996). Unique patterns of comorbidity in posttraumatic stress disorder from different sources of trauma. *Comprehensive Psychiatry, 37(5),* 336–346.
25. Oldham, J.M., Riba, M.B. & Tasman, A. (1993). Pynoos traumatic stress and developmental psychopathology in children and adolescents. *EDS, American psychiatric press review of psychiatry, 12,* 205–237.
26. Alisic, E. (2012). *Kinderen ondersteunen na trauma.* Amsterdam: Boom.
27. Lindauer, R. & Boer, F. (2012). *Trauma bij kinderen, kinderpsychologie in praktijk.* Houten: Lannoo Campus.
28. Slachtofferhulp (2003). *Kinderen helpen na een schokkende gebeurtenis; praktische gids na een misdrijf of plots overlijden.* Houten: Lannoo.
29. ► www.seksueelmisdrijf.nl, ► www.seksueelgeweld.nl.
30. Cohen, J.A. & Mannarino, A.P. (1998). Factors that mediate treatment outcome of sexually abused preschool children: six- and 12-month follow-up. *Journal of the American Academy of Child and Adolescent Psychiatry, 37,* 44–51.
31. Perrin, S., Smith, P. & Yule, W. (2000). The assessment and treatment of Post-traumatic Stress Disorder in children and adolescents. *Journal of Child Psychology and Psychiatry, and allied disciplines, 41,* 277–289.

Literatuur

32. Joshi, P. T. & O'Donnell, D. A. (2003). Consequences of child exposure to war and terrorism. *Clinical Child and Family Psychology Review, 6,* 275–292.
33. Terr, L.C. (1991). Childhood Traumas – An Outline and Overview. *American Journal of Psychiatry, 148,* 10–20.
34. Adler-Nevo, G. & Manassis, K. (2005). Psychosocial treatment of pediatric posttraumatic stress disorder: the neglected field of single-incident trauma. *Depression and Anxiety, 22,* 177–189.
35. Cohen J.A., Mannarino, A.P. & Deblinger, E. (2008). *Behandeling van trauma bij kinderen en adolescenten.* Houten: Bohn Stafleu van Loghum.
36. Lamers-Winkelman F. (2000). *Horizon; 2A. Een werkboek voor ouders van seksueel misbruikte kinderen.* Amsterdam: SWP.
37. Mittendorf, C. & Muller, E. (2010). *Ik ben er kapot van. Over psychotrauma en de verwerking van schokkende gebeurtenissen.* Amsterdam: Boom.
38. Berlo, W. van, et al. (2011). *Beperkt weerbaar – een onderzoek naar seksueel geweld bij mensen met een lichamelijke, zintuiglijke of verstandelijke beperking.* Utrecht: Rutgers WPF/Movisie.
39. Sequera, H. & Hollins, S. (2003). Clinical effects of sexual abuse on people with learning disabilities. *British Journal of Psychiatry 182,* 13–19.
40. Dösen, A. (2005). *Psychische stoornissen, gedragsproblemen verstandelijke handicap.* Assen: Van Gorcum.
41. Fletcher R., et al. (2007). *DM-ID: Diagnostic, Manual-Intellectual Disability.* New York: NADD.
42. Hartley S.L. & Mc Lean, W.E. (2005). Coping strategies among adults with mild mental retardation. Insight to psychological adjustment. *American Journal on mental retardation 110(4),* 285–297.
43. Macklin, M.L., Litz, B.T. & Mc Nally, R.J. (2007). Lower precombat Intelligence is a risk factor for Post Traumatic Stress. *Journal of consulting and clinical psychology 20,* 657–666.
44. Boon, S., Steel, K. & Hart, O. van der (2012). *Omgaan met traumagerelateerde dissociatie.* Amsterdam: Pearson.
45. Sinason, V. (2010). *Mental handicap and the human condition.* London: FAbooks.
46. Mc Carthey, M. (1999). *Sexuality and women with learning disabilities.* London: Atheneampress, Gateshead.
47. IJzendoorn, M.H. van, et al. (2010). *Gehechtheid en trauma, diagnostiek en behandeling voor de professional.* Amsterdam: Hogrefe Uitgevers.
48. Freiberg, S. (1982). Pathological defences in infancy. *Psychoanalytic Quarterly 4,* 612–635.
49. De Belie, E. & Morisse, F. (red.) (2006). *Gehechtheid en gehechtheidsproblemen bij personen met een verstandelijke beperking.* Apeldoorn: Garant.
50. Greenwald, R. (2005). *Child trauma handbook. A Guide for helping Trauma-Exposed Children and Adolescents.* New York: Routledge.
51. Hart, O. van der, Nijenhuis, E. & Steele, K. (2006). *Het belaagde zelf.* Amsterdam: Boom.
52. Scharloo, A. (2012). *Trauma treatment with people with developmental disabilities after abuse.* Long Beach: ISSTD.
53. Sinason, V. (2012). *My poor brain brook into pieces.* Long Beach: ISSTD.
54. Mevisssen, L., Lievegoed, R. & Jongh, A. de (2010). EMDR Treatment in People with Mild ID and PTSD: 4 cases. *The Psychiatric Quarterly 82(1),* 43–57.
55. Boon, S. & Draijer, N. (1998). *Screening en diagnostiek van dissociatieve stoornissen.* Lisse: Swets & Zeitlinger.

De eerste opvang van cliënten met een verstandelijke beperking na seksueel misbruik

5.1	**Kernaspecten bij de eerste opvang – 66**	
5.1.1	Het creëren van veiligheid – 67	
5.1.2	Omgaan met stressreacties van de cliënt – 68	
5.1.3	De eerste opvang van medecliënten – 70	
5.2	**Het SOS-programma voor de cliënt met een verstandelijke beperking – 71**	
5.2.1	Houdingsaspecten – 72	
5.2.2	Voorbereiding van de gedragsdeskundige – 73	
5.2.3	Afstemming met de interne protocollen en de politie – 73	
5.2.4	Tijd en plaats van de bijeenkomsten met de cliënt – 74	
5.2.5	Alleen of samen? – 75	
5.2.6	Voorbereiding van de cliënt – 76	
5.2.7	Weerstand bij de cliënt – 76	
5.2.8	Structuur van de sessies – 77	
5.2.9	Gebruik van het hulpboek – 77	
5.3	**Cliëntbijeenkomsten – 78**	
5.3.1	Cliëntbijeenkomst 1 – zo snel mogelijk – 79	
5.3.2	Cliëntbijeenkomst 2 – na een week – 81	
5.3.3	Bijeenkomst 3: de gezamenlijke bijeenkomst – na drie weken – 84	
5.3.4	Cliëntbijeenkomst 4: follow-up – na twee maanden – 86	

Literatuur – 88

Inleiding

Een moment van onthulling van seksueel misbruik kondigt zich bijna nooit aan. Het komt voor iedereen onverwacht. Ook al is er sprake van al langer lopende vermoedens en is een taxatiegesprek gevoerd, de bevestiging van het vermoeden is nog steeds een schok. Soms ook voor de cliënt zelf. Vaak is het zo dat de cliënt al lang leeft met een geheim en dat geheim ligt nu ineens op tafel. De wereld staat op zijn kop en iedereen is ineens betrokken partij. De cliënt staat ineens in de schijnwerpers, wat een overspoelende ervaring kan zijn. Daarbij komt dat alle betrokkenen in de omgeving geraakt zijn door de onthulling – en anders reageren dan anders.

Het kan niet anders dan dat de onthulling van seksueel misbruik het dagelijks leven van de cliënt verstoort, waarin structuur, regelmaat en voorspelbaarheid voorheen voor een basaal gevoel van veiligheid zorgden.[1] In de opvang van mensen met een beperking na seksueel misbruik ligt hier een belangrijk aandachtsgebied.

In dit hoofdstuk worden de kernaspecten beschreven bij de eerste opvang van cliënten met een verstandelijke beperking. Inzetten op veiligheid is het eerste doel. Mensen met een beperking kunnen, al naargelang de voorgeschiedenis, heel verschillend reageren op seksueel misbruik. Het is belangrijk dat de begeleiders in het dagelijks leven oog hebben voor wat de diverse reacties van een cliënt betekenen in het licht van het misbruik en dat zij kalm blijven bij probleemgedrag.

Er wordt beschreven hoe de eerste opvang in de bijeenkomsten tussen de gedragsdeskundige en het slachtoffer met een verstandelijke beperking eruitziet (▶ par. 5.2). Er wordt ook aandacht besteed aan de afstemming van het SOS-programma met de interne protocollen van een organisatie en de politie. Naast een concrete beschrijving van de bijeenkomsten met de cliënt is er aandacht voor de ondersteuningsbehoeften van de cliënt in het dagelijks leven. Deze bijeenkomsten zijn vooral bedoeld voor hulp aan mensen met een matige en lichte verstandelijke beperking. De opvang voor mensen met een ernstige verstandelijke beperking wordt in ▶ hoofdstuk 7 beschreven.

5.1 Kernaspecten bij de eerste opvang

Situaties van seksueel misbruik kunnen zeer divers zijn. Het is goed voor te stellen dat het een enorm verschil maakt of een cliënt langdurig misbruikt is door een familielid of eenmalig seksueel benaderd is door iemand die hij of zij nauwelijks kent. Tevens is van invloed hoe intrusief de seksuele handelingen zijn geweest en of het misbruik op een vertrouwde plek heeft plaatsgevonden of juist niet. Toch is het niet zo dat gezegd kan worden dat de gevolgen van seksueel misbruik rechtstreeks afhankelijk zijn van de kenmerken van het misbruik. Bij het ontstaan van gevolgen van misbruik spelen, naast de kenmerken van het misbruik, evenzo de kenmerken van de cliënt en diens geschiedenis een rol. Bovendien is de invloed van adequate steun door de omgeving essentieel, met name voor mensen met een verstandelijke beperking (▶ par. 2.8).

Als men vanuit een ontwikkelingsmodel kijkt, is de basisontwikkeling of het niveau van ontwikkeling, een beschermende of een risicoverhogende factor als het gaat om de gevolgen van seksueel misbruik. Dit ligt in het verlengde van het gegeven dat in de literatuur naar voren komt dat hoe jonger een kind is op het moment van misbruik of mishandeling, hoe groter het risico is op ernstige gevolgen.

Als we naar de ontwikkeling van mensen met een beperking kijken, kan gesteld worden dat het hier sowieso om een heel kwetsbare ontwikkeling gaat. Hun ontwikkeling verhoogt niet alleen de kans op misbruik, maar maakt ook de kans op ernstige gevolgen groter. Mensen met een beperking beschikken ook vanuit hun cognitieve beperking vaak over minder adequate copingmechanismen om met stressvolle gebeurtenissen om te gaan (▶ par. 4.4). Daarbij komt dat de kans groot is dat mensen met een verstandelijke beperking vaker dan één keer in hun leven in aanraking komen met seksueel misbruik, en dus al eerder beschadigingen hebben opgelopen op het moment dat misbruik geconstateerd wordt. Bij de eerste opvang van een cliënt na seksueel misbruik is het van belang oog te hebben voor deze geschiedenis; een opeenstapeling van deze ervaringen maakt dat de veerkracht sterk verminderd. Het kan dus zijn dat een cliënt heftig reageert op (in de ogen van de omgeving) minimale seksuele stressoren, maar dat deze reactie mede geladen is door eerdere (al dan niet bij de begeleiders en verwanten bekende) situaties van misbruik.

5.1.1 Het creëren van veiligheid

In de eerste fase na het bekend worden van seksueel misbruik is het belangrijk allereerst zorg te dragen voor veiligheid voor alle betrokkenen. Dit betekent heel praktisch dat de (vermoedelijke) pleger en slachtoffer niet meer met elkaar geconfronteerd worden. Vaak wordt gedacht dat het uit elkaar halen van vermoedelijke pleger en slachtoffer geïndiceerd is om te voorkomen dat de vermoedelijke pleger zijn gedrag herhaalt. Dat is natuurlijk een belangrijke zaak, maar daarnaast speelt vooral ook dat de aanwezigheid van de pleger in het dagelijks leven van het slachtoffer, het slachtoffer – door blikken en bewegingen en ander non-verbaal en mogelijk ook verbaal gedrag – voortdurend zal herinneren aan wat is voorgevallen. In een dergelijke situatie is het onmogelijk dat het slachtoffer veiligheid ervaart en dat het stressresponssysteem tot rust komt. Het interne alarmsysteem wordt immers voortdurend 'aangezet' door de aanwezigheid van de (vermoedelijke) pleger. Dit maakt verwerking onmogelijk. Met betrekking tot het uit elkaar halen van deze mensen en het creëren van veiligheid, verdienen ook maatregelen in school- en werksituaties, vervoer, vrijetijdsbesteding en het gebruik van de sociale media de aandacht!

Met het oog op het scheppen van veiligheid is het verder van het grootste belang dat de structuur, regelmaat en voorspelbaarheid in het dagelijkse leven worden vastgehouden en zo nodig worden hersteld. Dit is gemakkelijker gezegd dan gedaan in een situatie waarin alle betrokkenen ontredderd zijn en in beslag genomen zijn door wat er aan het licht is gekomen. De neiging kan bestaan om onder het mom van 'hij heeft al zo veel meegemaakt' grenzen te laten vervagen. Deze houding is, hoewel begrijpelijk, toch contraproductief. De cliënt heeft, juist in tijden van ontreddering, houvast nodig en begeleiders die de weg wijzen. Als de cliënt in een groep woont, geldt dat niet alleen voor de cliënt zelf, maar ook voor de anderen in de groep.

Veiligheid bestaat niet alleen uit fysieke veiligheid; een cliënt moet zich ook veilig vóélen. Naast structuur is het geven van veiligheidsboodschappen van belang. Een veiligheidsboodschap is een uitspraak of een statement waarin de veiligheid van de situatie wordt benadrukt, bijvoorbeeld 'het is hier veilig', 'ik zorg dat alles hier goed gaat', 'er kan niets gebeuren' enzovoort.

Informeren van anderen

Veiligheid betekent ook dat belangrijke anderen in andere leefgebieden van de cliënt op de hoogte worden gesteld van het misbruik, opdat ook zij in staat zijn de cliënt op te vangen en adequaat te begeleiden. Hierbij valt te denken aan school, dagbesteding, werk, vrijetijdsclubs en logeeradressen, maar ook aan medegroepsgenoten en vrienden en relaties van de cliënt.

Het kan zijn dat cliënten in hun ontreddering liever niet willen dat belangrijke anderen op de hoogte worden gesteld. In dat geval is het belangrijk dat de cliënt uitgelegd wordt dat hij/zij geen schuld heeft aan het misbruik, en dat het nodig is dat mensen om hem/haar heen het moeten weten om te kunnen helpen.

Zeker bij mensen van een wat lager ontwikkelingsniveau speelt ook dat zij beperkt zicht hebben op oorzaak-gevolgrelaties en niet helemaal zeker zijn van hun eigen rol in het proces van misbruik. Plegers sturen hier vaak ook op aan door cliënten medeverantwoordelijk te maken ('Wij hebben samen een geheim spelletje,' of 'jij wil dit toch ook?') of bijvoorbeeld door iets in ruil te geven voor de handelingen die de cliënt uitvoert: cadeautjes, geld, beltegoed. Het kan zo zijn dat cliënten vanuit dat oogpunt liever niet willen dat anderen op de hoogte worden gesteld. Zij willen hierdoor niet in de problemen raken. Vaak speelt hierbij ook dat cliënten het moeilijk vinden te bedenken wat ze zouden kunnen zeggen en hoe ze de dingen moeten formuleren aan anderen. Het is noodzakelijk cliënten hierbij te helpen en hun aan te bieden dit, indien gewenst, voor hen te doen of samen met hen. In het SOS-programma en het hulpboek voor de cliënt zitten aanknopingspunten om dit gesprek op gang te brengen (▶ H. 6, ▶ H. 7).

5.1.2 Omgaan met stressreacties van de cliënt

Het verwerken van een traumatische ervaring is een proces waarin stressreacties voorkomen. Het is belangrijk te benadrukken dat het bij deze reacties gaat om normale stressreacties op extreme gebeurtenissen. Deze reacties zullen over het algemeen na een aantal weken verminderen en uiteindelijk verdwijnen. Als dat niet het geval is en/of er is sprake van aanzienlijk lijden door de klachten, is therapeutische ondersteuning geïndiceerd.

De reacties van individuele cliënten bij wie seksueel misbruik aan het licht is gekomen, kunnen zeer divers zijn. Stressreacties kunnen in drie categorieën worden ingedeeld: vermijding of terugtrekking, verhoogde prikkelbaarheid en herbeleving (▶ H. 4).

Vermijding of terugtrekking

Sommige cliënten gaan ogenschijnlijk gewoon door met waar ze gebleven zijn en lijken geen last te hebben van hetgeen zich afgespeeld heeft. Dit kan een stressreactie zijn waarbij de cliënt, door gewoon door te gaan met het leven, vermijdt zijn/haar ervaringen te hoeven voelen. Deze cliënten praten niet over hetgeen ze hebben meegemaakt en lijken ook niet echt te lijden.

Toch wordt ook vaak gemeld dat er sprake is van plotselinge gedragsveranderingen of woede-uitbarstingen, die niemand heeft zien aankomen. In veel gevallen gaat het hierbij dan om een traumareactie op een trigger, die door de begeleiders niet als zodanig is herkend. Het verdient in deze situatie aanbeveling, naast in de opvangsessies, ook in de dagelijkse begeleiding geregeld op initiatief van de begeleiders op een laagdrempelige manier iets te zeggen over het misbruik. Op deze wijze kunnen de weggestopte ervaringen langzamerhand op een veilige manier in het dagelijks leven 'landen.' Het is belangrijk deze initiatieven vergezeld te doen gaan van 'veiligheidsboodschappen.' Veiligheidsboodschappen zijn geruststellende uitspraken, waarbij begeleiders aangeven dat het veilig is, dat er voor de cliënt gezorgd wordt, dat er niets kan gebeuren, dat het misbruik er nu niet meer is enzovoort.

Verhoogde prikkelbaarheid

Er zijn ook cliënten die helemaal van de kaart zijn, veel huilen of andere heftige reacties vertonen. Soms lijken zij ook op momenten buiten de realiteit te zijn. In dergelijke situaties is het van belang cliënten en de omgeving uit te leggen dat het niet ongewoon is dat mensen die iets naars hebben meegemaakt, last hebben van heel sterke gevoelens die als golven over hen heen komen en dat het dan moeilijk is ook aandacht te hebben voor wat er buiten hen om gebeurt

5.1 · Kernaspecten bij de eerste opvang

in de groep, op school of op de dagbesteding. Het is logisch dat dat gebeurt, omdat het lichaam van de cliënt op zulke momenten weer (of nog) in een alarmstaat verkeert. Het is belangrijk dat een cliënt op zulke momenten hulp krijgt van iemand die hem helpt kalmeren.

Begeleiders dienen op het moment dat zij signaleren dat een cliënt buiten zichzelf aan het raken is, proactief en actief te reageren en niet af te wachten. Cliënten kunnen op verschillende manieren geholpen worden om te kalmeren. Over het algemeen geldt als richtlijn dat het op zulke momenten zaak is de aandacht van de cliënt naar buiten te richten en contact te maken met de buitenwereld. Als de cliënt nog voor verbale communicatie vatbaar is, kan hij/zij op de buitenwereld georiënteerd worden door bijvoorbeeld simpel aan te geven: 'Je bent hier op de groep en alles is veilig. Kijk eens om je heen, wat zie je?' Vraag de cliënt te beschrijven wat er in de kamer staat: 'Wat staat er voor ons? Dat is de stoel van X, wat staat ernaast?' enzovoort. Zo wordt de aandacht van de cliënt afgeleid van de interne en lichamelijke gewaarwordingen en komt hij weer in het hier en nu.[2]

Ook kan het helpen de cliënt van 1 tot 10 te laten tellen en, als dat te gemakkelijk is, achteruit van 10 tot 1. Verder kan het helpen, samen met de cliënt, diep adem te halen en de uitademingen iets langer te laten duren dan de inademingen. Op die manier krijgt het parasympathisch zenuwstelsel automatisch het signaal tot ontspannen. Het is belangrijk samen met de cliënt te ademen en zwaar aangezet model te staan. Het model staan is essentieel, omdat cliënten het gedrag van belangrijke anderen onbewust gaan spiegelen. Spiegelneuronen spelen hierbij een grote rol.[3]

Soms zijn cliënten dermate ontregeld dat ze via taal niet meer te bereiken zijn. Hun taalsysteem is als gevolg van de alarmfase in de hersenen afgesloten.[4] Op zo'n moment is het zaak via de zintuigen een ingang te vinden om hen weer te bereiken. Dat kan bijvoorbeeld met behulp van een sterke geur, zoals lavendel of eucalyptus, of met sterke kauwgum. Een andere mogelijkheid is iemand een ijsblokje in de hand te geven. Ook kan men door middel van beweging (stampen, springen, schommelen, wiegen) iemand weer in contact met de buitenwereld brengen. Ook hierbij geldt dat de begeleider zwaar aangezet model staat.

Voor alles geldt dat diegene die een cliënt begeleidt, allereerst zelf rustig is en een 'kalm brein' moet hebben.[4] Ook hierbij spelen spiegelneuronen een rol. Daniel Siegel, klinisch psychiater, onderzoeker en professor bij de UCLA op het gebied van neurobiologie, gaat in dit verband nog een stap verder en spreekt over 'Interpersoonlijke neurobiologie', waarmee hij bedoelt dat mensen onbewust de biologische staat van elkaar aanvoelen, overnemen en wederzijds reguleren.[5] In situaties waarin misbruik net onthuld is, is het bewaren van een kalm brein voor begeleiders geen eenvoudige opgave (▶ zie ook H. 9).

Afhankelijk opstellen De reactie van een cliënt die seksueel misbruik heeft meegemaakt, hangt in grote mate samen met diens voorgeschiedenis. Cliënten die een moeizame voorgeschiedenis hebben en al meer relationele trauma's hebben meegemaakt, kunnen op momenten van grote stress en overspoeling niet terugvallen op een basaal gevoel van veiligheid, omdat juist deze ervaring is beschadigd. Zij hebben een onvoldoende stabiel beeld van veilige relaties en hebben niet het vertrouwen (noch de ervaring!) dat er anderen zijn die hen kunnen helpen om de vele ondraaglijke emoties draagbaar te maken. Bepaalde cliënten gaan zich uit vrees om er alleen voor te staan bijzonder afhankelijk opstellen met een versterkt appel op de emotionele beschikbaarheid van een begeleider. Bij hen is sprake van een angstig aanklampen en soms ook woede en verdriet op het moment dat de begeleider er niet is.[5]

In een dergelijke situatie is het belangrijk de cliënt te (h)erkennen in zijn/haar primitieve hechtingsgedrag en hieraan op gezonde wijze tegemoet te komen. Als dit gedrag echter langer aanhoudt, ligt hier ook een indicatie voor therapeutische hulpverlening met betrekking tot hechting en vertrouwen. De ervaring leert dat bij een succesvol verlopend therapeutisch traject dergelijk gedrag geleidelijk afneemt en plaatsmaakt voor gedrag dat beter bij de (ontwikkelings)leeftijd past.

Afsluiten van anderen Er zijn ook cliënten die zich afwenden van vertrouwde volwassenen en hun eigen weg gaan. Vaak richten zij zich, met het oog op het invullen van de basisbehoeften, zonder voorkeur op andere volwassenen op voorwaarde dat deze hun wensen vervullen. Ook hier wordt een indicatie voor aanvullende therapeutische hulp gezien.

Herbeleving

Naast de verschillende reacties die mensen kunnen hebben, zijn er ook klachten die veel voorkomen bij mensen na seksueel misbruik. Het komt geregeld voor dat mensen die seksueel misbruikt zijn, slaapproblemen hebben. Daar zijn verschillende redenen voor. Allereerst zijn veel mensen bang voor het donker. Er is een natuurlijke neiging jezelf kwetsbaarder te voelen, als het donker wordt. Daarnaast is het zo dat slapen bij veel slachtoffers van seksueel misbruik beladen is, omdat misbruik zich nogal eens 's avonds of 's nachts afspeelt – mogelijk in dezelfde ruimte waar de cliënt nu nog slaapt. Ten slotte is het vaak zo dat slachtoffers in hun slaap of in de fase tussen waak en slaap herbelevingen hebben in de vorm van flashbacks of nachtmerries. Om deze problemen aan te pakken, is het belangrijk samen met de cliënt te kijken hoe het gevoel van veiligheid 's nachts vergroot kan worden. De cliënt (en de mensen die verantwoordelijk zijn voor het nachttoezicht!) moeten ervan op de hoogte zijn op welke manier zij een beroep kunnen doen op de steun van begeleiders. Vaak helpt het cliënten om de situatie in de slaapkamer te veranderen en bijvoorbeeld te kiezen voor een ander soort nachtkleding dan wat het slachtoffer droeg tijdens het misbruik. Ook kan het helpen een nachtlampje aan te schaffen of helpt een extra uitluistersysteem of babyfoon. In elk geval is het van groot belang om een vast slaapritueel in te voeren en de cliënt te helpen zich gezonde gewoontes op dit gebied eigen te maken. In de werkbladen (▶ H. 6, ▶ H. 7) wordt aandacht gegeven aan een 'veilig-slapen-plan'.[6]

5.1.3 De eerste opvang van medecliënten

Als een slachtoffer van seksueel misbruik in een groep woont, is het van belang dat ook de andere cliënten in de groep (en misschien ook van andere groepen) geïnformeerd worden. Geregeld wordt gedacht dat het beter is de cliënten die niet betrokken zijn, niet op de hoogte te stellen om geen slapende honden wakker te maken. Een dergelijk standpunt gaat echter ten koste van de veiligheid en schept een nieuw geheim, terwijl medecliënten aanvoelen dat er iets speelt. Het is voor hen belangrijk te horen waar de commotie en ontreddering die zij aanvoelen en meemaken, over gaat. Als ervoor gekozen wordt dit niet te doen, gaan cliënten zelf flarden van verhalen horen en deze aan elkaar knopen, en komen ze zelf tot een verhaal wat mogelijk angstaanjagender is dan de werkelijkheid.

Groepsgenoten hoeven geen details te horen over het misbruik, maar wel dat het over seksueel misbruik of seksueel grensoverschrijdend gedrag gaat. Wat voor hen nodig is, is te horen wat er nu gaat gebeuren om de veiligheid te garanderen. Worden de regels veranderd? En wat gebeurt er met de (vermoedelijke) pleger? Dat is voor hen belangrijk, zeker als het om een medecliënt of iemand anders uit de instelling gaat. Het is belangrijke informatie omdat het zo kan zijn (en vaak zo is) dat de pleger niet alleen deze ene cliënt heeft misbruikt, maar ook andere cliënten tot slachtoffer heeft gemaakt. Ook kan het zo zijn dat er nog andere cliënten bij de situatie betrokken zijn of dat de cliënt die nu als slachtoffer naar voren komt, ook zelf seksuele feiten heeft gepleegd met anderen.

Als de andere cliënten openheid ervaren, schept dat voor hen ook de mogelijkheid met hun verhaal naar buiten te komen. Vaak doen ze dat niet ongevraagd en uit zichzelf, omdat ze ontmoedigd zijn door de commotie die er is en niet nog meer last willen veroorzaken. Of ze zijn bang voor wat er gaat gebeuren, als zij ook gaan praten. Cliënten kunnen fors lijden onder zulke geheimen.

Daarnaast kan het zo zijn dat cliënten zelf ook – al dan niet uitsluitend in hun eigen ogen – iets gelijkaardigs hebben gedaan. Zij zullen zich naar aanleiding van de gebeurtenissen de vraag stellen of zij zelf nu ook weggestuurd gaan worden. Het is van groot belang om, nadat de groepsgenoten zijn ingelicht, in individuele gesprekken verder te praten met cliënten over de vragen en gevoelens die de situatie bij hen oproept.

Als seksueel misbruik in een leefgroep plaatsvindt, worden de andere cliënten daar hoe dan ook indirect bij betrokken. Zij ervaren de spanningen geregeld en ook de verminderde emotionele zorg van de begeleider. Daarnaast kan het zijn dat medecliënten zich schamen om deel uit te maken van deze groep waar dit misbruik heeft plaatsgevonden en kunnen ze zich afvragen hoe het komt dat zij niks hebben gezien. Ook kan het zijn dat ze zich slecht voelen, omdat zij hun groepsgenoot niet hebben kunnen beschermen. Misschien hebben ze zelfs wel vermoedens gehad, maar daar niets mee gedaan. Andere cliënten blijven vaak loyaal naar degene die het misbruik heeft gepleegd. Ze kunnen zich niet voorstellen dat diegene zoiets gedaan kan hebben, met allerlei splitsingsfenomenen en loyaliteitsconflicten tot gevolg (▶ par. 2.2.1, ▶ par. 9.1.6).

Het kan, gezien de prevalentiecijfers, niet anders dan dat een aantal van de cliënten in een leefgroep zelf een misbruikverleden heeft. Ook al zijn ze nu geen betrokken partij, toch worden zij 'getriggerd' door de onthulling. De gevoelens van toen komen boven. Ze herbeleven het eerdere misbruik. Het is goed mogelijk dat cliënten deze gelegenheid aangrijpen om over het eigen misbruik, dat tot nu toe verzwegen is, te vertellen. Het is belangrijk dat cliënten weten, horen én ervaren dat ze met deze gevoelens en vragen bij iemand terecht kunnen.[6]

Ten slotte moet worden opgemerkt dat de onthulling van seksueel misbruik ook onveiligheid kan scheppen bij cliënten die zelf seksueel actief zijn of aan het experimenteren zijn met seksualiteit. Mogelijk pikken zij ten onrechte de boodschap op dat alle seksualiteit vermeden moet worden. Het verdient aanbeveling ook hier oog voor te houden. Voorkomen moet worden dat het onderwerp gezonde seksualiteit, wat toch vaak al moeilijk bespreekbaar is, hiermee van tafel gaat en cliënten niet meer met hun vragen komen.

5.2 Het SOS-programma voor de cliënt met een verstandelijke beperking

In deze paragraaf wordt beschreven hoe de eerste opvang in de bijeenkomsten tussen de gedragsdeskundige en het slachtoffer met een verstandelijke beperking eruitziet. De eerste opvang vindt natuurlijk niet alleen plaats in de vier sessies die beschreven zijn voor de cliënt. Het grootste deel vindt plaats in de andere 23 uur van de dag, die de cliënt in zijn gewone omgeving verblijft. Daarom is het van belang dat ouders/verwanten en begeleiders goed toegerust zijn op hun taak daarin. Het toerusten van de omgeving op deze taak gebeurt in de sessies die voor hen in dit programma zijn opgenomen en begint met de eigen ondersteuning. Als de belangrijke mensen in de omgeving van de cliënt zich gesteund weten, vertrouwen hebben en handvatten hebben om met zichzelf en de cliënt om te gaan, is al veel bereikt.

Het eerste doel van het SOS-programma is dat mensen gesteund worden bij het omgaan met de eerste ontreddering en stress. Er is de laatste jaren veel onderzoek gedaan naar de manier waarop het natuurlijke verwerkingsproces van mensen het beste ondersteund kan worden met als doel zowel op de korte als lange termijn zo goed mogelijk te kunnen omgaan met de ervaring van seksueel misbruik.[2] Een van de belangrijkste dingen is het leggen van contact en het ervaren van een betrouwbare en veilige relatie. Seksueel misbruik is een vorm van interpersoonlijk geweld; geweld aangedaan van de ene mens aan de andere mens. Het kan niet anders dan dat dit weerslag heeft op de manier waarop contacten en relaties beleefd worden – niet alleen bij het slachtoffer zelf, maar ook bij de omgeving, bij iedereen die ervan hoort en ermee te maken heeft. Dit leidt tot wantrouwen en angst, terwijl mensen als sociale wezens toch ook aangewezen zijn op anderen: een verwarrend dilemma.[7] Voor mensen met een verstandelijke beperking speelt dit eens te meer, enerzijds omdat zij als gevolg van de beperking in hun relaties vaak afhankelijk zijn van (vele) anderen en anderzijds omdat zij, zeker als ze bij een zorgaanbieder wonen, niet zelf kunnen uitzoeken met wie ze wel en niet in contact zijn. Met het oog hierop geldt dat, naast de inhoud van de sessies, het vormen van een veilige en gezonde relatie op zich een corrigerende ervaring kan zijn.

5.2.1 Houdingsaspecten

Zoals al eerder aangegeven, is het belangrijk dat de gedragsdeskundige tijdens de sessies een directieve, sensitieve en open houding aanneemt. De gedragsdeskundige staat model voor alle betrokkenen in hoe met dit thema om te gaan, en biedt tegelijkertijd in het gedrag een voorbeeld van een veilige relatie. Om dit te kunnen doen is het voor alles van belang kalm te zijn en rust uit te stralen. Maar ook moed en hulpvaardigheid zijn essentieel, evenals zichtbaarheid en bereikbaarheid. Het is van enorm belang dat de cliënt ervaart dat hij/zij gezien en geholpen wordt, en niet alles zelf hoeft te doen. Dat mensen vanuit zichzelf daartoe initiatief nemen op gezette momenten en zich betrouwbaar tonen.

> Wees erop voorbereid dat mensen vanuit het 'relationele trauma' aanvankelijk afwerend kunnen zijn in het contact of juist zeer overspoelend. Het is belangrijk beide reacties als angstreactie te herkennen en te benaderen. Dat kan door veiligheid te bieden, in de vorm van veiligheidsboodschappen, en structuur te geven.

Het is in de sessies met de cliënten van belang dat de cliënt gestimuleerd wordt zo veel mogelijk zelf na te denken, zelf zaken te verwoorden en oplossingen te verzinnen. Vaak is de wil van slachtoffers van seksueel misbruik gebroken. Het slachtoffer is dan geneigd niet meer te vertrouwen op zijn eigen denken, maar op dat van de pleger. De pleger stuurt daar ook op aan. Door gericht te zijn op het zelf nadenken en daar vertrouwen in te tonen, draagt de gedragsdeskundige eraan bij dat de cliënt weer in contact komt met de eigen wil en dat de eigen wil weer voelbaar wordt.

Het is de taak van de gedragsdeskundige om de cliënt optimaal te ondersteunen en daarbij – samen met de cliënt – te zoeken naar 'krachtmomenten'. Daarmee worden momenten bedoeld waarop de cliënt eerder in zijn leven iets moeilijks moest doen en daarin geslaagd is. Dat kan het winnen van een sportwedstrijd zijn of het bereiden van een maaltijd of leren fietsen. Het maakt niet uit. Het gaat erom dat de cliënt als hij/zij daaraan terugdenkt, vervuld wordt met een gevoel van trots en kracht. Dit gevoel kan gebruikt worden om de cliënt de moed te geven om ook deze nare moeilijke taak tot een goed einde te brengen. Het is belangrijk dat de gedragsdeskundige optimisme uitstraalt en zoals dat zo mooi heet 'hoop zaait' op het overwinnen van de klachten.[8]

5.2.2 Voorbereiding van de gedragsdeskundige

Voordat de eerste bijeenkomst plaatsvindt, is het goed zo veel mogelijk informatie te verzamelen over de cliënt en over wat er bekend is van de gebeurtenissen tot nu toe. Het is belangrijk om, met behulp van het dossier, te bezien wat het ontwikkelingsniveau is op de verschillende ontwikkelingsgebieden (cognitief, sociaal en emotioneel). Daarnaast is informatie nodig met betrekking tot het taalniveau en eventueel bijkomende problematiek (psychiatrische stoornissen, syndromen, andere beperkingen). De informatie over de verschillende ontwikkelingsgebieden is van belang om het tempo in de sessies te kunnen bepalen en passende werkbladen te kunnen selecteren. Informatie over de voorgeschiedenis is noodzakelijk vanwege eerdere traumatisering en mogelijke hechtingsproblemen.

Indien er sprake is van eerder seksueel misbruik, is het van belang zo veel mogelijk over de aard, inhoud en omstandigheden te kennen. Het belang ligt hierin dat het kan zijn dat de beide (of meerdere) gebeurtenissen in de beleving van de cliënt door elkaar heen (zijn) gaan lopen. Om dit te kunnen herkennen, is deze informatie noodzakelijk. Vervolgens kunnen dan de onderscheiden ervaringen geordend worden in 'vroeger' en 'nu'. Een dergelijke ordening kan helpen om de intensiteit van de ervaring beter hanteerbaar te maken.

Inventariseren van de klachten
Daarnaast worden de (traumagerelateerde) klachten van de cliënt geïnventariseerd. Het is daarbij belangrijk om niet alleen af te gaan op zelfrapportage door de cliënt. Het is voor mensen met een verstandelijke beperking heel erg moeilijk om over zichzelf te rapporteren, los van het hier en nu. Dat komt doordat zelfrapportage vraagt afstand te nemen van zichzelf en zichzelf als losstaand iets te beschouwen over langere tijd, daarover een conclusie te trekken, dat te verwoorden en terug te rapporteren. Dat vereist abstract denken. Een kenmerk van het denken van mensen met een beperking is juist dat abstract denken ontbreekt of zeer beperkt mogelijk is.

Voorafgaand aan de bijeenkomsten is het dus van belang ook bij de ouders/verwanten en/of begeleiders informatie in te winnen over hoe het gaat met de cliënt en welke thema's er spelen. Daarbij is het goed te beseffen dat mensen met een verstandelijke beperking meer omgevingsafhankelijk zijn dan anderen, en dat het daarom kan zijn dat informanten uit verschillende omgevingen (thuis, wonen, dagbesteding of school) zeer verschillende waarnemingen rapporteren. Het kan waardevol zijn te bezien welke omgevingsfactoren in de verschillende omgevingen het ontstaan van klachten én krachten ondersteunen.

5.2.3 Afstemming met de interne protocollen en de politie

Het is de bedoeling dat het SOS-programma zo snel mogelijk wordt gestart na het onthullen van seksueel misbruik door een cliënt. De ervaring en onderzoek leren dat een snelle interventie het verwerkingsproces bevordert.[9] Doorgaans is het zo dat na de onthulling van seksueel misbruik in instellingen een protocol in werking treedt, waarin de taakverdeling en de te nemen stappen omschreven staan om het proces van afhandeling zo goed mogelijk te laten verlopen. Het verdient aanbeveling het SOS-programma hierin een plek te geven.

Om een eventueel (politie)onderzoek zo optimaal mogelijk te laten verlopen, dient er zo min mogelijk met de cliënt gesproken te worden over wat er feitelijk is voorgevallen. De reden hiervoor is dat men wil voorkomen dat de cliënt doordat hij/zij met anderen spreekt – bewust of onbewust – beïnvloed wordt en daardoor uiteindelijk een minder betrouwbare verklaring aflegt. Pas na het afleggen van de verklaring bij de politie (studioverhoor) kan met de cliënt openlijk gesproken worden over de feitelijkheden van hetgeen is voorgevallen. Hier ligt een belangrijk punt van afstemming tussen de politie en de hulpverlening. Duidelijk is dat dit principe vanuit de waarheidsvinding, wat dit stukje betreft, haaks kan komen te staan op de principes die gelden voor effectieve interventie na traumatische gebeurtenissen. Dit vraagt om snel handelen en een goede samenwerking (▶ par. 3.4.2).

Eerder is gesteld dat de eerste bijeenkomst van het SOS-programma voor de cliënt kort na een eventueel taxatiegesprek gepland wordt (▶ par. 1.5). Op dat moment zijn de aangifte bij de politie en het studioverhoor doorgaans nog niet uitgevoerd en dient de gedragsdeskundige die de sessie uitvoert, zich sterk bewust te zijn van dit belang. Het verdient aanbeveling voor aanvang van de eerste sessie bij een aanstaande aangifte en verhoor hierover vooraf overleg te plegen met de politie, en hen op de hoogte te stellen van de aard en inhoud van de interventies die op stapel staan bij de cliënt. Hierdoor kunnen wederzijdse onduidelijkheid en onbegrip worden weggenomen en kan tot optimale afspraken gekomen worden.

In de vormgeving van de sessies voor de cliënten is rekening gehouden met het belang van waarheidsvinding, en wordt uitdrukkelijk niet doorgevraagd op feiten en kenmerken van de gebeurtenis(sen). Daarom wordt volstaan met het maken van een tekening van wat er is gebeurd. Deze wordt niet uitgevraagd, maar als aanleiding gebruikt om te vragen naar hoe het met de cliënt gaat en welke klachten er zijn (zie bijvoorbeeld sessie 1 ▶ hoofdstuk 6).

In latere sessies, nadat het traject bij de politie heeft plaatsgevonden, kan het ingaan op de feiten en omstandigheden rond het misbruik wel functioneel zijn. Bijvoorbeeld om te benadrukken wat de cliënt wel heeft kunnen doen om zich staande te houden tijdens de misbruiksituatie, of hoe zijn/haar acties ertoe hebben bijgedragen dat het misbruik nu beëindigd is.

5.2.4 Tijd en plaats van de bijeenkomsten met de cliënt

Mensen met een beperking hechten doorgaans sterk aan gewoonten en doorbreken die niet graag. Zeker als er bij de cliënt sprake is van bijkomende problematiek, zoals autisme of aan autisme verwante problematiek en/of complex en chronisch trauma. Een vast en voorspelbaar dagprogramma draagt bij aan een gevoel van veiligheid en geeft grip op het leven. Zeker na situaties waarin de grip op het leven in extreme mate ontbrak, zoals bij seksueel misbruik het geval is, vormen deze gewoonten de eerste houvast. Verandering daarin brengt onzekerheid met zich mee. Het doorbreken van het vaste patroon om ruimte te maken voor de opvangsessie is een verandering en kan door cliënten als bedreigend worden ervaren. Het vraagt dus overdenking hoe de sessies in te passen op een manier die – en op een tijdstip dat – zo min mogelijk verstoring van voor de cliënt belangrijke ankerpunten met zich meebrengt. Dit zal voor iedere cliënt anders zijn en vraagt dus voorkennis over de cliënt en afstemming en overleg met het systeem.

Het verdient bij kinderen in ieder geval de voorkeur de sessies niet 's avonds te plannen, en er bij volwassenen niet voor te kiezen de sessies later op de avond te doen. De reden hiervan is gelegen in het gegeven dat de cliënt tijd moet hebben de informatie na afloop van de sessie te verwerken en te laten 'zakken'. Daarbij helpt het als een opvangsessie niet de laatste activiteit is die de cliënt op een dag doet en dat er na de sessie een activiteit volgt, waarbij aanwezigheid van een begeleider/ouder/verwant vanzelfsprekend is en het dagelijks leven weer opgepakt wordt. De ervaring leert dat dit moeilijk in een (latere) avondsituatie te realiseren is voordat het tijd is om te gaan slapen, en de cliënt op zichzelf is aangewezen.

Met betrekking tot de plaats van samenkomst wordt voor mensen met een *lichte tot matige* verstandelijke beperking de voorkeur gegeven aan een voor hen neutrale plaats, waar men niet gestoord wordt en waar niet te veel prikkels zijn. Er wordt in principe gekozen voor een plek buiten de woning, omdat daar meer rust en privacy is en het gemakkelijker is in een nieuwe situatie nieuwe omgangsvormen te realiseren. Daarnaast wordt, indien het misbruik buiten de woning heeft plaatsgevonden, vermeden dat ongewild belaste herinneringen aan de sessies zich gaan koppelen aan de situatie thuis.

Er kunnen ook situaties zijn, waarin juist wel gekozen wordt voor hulp in de thuissituatie, bijvoorbeeld in situaties waarin het voor cliënten moeilijk is om de transfer te maken van het geleerde in de sessies naar de thuissituatie, en er (te)weinig ondersteuning is om dit op een andere wijze te realiseren. Of om andere gegronde redenen, bijvoorbeeld om ter plekke te oefenen met bepaalde zaken, zoals ontspanningsoefeningen.

Voor mensen met een *ernstige* verstandelijke beperking wordt ervoor gekozen de sessies in de thuissituatie te beleggen in de aanwezigheid van een vertrouwde ander. Het ontwikkelingsniveau brengt met zich mee dat de vertrouwde ander en de vertrouwde plaats primaire ingang vormen om het herstel te bevorderen. Het accent van de sessies ligt bij mensen met een ernstige verstandelijke beperking ook niet zozeer op het direct werken met datgene wat gebeurd is, maar veeleer op het herstel van het basale gevoel van veiligheid en contact. Het ervaren van nabijheid, veiligheid, geborgenheid en het tot rust brengen van de disregulatie is dan het doel.

5.2.5 Alleen of samen?

De vraag of de bijeenkomsten met de cliënt alleen met de gedragsdeskundige of samen met een vertrouwde ander zouden moeten plaatsvinden, wordt per cliënt afgewogen. Voor sommige cliënten kan een individueel gesprek met alleen een gedragsdeskundige een meerwaarde hebben, omdat het de autonomie erkent en een sterker beroep doet op het eigen denken. Voor anderen is de veiligheid van een vertrouwde ander essentieel. Het is aan de gedragsdeskundige, samen met ouders/verwanten en begeleiders, om daaromtrent een inschatting te maken en/of de beslissing voor te leggen aan de cliënt. Daarbij geldt als regel dat er met het dalen van het ontwikkelingsniveau van de cliënt meer en meer gekozen wordt voor de aanwezigheid van een vertrouwde ander. Daarnaast speelt natuurlijk ook de vraag in hoeverre de gedragsdeskundige deze functie voor de cliënt vervult.

Vertrouwde ander

Als er gekozen wordt voor de aanwezigheid van een vertrouwde ander, is het van belang dat er bij de keuze van die persoon rekening mee wordt gehouden dat die vertrouwde ander draagkracht heeft en er kan zijn voor de cliënt. Dat vraagt dat deze persoon zelf verder is in het verwerkingsproces en zichzelf kan hanteren op momenten dat zijn/haar herinneringen getriggerd worden in de bijeenkomst. Daarnaast is het zo dat het voor een vertrouwde ander zeer indringend is om getuige te zijn van de volle omvang van de ontreddering en angst van iemand met wie men een sterke band heeft, zoals die in de sessies naar voren kunnen komen. Aandacht hiervoor, vooraf en na afloop van de sessies, is noodzakelijk.

Verder is het van belang dat er in de keuze van de vertrouwde ander, gezocht wordt naar een persoon die ruimte kan geven aan het hiervoor beschreven eigen denk- en wilsproces dat weer op gang moet komen: de vertrouwde ander moet zichzelf op de achtergrond kunnen positioneren. Dit lijkt vanzelfsprekend, maar de ervaring leert dat er in de dagelijkse begeleiding van mensen met een beperking, als gevolg van organisatorische en institutionaliserende patronen, doorgaans weinig ruimte is voor deze houding. Het kan voor beide partijen lastig zijn een, soms al jarenlang bestaand en vertrouwd, interactiepatroon plotsklaps te veranderen.

Ten slotte is het belangrijk in de afweging wie aanwezig is bij de bijeenkomst, oog te hebben voor de situatie waarin het misbruik heeft plaatsgehad. Het kan zijn dat een één-op-éénsituatie in een kamer als een triggersituatie fungeert en als dermate bedreigend wordt ervaren, dat het misbruik als het ware wordt herbeleefd. In een dergelijke situatie is het vanzelfsprekend van belang zorg te dragen voor de aanwezigheid van een vertrouwde derde persoon.

5.2.6 Voorbereiding van de cliënt

Niet alleen de gedragswetenschapper bereidt zich voor, het is ook belangrijk aandacht te besteden aan de voorbereiding van de cliënt. De cliënt (van midden of licht verstandelijk beperkt niveau) wordt uitgenodigd om te komen praten over hoe het met hem/haar gaat, en om te leren hoe die zich beter kan voelen. De cliënt kan verteld worden dat hij in de sessies al zijn vragen en zorgen kan uiten en dat ernaar gestreefd wordt hem zo goed mogelijk te helpen.

Het is belangrijk dat degene die de cliënt gaat voorbereiden, antwoord heeft op vragen omtrent de praktische zaken die samenhangen met de hulp. Bijvoorbeeld wanneer de sessies zijn, waar ze zijn en hoe lang ze duren, wie er meegaat en hoe de afwezigheid op de reguliere activiteiten op dat tijdstip geregeld wordt. Als de cliënt de gedragsdeskundige nog niet kent, is het belangrijk dat degene die de cliënt voorbereidt, aangeeft dat het gaat om een aardig iemand. Eventueel kan een foto van de gedragsdeskundige helpen in de voorbereiding. Ook kan gekozen worden voor een korte 'meet en greet', waarin de gedragsdeskundige voorafgaand aan de eerste bijeenkomst even langskomt en zich voorstelt.

5.2.7 Weerstand bij de cliënt

Sommige cliënten hebben weerstand tegen de hulpverlening. Vaak komt dit voort uit angst, onduidelijkheid en wantrouwen als gevolg van de voorgeschiedenis en/of hetgeen ze meegemaakt hebben. Een goede toelichting en geruststelling helpen in dat geval.

Het kan ook zo zijn dat de cliënt zich vanuit zijn concrete denken geen voorstelling kan maken van het feit dat zijn huidige klachten enerzijds gerelateerd zijn aan wat hij heeft meegemaakt en anderzijds ook over kunnen gaan. Bij deze cliënten is simpele psycho-educatie met betrekking tot dit onderwerp op zijn plaats. Ook kan het helpen de cliënt aan te moedigen al zijn/haar twijfels aan de gedragsdeskundige voor te leggen, en kan de aanwezigheid van een bekende steunpersoon bij de eerste bijeenkomst worden aangeboden.

Als de stap om naar de gedragsdeskundige toe te gaan uiteindelijk te groot blijkt te zijn, kan ervoor gekozen worden de cliënt thuis op te zoeken en daar de eerste sessie te doen. Die eerste bijeenkomst dient zich dan vooral te richten op relatieopbouw en het verlichten van soms heel concrete en praktische klachten. Mocht ook deze stap te veel weerstand oproepen, dan kan gekozen worden voor een model, waarbij de persoonlijk begeleider of een ander vertrouwensfiguur in een 'train-de-trainermodel' wordt geïnstrueerd de cliënt te helpen voor zover mogelijk. Het is duidelijk dat in een dergelijke situatie hoogstwaarschijnlijk verderstrekkende psychodiagnostische diagnostiek en behandeling dringend aan de orde zijn.

5.2.8 Structuur van de sessies

De gedragsdeskundige moet bij de uitvoering van het SOS-programma goed beseffen dat er geen kant-en-klare gespreksindeling te geven is, die standaard uitgevoerd kan worden. Om het gevoel van veiligheid te verhogen en de cliënt zo veel mogelijk greep te geven op wat er gebeurt, is een vaste volgorde in de bijeenkomsten met de cliënt aan te raden.

Start de eerste bijeenkomst met het vaststellen van de 'regels' en van wat er gedaan gaat worden in de bijeenkomsten, en volg telkens dezelfde volgorde. Het verloop van de bijeenkomst kan ook vastgelegd en gevisualiseerd worden door middel van een stripverhaal of pictogrammenoverzicht, al naargelang wat past bij de cliënt.

Het hangt van de individuele situatie af welke onderwerpen op welk moment aan bod komen. De onderwerpen kunnen geclusterd worden in drie hoofdthema's die in elke bijeenkomst terugkomen:
- het praten over het seksueel misbruik;
- het emotioneel steunen van de ouders;
- het geven van psycho-educatie.

Met praten over het seksueel misbruik geeft de gedragsdeskundige de cliënt de mogelijkheid de gebeurtenis van het misbruik te reconstrueren en te ordenen. Emotionele ondersteuning wordt gegeven door een luisterend oor te bieden en er te zijn in deze periode van ontreddering. Het benoemen, bespreken en betekenis geven aan gedachten en gevoelens van de cliënt ten aanzien van het misbruik is hierbij essentieel. Daarnaast is het geven van psycho-educatie een centraal onderdeel van het SOS-programma. Door (op aan hun niveau aangepaste wijze) informatie te geven over trauma en traumaverwerking, stressreacties en het omgaan ermee, krijgen cliënten begrip, controle en een gevoel van zekerheid de situatie aan te kunnen.

Houd in de opbouw van de bijeenkomsten rekening met het principe van de 'cognitieve-affectieve-cognitieve sandwich' (▶ kader 5.1).[10] Hiermee wordt bedoeld dat het belangrijk is emotioneel geladen onderwerpen te omgeven met meer gestructureerde en op denken gerichte onderwerpen en doelen, zodat de emotie voor de cliënt hanteerbaar blijft. Sluit altijd af met minder beladen zaken, zodat de emotionele lading gezakt is op het moment dat de cliënt vertrekt.

> **Kader 5.1 Sandwichtechniek**
> Een voorbeeld van de sandwichtechniek is te zien in de opbouw van bijeenkomst 1 voor mensen met een matige verstandelijke beperking (▶ par. 5.3.1). Er wordt na de kennismaking gestart met een meer cognitief stuk in de vorm van psycho-educatie over hoe klachten na misbruik eruit kunnen zien en waarom het belangrijk is erover te praten. Dan komt het meer emotionele stuk, waarin de eigen klachten worden verkend. Dan volgt iets kalmerends: er wordt gekeken naar wat er helpt om vervolgens verder cognitief te kijken wat handig is te zeggen tegen mensen over het misbruik. Er wordt afgesloten met een ontspanningsoefening, waarna de begeleider erbij wordt gehaald en nogmaals op cognitief niveau op een rijtje wordt gezet hoe het verder gaat en wat er is gedaan.

5.2.9 Gebruik van het hulpboek

Bij het starten van het SOS-programma wordt er voor en met de cliënt een hulpboek gemaakt. Dit boek bestaat uit een map met een losbladig systeem. De map kan daardoor worden aangepast aan het niveau van functioneren, de krachten, probleemgebieden en thema's die voor deze specifieke cliënt gelden. Afhankelijk daarvan selecteert de gedragsdeskundige gaandeweg en per sessie werkvormen die passen bij de cliënt, aan de hand waarvan het seksueel misbruik en de gevolgen ervan 'besproken' worden.

De werkvormen zijn ingedeeld volgens traumagerelateerde thema's: veiligheid, zorgen, pijn, angst, boosheid, ontspanning en perspectief.[11] Voor ieder thema worden werkvormen aangeboden op verschillende niveaus van cognitief functioneren: zwakbegaafd en licht, matig en ernstig verstandelijk beperkt.

Naast de werkvormen worden er informatiebladen aangeboden, die bruikbaar zijn in de psycho-educatie rondom seksueel misbruik en traumaverwerking, maar ook (indien aan de orde) informatie gegeven over het doen van aangifte. Ook worden de tekeningen die de cliënt tijdens de bijeenkomsten maakt, opgenomen in het hulpboek.

Het hulpboek kan daarnaast gebruikt worden als een soort dagboek, waarin de cliënt en de begeleiders en ouders/verwanten aantekenen wat de goede en minder goede dingen zijn die ervaren worden. Verder wordt het hulpboek gebruikt als communicatiemiddel tussen de cliënt, de gedragsdeskundige, de begeleiders en ouders/verwanten betreffende het verloop van de sessies en de transfer van het geleerde naar het dagelijks leven.

Bij mensen met een ernstiger verstandelijke beperking zal het hulpboek minder nut hebben voor de cliënt zelf en meer een functie krijgen als communicatiemiddel tussen belangrijke mensen uit het systeem en als observatie- en registratiemiddel over hoe het de cliënt vergaat (▶ H. 7).

5.3 Cliëntbijeenkomsten

De gedragsdeskundige organiseert voor de cliënt vier bijeenkomsten. Het eerste contact vindt zo snel mogelijk, bij voorkeur binnen een week na de onthulling/ontdekking (en na het taxatiegesprek) plaats. De tweede bijeenkomst vindt ongeveer een week later plaats. De derde bijeenkomst is een gezamenlijke bijeenkomst, waarin de cliënt, zijn of haar systeem en de betrokken hulpverleners hun ervaringen delen, en (leren) met elkaar te communiceren over wat er is gebeurd. Deze gezamenlijke bijeenkomst wordt ongeveer een maand na de start van het programma gepland. Na acht weken is er een afsluitende follow-upbijeenkomst voor de gezamenlijke hulpverleners.

In deze paragraaf worden de vier opvangbijeenkomsten voor cliënten beschreven, zoals ze er in grote lijnen uit kunnen zien. De bijeenkomsten zijn niet bedoeld als keurslijf, maar dienen als voorbeeld en ter inspiratie. Het is belangrijk dat de gedragsdeskundige de bijeenkomst vooraf op maat maakt voor de cliënt door thema's en onderwerpen uit de directe leefwereld van de cliënt toe te voegen. Er moeten werkvormen worden gekozen die aansluiten bij het niveau van functioneren en de interesse van de cliënt. Dat kan betekenen dat er geen gebruikgemaakt wordt van tekenpapier, maar dat er voor een belangrijk deel via de computer wordt gewerkt of dat muziek wordt ingevoegd.

Voor mensen met een ernstige verstandelijke beperking zullen, afhankelijk van de bijkomende beperkingen, geregeld grotere aanpassingen nodig zijn. Voor ideeën daaromtrent wordt verwezen naar ▶ hoofdstuk 7. Daar worden werkvormen voor cliënten met een ernstiger verstandelijke beperking beschreven. In ▶ hoofdstuk 6 staan werkvormen beschreven die geschikt zijn voor mensen met een lichte en matige verstandelijke beperking.

5.3.1 Cliëntbijeenkomst 1 – zo snel mogelijk

- **Wat is nodig?**
- SOS-handboek;
- hulpboek cliënt;
- tekenspullen;
- passende werkbladen, bijvoorbeeld:
  - 'Wat is er gebeurd?' (▶ par. 6.3.1A);
  - 'Hoe gaat het met mij?' (▶ par. 6.3.3A);
  - 'Waar komt dat gekke gevoel vandaan?' (▶ par. 6.3.1B);
  - 'Wat helpt?' (▶ tabel 6.1 Klachtenlijst);
  - Ontspanningsoefeningen (▶ par. 6.3.7);
  - 'Hoe vertel ik het aan anderen?' (▶ par. 6.3.1E);
  - …

- **Kennismaking**

Maak kort kennis met de cliënt en leg uit wat de bedoeling is: hoe vaak, waar en wanneer komen we bij elkaar, en hoe gaan we het doen? Het hulpboek wordt uitgereikt en er wordt uitgelegd dat samen in het boek geschreven en getekend wordt over wat jullie bespreken, zodat de cliënt alles thuis nog eens kan terugkijken als hij dat nodig vindt.

A. Praten over het seksueel misbruik

》 We zijn hier bij elkaar omdat je heel nare dingen hebt meegemaakt. Iedereen reageert verschillend op het meemaken van die dingen. Sommige mensen worden er heel bang van, anderen worden juist boos of moeten veel huilen. Hoe is dat bij jou? Laten we een tekening maken van wat er is gebeurd. 《

B. Psycho-educatie over stressreacties en traumaverwerking

》 Als je nare dingen hebt meegemaakt, voel je je vaak rot. Soms ben je verdrietig, boos, bang, schuldig, beschaamd of heb je nog andere gevoelens. Soms zijn er zo veel verschillende gevoelens dat je niet eens meer weet wat je voelt.

Hoe voel jij je? Teken eens hoe je eruitziet met alle verschillende gevoelens. Waar denk je dan aan als je je zo voelt?

Als je nare dingen hebt meegemaakt, moet je er steeds aan denken. Dat gebeurt vaak vooral als het rustig is en je niks te doen hebt. Bijvoorbeeld op school of op je werk als het stil is, als je tv kijkt of juist als je gaat slapen. Je ziet dan soms wat er is gebeurd als een film weer in je hoofd. Soms heb je ook bange dromen of nachtmerries.

Soms zie je, hoor je of voel je iets wat lijkt op wat je hebt meegemaakt. Je schrikt dan heel erg. Het lijkt dan alsof het zo weer kan gebeuren. Soms weet je niet meer zo goed het verschil tussen wat echt is en wat erop lijkt. Dat maakt je bang! Dan is het handig aan de begeleiders of aan je ouders te vragen of wat je voelt echt is of dat het lijkt op wat je hebt meegemaakt.

Sommige mensen willen er niet over praten en er ook niet over denken. Ze willen er niks meer mee te maken hebben. Dat gaat bijna niet, omdat je er vanzelf toch steeds aan moet denken. Veel mensen schrikken sneller en worden sneller boos. Ook slapen gaat moeilijker. Je kan ook buikpijn of hoofdpijn krijgen of heel druk worden of juist heel sloom en moe. Sommige mensen vinden zichzelf raar geworden en zijn bang dat ze gek worden. Maar dat is niet zo. Het is juist heel normaal en gewoon dat je dit zo voelt. Dat komt door wat je hebt meegemaakt. En je zult zien dat het na een poosje ook weer overgaat. Dan voel je je weer gewoon. **«**

■ ■ **C. Klachteninventarisatie en ondersteuning**

» Misschien ben je ook heel bang, of schrik je snel of zie jij ook beelden voor je over wat er is gebeurd, of droom je naar. Bij iedereen is dat anders. Zullen we eens kijken waar jij wel en geen last van hebt? **«**

Het werkblad 'Waar heb je last van?' samen invullen (of tekenen) en zo nodig de cliënt helpen door informatie in te brengen, die je vooraf van de ouders en begeleiders hebt gekregen.

Naar aanleiding van het werkblad kan er praktisch met de cliënt gekeken worden naar wat zou kunnen helpen bij hun specifieke klachten. Een idee is om per klacht een A4'tje te nemen en daarop de klacht te schrijven. Een ander idee is om een tekening (niet te groot) van de klacht te maken en eronder te zetten wat kan helpen. Ook dat kan in de vorm van tekeningen of pictogrammen/plaatjes.

Als er erg veel klachten zijn, is het soms mogelijk ook bepaalde klachten samen te nemen, of aan de cliënt te vragen wat het belangrijkste/ergste is en waar het eerst iets mee moet.

» Dingen die kunnen helpen zijn bijvoorbeeld erover praten met iemand van de leiding, afleiding zoeken (een computerspelletje spelen, muziek luisteren, televisie kijken, niet alleen op je kamer blijven zitten maar naar de woonkamer gaan, samen met iemand wat gaan doen, iets met sport doen, dansen en springen). En natuurlijk goed voor jezelf zorgen; jezelf een beetje verwennen is ook goed.

Wat niet helpt zijn dingen als niet naar je werk gaan of geen leuke activiteiten doen omdat je je rot en moe voelt. Het is juist belangrijk zulke dingen wel te ondernemen. Heel veel bier of breezers drinken of drugs gebruiken is ook niet handig. Dat helpt wel even, maar later voel je je nog rotter. **«**

■ **Ontspanningsoefening**

» Ook een ontspanningsoefening kan helpen, als je je naar voelt. Zullen we dat eens proberen? (▶ par. 6.3.7) **«**

Samen doen en aangeven dat hoe vaker je zo'n oefening doet, des te beter het gaat. Er moet met de dagelijkse begeleiding en/of ouders worden afgesproken dat zij de cliënt bij het dagelijks oefenen ondersteunen.

Zo nodig: voorbereiden politieverhoor (na overleg met de politie). Bereid de cliënt voor op het politieverhoor als dat nog moet komen en als de datum binnen het tijdsbestek van de eerste en tweede bijeenkomst valt.

■ ■ **D. Afsluiten**

Met wie wil je erover praten en wat kun je dan zeggen

» Soms is het lastig te bedenken wat je moet zeggen tegen iemand, over wat er is gebeurd. Toch is het wel goed om erover te praten. Jij hebt niks fout gedaan en als je je niet goed voelt, is het belangrijk dat mensen weten hoe dat komt. Dan kunnen ze het beter snappen, en je helpen. Wat zou je kunnen zeggen? **«**

Help de cliënt voor verschillende relaties een passend tekstje te bedenken. Op het werk, op school en bij eventuele groepsgenoten zou de cliënt kunnen zeggen iets heel vervelends te hebben meegemaakt (op het gebied van seksualiteit) en zich daarom niet goed te voelen. Bij goede vrienden past mogelijk een iets uitgebreidere tekst. Hierbij kan ook het werkblad: 'Hoe vertel ik het aan anderen?' worden gebruikt (▶ par. 6.3.1E).

Vraag of de cliënt dat zelf tegen die mensen wil zeggen of dat hij/zij dat liever doet samen met iemand. Het kan natuurlijk ook zo zijn dat de cliënt het liever wil dat een ander het vertelt. In dat geval dient dan ook aandacht te worden besteed aan de invulling van het moment dat de cliënt diegene weer voor het eerst ziet. Als de cliënt voor één van de twee laatste opties kiest, regel dat dan met degene die de cliënt ophaalt.

De afronding van de bijeenkomst wordt duidelijk benoemd. Laat de cliënt vertellen wat er allemaal gedaan is en wat hij het leukste en het minst leuke vond van vandaag, en wat hij het beste vond. Zo kan ook worden nagegaan wat iemand onthouden heeft en hoe het overgekomen is. Schrijf in het hulpboek (of laat de cliënt schrijven) wat er besproken is.

Zorg ervoor dat de ontspanningsoefening, de lijst met klachten en wat helpt in het hulpboek zitten en geef het hulpboek aan de cliënt mee. Voeg lege bladen toe waarop de cliënt en/of belangrijke anderen hun gedragingen, gevoelens en/of vragen kunnen schrijven of tekenen. Spreek een plek af waar de cliënt het boek het beste kan bewaren, zodat hij het snel kan vinden als het nodig is. Spreek af dat de cliënt het boek de volgende keer weer meebrengt.

Kijk samen met de cliënt wat verteld gaat worden aan de begeleider/ouder, die de cliënt komt afhalen. Haal de laatste vijf minuten de begeleider/ouder erbij en bespreek kort wat er in de sessie is gebeurd. Vraag deze begeleider de cliënt te helpen het hulpboek te gebruiken en eventueel de ontspanningsoefening te doen. Als de cliënt dat wenst, afspreken wie (voor of samen met de cliënt) wordt ingelicht over wat er is gebeurd.

Geef ten slotte een groot compliment aan de cliënt. Vertel bij het weggaan nogmaals wanneer de volgende keer is.

Duur bijeenkomst: 45 minuten

Als het tempo van de cliënt erg traag is, kan het onderdeel ontspanningsoefening worden weggelaten en kan ervoor worden gekozen om voor minder klachten (of slechts één klacht: je rot voelen) een hulpplan te maken.

5.3.2 Cliëntbijeenkomst 2 – na een week

- **Wat is nodig?**
- SOS-handboek;
- hulpboek cliënt;
- tekenspullen;
- passende werkbladen, bijvoorbeeld:
    - 'Wat is er gebeurd?' (▶ par. 6.3.1A);
    - 'Hoe gaat het met mij?' (▶ par. 6.3.3A);
    - 'Wat helpt?' (▶ tabel 6.1 Klachtenlijst);

- Ontspanningsoefeningen (▶ par. 6.3.7);
- Voorbereidingsblad gezamenlijke bijeenkomst;
- …

A. Praten over het seksueel misbruik

Vraag om te beginnen hoe de week is geweest. Wat heeft de cliënt allemaal meegemaakt? Benoem de vervelende dingen en vraag ook naar fijne en leuke ervaringen. Is er nog iets gebeurd wat te maken heeft met het misbruik? Hoe hebben de anderen gereageerd op de boodschap over wat er is gebeurd? Wat is er gezegd door medecliënten, ouders, familie en begeleiders? Wat was er fijn aan en wat was minder leuk? Vul eventueel aan op het werkblad 'Wat is er gebeurd?' (▶ par. 6.3.1A).

B. Psycho-educatie over stressklachten en begeleidingsbehoeften

Neem het hulpboek erbij en loop de klachten na, bijvoorbeeld aan de hand van het werkblad 'Hoe gaat het met mij?' (▶ par. 6.3.3A). Hoe gaat het nu met de klachten? Zijn er beelden van het misbruik die steeds in het hoofd komen? Dingen die hem/haar eraan deden denken? Vraag de klachten één voor één nog een keer uit. Neem met de cliënt door of hij/zij eraan gedacht heeft de dingen te doen die de vorige keer besproken en opgeschreven zijn onder het kopje 'Wat helpt?'.

Vraag wat de cliënt geprobeerd heeft en wat wel en niet geholpen heeft. Als iets niet heeft geholpen, vraag dan na hoe het precies is toegepast. Kijk of de instructie aangescherpt moet worden. Vaak blijkt namelijk dat instructies niet goed opgevolgd zijn omdat het voor de cliënt en begeleiders toch niet helder bleek wat de bedoeling was. Heeft de cliënt ook al kleine positieve veranderingen opgemerkt? Wat gaat er al beter dan vorige week?

Bekrachtig vooral het gebruik van wat wél geholpen heeft, als dat een veilige en goede manier is om om te gaan met de klachten (adequate coping). Moedig de cliënt aan daar meer van te doen. Mocht er sprake zijn van minder handige copingstrategieën (bijv. als iemand de hele nacht wakker blijft door een computerspel of iets dergelijks te doen om zo te voorkomen dat hij nachtmerries krijgt) als oplossing, zoek dan samen naar andere manieren om met nare gevoelens en stress om te gaan, bijvoorbeeld een ontspanningsoefening.

- **Ontspanningsoefening**

 » Ook een ontspanningsoefening kan helpen als je je naar voelt. Zullen we dat eens proberen? (▶ par. 6.3.7). «

Samen doen en aangeven dat hoe vaker je zo'n oefening doet, hoe beter het gaat. Afspreken het dagelijks te oefenen met de begeleiding.

Zo nodig: voorbereiden politieverhoor (na overleg met de politie). Voorbereiden op politieverhoor als dat nog moet komen en als de datum binnen het tijdsbestek van de tweede en vierde bijeenkomst valt.

C. Voorbereiding op de gezamenlijke bijeenkomst

In de tweede bijeenkomst wordt de cliënt voorbereid op de gezamenlijke bijeenkomst. Vertel de cliënt dat de volgende bijeenkomst samen met de ouders/familie en de begeleiders is:

» De volgende keer praten we met zijn allen over wat er is gebeurd. Dat is belangrijk om te doen, want iedereen is geschrokken van wat er is gebeurd. Door er met zijn allen over te praten, helpen we elkaar. Ook kunnen we dan aan je ouders en familie vertellen hoe ze jou het beste verder kunnen helpen. **«**

Vertel concreet hoe de structuur van de bijeenkomst eruit gaat zien:

» We komen op … om … uur bij elkaar in de kamer van … We drinken eerst koffie met wat lekkers erbij. Ik (of iemand anders, benoem die dan) heb de leiding en zorg dat het een goed gesprek wordt. **«**

Bereid de derde bijeenkomst voor aan de hand van de volgende vragen:

» Wie van de begeleiders zou jij erbij willen hebben? En van ouders/familie? Wie helpt jou goed? Hoe wil je geholpen worden? En waarmee? Wat zou jij kunnen zeggen over wat er is gebeurd? Wat is belangrijk voor jou? Wat zou je willen vragen of horen van de leiding en de familie? **«**

En:

» Zijn er nog andere dingen die je belangrijk vindt voor dat gesprek? **«**

Het is belangrijk om hierin actief mee te denken en dingen aan te dragen. Het is waarschijnlijk dat de cliënt van de ouders en begeleiders wil horen dat ook zij enorm geschrokken zijn en dat het niet zijn/haar schuld is. Mogelijk ook dat de begeleiding/ouders zich heel naar voelen, omdat ze beter hadden moeten opletten. Misschien heeft de cliënt geprobeerd ze te waarschuwen door signalen af te geven en het volgens zijn/haar beleving heeft geprobeerd om het te vertellen en dat dat niet is overgekomen. Dat kan de cliënt dan vertellen, en daarop kunnen ouders en begeleiders aangeven dat ze dat erg vinden en in het vervolg anders gaan doen.

Misschien zijn er dingen die de cliënt graag zou willen. Praktische dingen, zoals een andere kamer of de kamer grondig veranderen, zodat de situatie anders is en de cliënt niet voortdurend doet herinneren aan wat er is gebeurd. Of extra activiteiten doen, zodat er meer afleiding is. Of iemand die een poosje meegaat naar bepaalde dingen, die de cliënt voorlopig niet graag alleen doet. Of andere zaken, waardoor de cliënt zich veiliger kan voelen.

Neem ook de klachten door en de manier waarop de ouders of hulpverleners de cliënt daarbij kunnen helpen.

» Na het praten gaan we ook nog een 'Samen staan we sterk'-opdracht maken. Aan het einde van de bijeenkomst is die voor jou en kun je die bewaren op een plek die jij geschikt vindt.

Aan het einde van het gesprek kijken we met zijn allen wat we van het gesprek vonden en of we nog even apart verder moeten praten. Daarna gaan we met zijn allen wat drinken en/of eten, en gaan we weer verder met de gewone dingen van die dag. **«**

▪▪ D. Afsluiten

Geef duidelijk aan dat de bijeenkomst voorbij is en vraag wat de cliënt ervan vond. Laat de cliënt vertellen wat er allemaal gedaan is en wat hij het fijnste en het minst fijne, en het beste van vandaag vond. Zo kan ook worden nagegaan wat iemand onthouden heeft en hoe het is overgekomen. Schrijf in het hulpboek (of laat de cliënt schrijven) wat er besproken is. Schrijf ook de voorbereiding voor de gezamenlijke bijeenkomst in het boek.

Het hulpboek wordt weer mee naar huis gegeven. Spreek af dat de cliënt het boek de volgende week weer meebrengt en kan gebruiken in het gezamenlijke gesprek.

Kijk samen met de cliënt wat verteld gaat worden aan de begeleider/ouder, die de cliënt komt ophalen. Haal de laatste vijf minuten de begeleider/ouder erbij en bespreek kort wat er in de sessie is gebeurd. Geef in ieder geval een groot compliment aan de cliënt en vraag de begeleider de cliënt te helpen het hulpboek te gebruiken en eventueel de ontspanningsoefening te doen. Vertel bij het weggaan nogmaals wanneer de volgende keer is.

Duur bijeenkomst: 45 minuten

Als het tempo van de cliënt erg traag is, dan het onderdeel ontspanningsoefening weglaten.

5.3.3 Bijeenkomst 3: de gezamenlijke bijeenkomst – na drie weken

- **Wat is nodig?**
- SOS-handboek;
- hulpboek cliënt;
- aanwezigheid van de manager/teamleider als co-begeleider van het gesprek;
- iets lekkers voor bij de koffie;
- flip-over of whiteboard o.i.d.;
- werkbladen 'Samen staan we sterk', bijvoorbeeld:
  - Samen staan we sterk – de pleister (▶ par. 6.3.8E);
  - Samen staan we sterk – de boodschap (▶ par. 6.3.8F);
  - Samen staan we sterk – het lied (▶ par. 6.3.8G);
- materiaal om de gekozen 'Samen staan we sterk'-opdracht te kunnen uitvoeren, zoals teken-/knutselspullen. Afhankelijk van de smaak van de cliënt kan ook gedacht worden aan glitters, sterretjes, foto's, een computer, enzovoort.

Duur bijeenkomst: totaal ongeveer 2 uur

Gezamenlijk gesprek: 1 uur. Daarna informele bijeenkomst met iedereen samen (doel: saamhorigheid, communicatie weer op gang, het gewone leven gaat ook door).

- **De start van de gezamenlijke bijeenkomst**

Vertel de betrokkenen over de bijeenkomst.

» We praten vandaag met zijn allen over wat er is gebeurd. Dat is belangrijk om te doen, want iedereen is geschrokken van wat er is gebeurd. Door er met zijn allen over te praten, helpen we elkaar. «

Vertel concreet hoe de structuur van de bijeenkomst eruit gaat zien:

» We zijn bij elkaar in de kamer van ... We beginnen met koffiedrinken, met wat lekkers erbij.

Ik (of iemand anders, benoem die dan) heb/heeft de leiding en zorg(t) dat het gesprek goed loopt. Aan het einde van het praten gaan we samen wat maken. Als we daarmee klaar zijn, praten we nog even kort en gaan we samen afsluiten. «

- ■ **A. Praten over het seksueel misbruik**

Vertel om te beginnen nog eens kort wat er is gebeurd. Als het politieverhoor al achter de rug is, kan er meer gezegd worden dan wanneer het verhoor nog moet plaatsvinden. Maak eventueel gebruik van een tijdslijn en/of een sociogram om het verhaal duidelijk te maken.

■■ B. Psycho-educatie over stressklachten en begeleidingsbehoeften

Dan volgt een stukje psycho-educatie: 'Iedereen is er erg van geschrokken en kijkt er op zijn eigen manier naar. Iedereen reageert er op zijn eigen manier op. Je kunt boos worden, bang zijn of verdrietig. Laten we eens op een rijtje zetten hoe iedereen heeft gereageerd.'

De gespreksleider geeft de deelnemers aan het gesprek één voor één de gelegenheid te vertellen hoe zij hebben gereageerd en schrijft dat op de flip-over. Bij cliënten die niet kunnen lezen en schrijven, kan gewerkt worden met smileys om de reactie aan te geven van de betrokkenen.

Het is belangrijk dat de reacties van ouders en hulpverleners in hun bijeenkomsten worden voorbereid. De gezamenlijke bijeenkomst is ter ondersteuning van de cliënt. Het is de bedoeling dat er positieve dingen en eigenschappen van de cliënt worden benoemd: hoe goed de cliënt het doet ondanks het vreselijke dat is gebeurd, bijvoorbeeld: 'Ik was boos/bang enzovoort'. En dan naar de cliënt: 'Knap dat je het hebt verteld (als het zo is uitgekomen) en hoe je er nu mee omgaat. Het is niet jouw schuld, dat ik me zo voel. Het is de schuld van de pleger, die was fout. Jij niet.'

Het is van belang de inhoud van het gesprek in deze richting te sturen en, indien nodig, deze informatie zelf in te brengen. Cliënten moeten worden ontschuldigd en gesterkt! Eventueel noodzakelijke ondersteuning van andere gespreksdeelnemers moet worden verwezen naar een ander moment.

■■ C. Samen staan we sterk!

De cliënt wordt gevraagd hoe het nu gaat en wat hij te zeggen heeft. De gespreksleider die sessie 2 met de cliënt heeft gedaan, helpt de cliënt (zo nodig met behulp van het hulpboek) te verwoorden wat hem/haar bezighoudt. Er is aandacht voor praktische zaken, veiligheid en reacties op wat ouders en hulpverleners hebben gezegd. Daarnaast is er aandacht voor de wensen van de cliënt met betrekking tot de ondersteuning in de komende periode. Hoe kan de cliënt het beste geholpen worden en waarbij is hulp nodig? Wat vindt de cliënt fijn en wat helpt?

De 'Samen staan we sterk'-opdracht is bedoeld om de isolatie die mensen na het meemaken van een nare gebeurtenis met elkaar ervaren, te doorbreken. Bovendien is het de bedoeling de cliënt te laten ervaren dat iedereen samenwerkt en helpt om het misbruik 'draagbaar' te maken. De meest passende 'Samen staan we sterk'-opdracht wordt van tevoren geselecteerd:
— Samen staan we sterk – de pleister (▶ kader 5.2 en ▶ par. 6.3.8E);
— Samen staan we sterk – de boodschap (▶ par. 6.3.8F);
— Samen staan we sterk – het lied (▶ par. 6.3.8G);
— Samen staan we sterk – muziek (▶ par. 7.4.8A).

> **Kader 5.2 De pleister**
> Voor deze 'Samen staan we sterk'-opdracht is een stevig vel papier of dun karton nodig, waarop de gedragsdeskundige een grote pleister heeft getekend (▶ ook par. 6.3.8E).
> De gedragsdeskundige introduceert de werkvorm en legt op een manier die is afgestemd op het niveau van de cliënt, uit dat het misbruik pijn doet:
> 'Het is niet precies hetzelfde als een wond op je lichaam, maar eigenlijk is het net zoiets. Als je een wond op je lichaam hebt, plak je daar een pleister op. Dat helpt om het sneller te laten genezen. De pleister houdt het vuil eruit en beschermt de wond, ook als je je ergens aan stoot.
> Als je een wond hebt op je gevoel (of je hart of geest of hoe je het ook wilt noemen) kun je er geen echte pleister op plakken. Maar wat we wel kunnen doen, is met zijn allen

> een mooie pleister maken voor die wond. En die kunnen we dan, in onze gedachten, op de pijn in je hart plakken. Deze pleister kun je dan thuis op je (slaap)kamer hangen. Telkens als je je naar voelt, kun je ernaar kijken. Dan weet je dat wij met zijn allen achter je staan, en jou helpen en graag die pleister plakken, zodat je de pijn minder voelt. We gaan met zijn allen de pleister zo mooi mogelijk maken, en echt helemaal zoals hij bij jou past!'
>
> Dan gaat iedereen aan de slag. De pleister moet zo groot getekend zijn dat er meerdere mensen tegelijkertijd aan kunnen werken. De cliënt wordt steeds gevraagd wat hij/zij ervan vindt, of de kleuren goed zijn, de afbeeldingen, enzovoort. De aanwezigen doen, terwijl ze eraan werken, positieve uitspraken over de eigenschappen van de cliënt.
>
> De pleister is klaar als hij helemaal is ingekleurd en de cliënt tevreden is. Als de pleister klaar is, wordt nogmaals herhaald waar hij voor is. Eventueel kan de pleister na afloop gezamenlijk op de kamer worden gehangen.

■ ■   **D. Afsluiten – Napraten: hoe vonden we dit gesprek?**
Hierbij sta je voor de keuze of je dit gezamenlijk doet of alleen met de cliënt. De keuze is afhankelijk van het verloop van het gesprek, de karakteristieken van de ouders (is er ook ouderproblematiek, zijn er hoogoplopende emoties, enz.?) en van de cliënt. Kan hij/zij dat gezamenlijk aan of heeft de cliënt er meer profijt van nog even apart met jou te zitten?

Schrijf in het hulpboek van de cliënt (of laat de cliënt zelf schrijven) over het gesprek en wat hij ervan vond. Stop de gezamenlijke opdracht, of een foto ervan, ook in het hulpboek van de cliënt en geef het mee naar huis.

■   **Hoe gaat het nu verder?**
Spreek af, en schrijf op, bij wie de cliënt steun krijgt in de volgende weken en op welke momenten. Geef aan dat deze personen de cliënt verder gaan steunen en dat de cliënt de komende weken niet meer bij de gedragsdeskundige hoeft te komen. Vertel dat er over een poosje nog een afspraak volgt om te kijken hoe het met de cliënt gaat en de manier waarop hij/zij wordt geholpen. Maak een concrete afspraak en schrijf die in het hulpboek.

5.3.4   Cliëntbijeenkomst 4: follow-up – na twee maanden

Na twee maanden komt de cliënt voor de laatste keer bij de gedragsdeskundige in het kader van de snelle opvang. De cliënt neemt het hulpboek mee, waarin hij, ouders en begeleiders hebben bijgehouden hoe het de cliënt is vergaan sinds de gezamenlijke sessie en de 'Samen staan we sterk'-opdracht.

■   **Wat is nodig?**
— SOS-handboek;
— hulpboek cliënt;
— tekenspullen;
— passende werkbladen, bijvoorbeeld:
  — 'Wat is er gebeurd?' (▶ par. 6.3.1A);
  — 'Hoe gaat het met mij?' (▶ par. 6.3.3A);
  — …

A. Praten over het seksueel misbruik

Bespreek met de cliënt wat er is gebeurd sinds de gezamenlijke bijeenkomst. Met name als er aangifte is gedaan, is het mogelijk dat er verhoren (en ander onderzoek) door de politie zijn gedaan. Besteed aandacht aan de ervaringen en belevingen en maak, indien nodig, gebruik van het werkblad 'Wat is er gebeurd?' (▶ par. 6.3.1A).

B. Psycho-educatie over stressklachten en begeleidingsbehoeften

'Zullen we eens kijken hoe het met je is gegaan?'

Het werkblad 'Hoe gaat het met mij?' (▶ par. 6.3.3A) samen invullen en, zo nodig, de cliënt helpen door informatie in te brengen, die vooraf verkregen is van ouders en begeleiders.

Pak daarna het hulpboek en zoek samen met de cliënt op hoe het met de cliënt ging bij de eerste bijeenkomst. Leg de uitkomsten naast elkaar en benadruk de verbetering, als het nu beter blijkt te gaan. Zeg dat dat heel fijn is en dat het door de tijd heen telkens een beetje beter zal gaan. Geef aan dat de cliënt daar ook hard aan gewerkt heeft, dat hij daarvoor respect verdient en trots mag zijn op zichzelf. Benadruk de kracht van de cliënt om hiermee om te gaan.

Als er geen verschil met de eerste bijeenkomst blijkt te zijn, is het belangrijk om samen met de cliënt te kijken waardoor dat komt. Geef aan dat het verwerken met vallen en opstaan gaat, en dat er verder gewerkt gaat worden om de cliënt daarbij te helpen. Maak bijvoorbeeld de vergelijking met leren fietsen: 'Weet je nog dat je voor het eerst ging fietsen? Hoe ging dat de eerste keer?' De cliënt zal vertellen dat dat niet meeviel en dat hij vastgehouden moest worden, of omviel of iets dergelijks. Vraag dan hoe het nu is op de fiets. De cliënt zal dan aangeven dat hij geen hulp meer nodig heeft. Vervolgens kun je aangeven dat het bij het verwerken van seksueel misbruik ook een beetje zo werkt. Het moet geoefend worden en het duurt een poosje. Maar dan lukt het wel om ermee om te gaan.

C. Is vervolghulp noodzakelijk?

Aan de hand van wat de cliënt zelf rapporteert en wat de ouders/verwanten en begeleiders rapporteren, wordt gesproken over eventuele vervolghulp. Dat kan noodzakelijk zijn als klachten niet (voldoende) afnemen en de cliënt eronder lijdt. Bij zeer angstige cliënten die primitief hechtingsgedrag laten zien, is een hulpverlening met betrekking tot hechting en vertrouwen geïndiceerd. De ervaring leert dat bij een succesvol verlopend therapeutisch traject dergelijk gedrag geleidelijk afneemt en plaatsmaakt voor gedrag dat beter bij de (ontwikkelings)leeftijd past.

Daarnaast is het van belang therapeutische ondersteuning te bieden aan cliënten die zich – ter vervulling van eigen basisbehoeften – onwillekeurig tot anderen richten en daarmee erg kwetsbaar zijn voor nieuw misbruik in de toekomst.

Als vervolghulp nodig is, is het belangrijk dat de gedragsdeskundige de cliënt kan vertellen hoe dat in zijn werk gaat en wat hij ervan kan verwachten.

D. Afsluiten en evalueren

Ten slotte wordt, aan de hand van het hulpboek, teruggekeken naar de bijeenkomsten en wat de cliënt goed en minder goed vond, en wat wel en niet werkte. Cliënten kunnen vaak op hun eigen manier best aangeven wat geholpen heeft en wat niet. Het is belangrijk om de dingen die de cliënt aangeeft als zijnde helpend, op te schrijven in het hulpboek. Ook kan de cliënt er een tekening over maken. Deze notities en tekeningen zijn bedoeld voor de cliënt, zodat hij/zij ze later nog eens kan bekijken in het hulpboek – zeker op momenten dat de cliënt zich niet zo goed voelt, is het goed dat hij dat doet. Ook begeleiders en ouders kunnen in het hulpboek terugkijken, als dat nodig is.

De bijeenkomst eindigt door, samen met de begeleider, nog eens de dingen door te nemen waar de cliënt veel aan heeft gehad en aan beiden aan te geven dat je denkt dat ze het samen wel aan kunnen. Bedankt de cliënt voor het vertrouwen en wens hem/haar het allerbeste. Geef aan dat je over een poosje nog eens op de groep langskomt om te kijken hoe het gaat (en doe dat ook!).

Samenvatting

Als er sprake is van seksueel misbruik heeft dit gevolgen voor de cliënt zelf en voor de mensen uit zijn omgeving. In dit hoofdstuk is de opvang van de cliënt besproken als essentieel onderdeel van het SOS-programma. Verschillende kernaspecten zijn de revue gepasseerd. Inzetten op veiligheid is het eerste doel.

Mensen met een beperking kunnen, al naargelang de voorgeschiedenis, heel verschillend reageren op seksueel misbruik. Het is belangrijk dat de begeleiders in de dagelijkse begeleiding oog hebben voor wat de diverse reacties betekenen in het licht van het misbruik, en dat zij zelf kalm blijven bij probleemgedrag. Ook is het belang aangegeven van het inlichten van andere cliënten.

Daarna zijn algemene aspecten beschreven, die voor de gedragsdeskundige van belang zijn in de bijeenkomsten met de cliënt. Vervolgens zijn er vier bijeenkomsten beschreven, waarin het praten over het seksueel misbruik, het emotioneel steunen en het geven van psycho-educatie belangrijke hoofdthema's zijn. Deze bijeenkomsten zijn vooral bedoeld voor hulp aan mensen met een matige en lichte verstandelijke beperking. De opvang voor mensen met een ernstige verstandelijke beperking wordt verder belicht in ▶ hoofdstuk 7.

Literatuur

1. Detavernier, B. (2011). De grens voorbij. In: *Hulpverlening bij kindermishandeling*. Antwerpen: Garant.
2. NCTSN (2006). *Psychological First Aid, Field operations Guide*. Los Angeles: NCTSN.
3. Ogden, P. (2012). *Trauma and the body*. Long Beach: ISSTD.
4. Perry, B. (2007). *De jongen die opgroeide als een hond* (en andere verhalen uit de kinderpsychiatrische praktijk). New York: Basic books.
5. Siegel, D. (2010). *Mindsight, De psychologie van het nieuwe bewustzijn*. Houten: Unieboek, het Spectrum.
6. Dorrepaal, E., Thomaes, K. & Draaier, N. (2009). *Vroeger en verder*. Amsterdam: Pearson.
7. Briere, J. & Scott, C. (2006). *Principles of trauma therapy; a guide to symptoms, evaluation and treatment*. Thousand Oaks, CA: Sage Publications.
8. Dolan, Y.M. & Craemer, L. de (2005). *Omgaan met seksueel misbruik: oplossingsgerichte therapie en Ericksonlaanse hypnose voor volwassenen*. Amsterdam: Harcourt.
9. Pynoos, R.S. (1996). *Caring for children who have experienced trauma*. Los Angeles: National Child Traumatic Stress Network (NCTSN).
10. Greenwald, R. (2005). *Child trauma handbook. A Guide for helping Trauma-Exposed Children and Adolescents*. New York: Routledge.
11. Indeling in navolging van Kuban, C., & Steele, W. (2008). In: *One-minute Interventions for Traumatized Children and Adolescents*. Detroit: TLC-institute.

Hulpboek voor mensen met een lichte of matige verstandelijke beperking

6.1	**Kernaspecten bij de opvang van mensen met een lichte verstandelijke beperking – 90**	
6.1.1	Mensen met een lichte verstandelijke beperking – 90	
6.1.2	Seksueel misbruik en mensen met een lichte verstandelijke beperking – 92	
6.2	**Kernaspecten bij de opvang van mensen met een matige verstandelijke beperking – 92**	
6.2.1	Mensen met een matige verstandelijke beperking – 92	
6.2.2	Seksueel misbruik en mensen met een matige verstandelijke beperking – 93	
6.3	**Het hulpboek voor mensen met een lichte en matige verstandelijke beperking – 94**	
6.3.1	Werkvormen algemene informatie en psycho-educatie – 95	
6.3.2	Werkvormen veiligheid – 101	
6.3.3	Werkvormen zorgen – 104	
6.3.4	Werkvormen pijn – 106	
6.3.5	Werkvormen angst – 108	
6.3.6	Werkvormen boosheid – 112	
6.3.7	Werkvormen ontspanning – 115	
6.3.8	Werkvormen perspectief – 120	

Literatuur – 126

Inleiding

Mensen met een lichte en matige verstandelijke beperking die seksueel misbruik meemaken, reageren daar heel verschillend op. De verschillen worden verklaard vanuit het ontwikkelingsstadium waarin men functioneert, gecombineerd met de al eerder opgedane levenservaring. Wanneer bij deze cliënten seksueel misbruik plaatsvindt door een belangrijke andere persoon van wie de cliënt afhankelijk is, wordt de cliënt geschaad in zijn vertrouwen. Hij ervaart dat degene aan wie hij zich toevertrouwt, ook degene is die hem pijn kan doen. Dit veroorzaakt verwarring, wantrouwen, machteloosheid en een klachtenpatroon, zoals dat ook te zien is bij mensen zonder een verstandelijke beperking.

De opvang na seksueel misbruik is bij deze groep mensen gericht op informatie en psycho-educatie geven, zorgen inventariseren en verlichten, veiligheid creëren, ervaringen en gevoelens ordenen, omgaan met overspoelende emoties, ontspanning en het scheppen van perspectief. Voor deze onderwerpen zijn werkvormen opgenomen. De werkvormen kunnen worden aangepast of aangevuld, afhankelijk van de situatie en aan de cliënt. Na de bijeenkomsten worden de werkbladen in het hulpboek opgenomen en meegegeven aan de cliënt.

6.1 Kernaspecten bij de opvang van mensen met een lichte verstandelijke beperking

6.1.1 Mensen met een lichte verstandelijke beperking

Mensen met een lichte verstandelijke beperking worden aangeduid met een IQ dat ongeveer ligt tussen de 50 en 85. Formeel wordt binnen deze groep een onderscheid gemaakt in twee groepen, te weten:
- de groep licht verstandelijk beperkten met een IQ-aanduiding tussen de 50 en 70;
- de groep die formeel zwakbegaafd benoemd worden met een IQ-aanduiding tussen de 70 en 85.

In dit boek kiezen we ervoor deze twee groepen samen te benoemen en te spreken over mensen met een lichte verstandelijke beperking. We hebben hiervoor gekozen omdat beide groepen in de praktijk gebruikmaken – en profiteren – van hetzelfde behandelaanbod. Ook blijken mensen die op zwakbegaafd niveau functioneren doorgaans, vanwege allerhande bijkomende problematiek in hun functioneren, zeer vergelijkbaar te zijn met de doelgroep van mensen met een lichte verstandelijke beperking.

De doelgroep mensen met lichte verstandelijke beperking is, net als bij mensen met een matige en ernstige verstandelijke beperking, onderling zeer divers. Grosso modo wordt over mensen met een lichte verstandelijke beperking gesproken, als het ontwikkelingsniveau op cognitief gebied tussen de 7 en 12 jaar ligt. Als je stilstaat bij de enorme ontwikkelingsverschillen tussen mensen in deze periode van hun leven – hier bij wijze van spreken van het ijverige schoolkind dat geneigd is zich te conformeren, tot de beginnende puber die zich verzet tegen iedere vorm van autoriteit – wordt duidelijk dat het moeilijk is in algemeenheden te spreken.

In het werken met mensen met een lichte verstandelijke beperking binnen het SOS-programma is het ook van belang rekening te houden met grote verschillen die kunnen bestaan tussen het cognitieve functioneren en het emotionele functioneren. Klachten en ervaringen die doorgaans gezien worden bij mensen met een lager cognitief niveau van functioneren, zijn ook bij deze mensen herkenbaar. In dat geval dient het aanbeveling de interventies inhoudelijk af te stemmen op het emotionele niveau van functioneren, terwijl de vormgeving in overeenstemming blijft met de kalenderleeftijd en het cognitieve functioneren.

Over het algemeen gaat men ervan uit dat bij mensen met een lichte verstandelijke beperking dezelfde psychische stoornissen en symptomatologie voorkomen als bij mensen zonder een verstandelijke beperking.[1] Ook na seksueel misbruik worden in grote lijnen dezelfde gevolgen gezien.[2] Critici van deze opvatting wijzen erop dat er in het ontstaan van de symptomatologie bij mensen met een lichte verstandelijke beperking rekening moet worden gehouden met ontstaansverschillen van de klachten. De redenen hiervoor zijn divers. Genoemd worden biologische verschillen, bijvoorbeeld genetische afwijkingen, psychosociale verschillen, bijvoorbeeld het zich minder competent voelen, en typische omgevingsomstandigheden, zoals deprivatie en isolatie. De emotionele ontwikkeling en persoonlijkheidsontwikkeling stagneren doorgaans op het niveau van een schoolkind. Hierdoor blijven deze mensen zich afhankelijk voelen van belangrijke anderen en groeien ze niet tot autonomie.[1]

In de psychosociale ontwikkeling van mensen met een lichte verstandelijke beperking kan een onderscheid gemaakt worden tussen een cognitief aspect, een sociaal aspect en een emotioneel aspect. Het moge duidelijk zijn dat de verschillende aspecten elkaar onderling sterk beïnvloeden.

Het cognitieve aspect

Het denken van iemand met een lichte verstandelijke beperking kent mogelijkheden en beperkingen. Er is sprake van taal en dus kan er gemakkelijker gecommuniceerd worden dan met mensen met een matige verstandelijke beperking. Doorgaans worden de schoolse vaardigheden als lezen en schrijven beheerst tot op het maximale niveau van groep 6 van de basisschool. Er kan gesproken worden over concrete situaties. Mensen met een lichte verstandelijke beperking leren van concrete ervaring en door voorbeelden. Er zijn problemen met abstract denken, het verstaan van complexe boodschappen en het begrijpen van complexere situaties.

Het sociale aspect

Met betrekking tot het sociale aspect kan gezegd worden dat men zich voornamelijk verbonden voelt aan belangrijke anderen, en aan hen loyaal is. Er is sprake van een grote behoefte aan regels – en het zich conformeren aan regels (of er juist bijna als regel van afwijken) –, gericht op de directe omgeving. Er is een zwakke sociale verantwoordelijkheid.

Het emotionele aspect

Bij mensen met een lichte verstandelijke beperking speelt in emotioneel opzicht dat men graag geaccepteerd wil worden en competent wil zijn. Erbij horen is van het grootste belang. Er is weinig toekomstgerichtheid; het verleden bepaalt het gevoelsleven in het hier en nu.

Met betrekking tot de persoonlijkheidsontwikkeling wordt gesteld dat het ego nog sterk afhankelijk is van het oordeel van anderen en dat men sterk hecht aan regels. De gewetensontwikkeling hangt samen met de cognitieve en emotionele ontwikkeling. Er kan sprake zijn van almachtgevoelens en van een grote behoefte aan het beheersen van vaardigheden en het leven.

Mensen met een lichte verstandelijke beperking hebben over het algemeen een beperkte impulscontrole en minder empathie en schuldgevoel, omdat zij cognitief gezien (nog) niet in staat zijn zich in anderen te verplaatsen. Emoties als boos, bang, blij en verdrietig zijn doorgaans wel ontwikkeld. Er kan sprake zijn van woede en agressie, gericht op belangrijke personen.

6.1.2 Seksueel misbruik en mensen met een lichte verstandelijke beperking

Wanneer bij deze cliënten seksueel misbruik plaatsvindt, zal de ervaring gekoppeld worden aan macht, aan het overtreden van de aangegeven grens en de regels. Het seksueel misbruik zal worden ervaren als het breken van de broze autonomie.

Door het seksueel misbruik wordt de grens van de cliënt niet gerespecteerd. De cliënt zal zich dan machteloos voelen. Ook wordt gezien dat angst ten opzichte van sterkeren en ouderen ontwikkeld wordt, evenals gevoeligheid voor macht. Een basale onzekerheid over de eigen kracht en de eigen capaciteit tot bescherming gaat daar doorgaans mee samen.

De agressie die ten opzichte van de sterkere partij onderdrukt wordt, zal binnen de cliënt groeien en kan in de toekomst een bron van agressie en conflict worden. Bij anderen zal het misbruik ervaren worden als een ernstige schending van de privacy en kan de cliënt reageren met preutsheid en angst voor seksualiteit.

De schuldgevoelens kunnen groot zijn, omdat het seksuele misbruik ook als een indicatie gevoeld wordt voor de zo begeerde aantrekkelijkheid, die mede als gevolg van het besef van de beperking onzeker is. Dit schept verwarring: het seksueel misbruik wordt negatief en positief tegelijk ervaren. Daarnaast brengt de emotionele ontwikkelingsfase met zich mee dat men zich graag competent wil voelen, hetgeen zich slecht verhoudt met slachtofferschap.

Seksueel misbruik vindt voornamelijk plaats door mannen. De gevolgen zullen dan ook verschillend zijn en zijn afhankelijk van het geslacht van de cliënt. Jongens zullen via de identificatie met de agressor het risico lopen om plegers te worden. Meisjes zullen via de identificatie met de agressor het risico lopen dat zij een ambivalente houding ten opzichte van mannen ontwikkelen. Dit zal hun keuze van een partner beïnvloeden en de mate waarin en wijze waarop zij met deze partner intimiteit delen. Omdat het seksueel misbruik voornamelijk door mannen plaatsvindt, en fysieke kracht een bepalende rol speelt, zal seksueel misbruik ook angst voor de eigen geringere kracht opleveren.

6.2 Kernaspecten bij de opvang van mensen met een matige verstandelijke beperking

6.2.1 Mensen met een matige verstandelijke beperking

Met mensen met een matige verstandelijke beperking worden personen aangeduid met een IQ dat ongeveer ligt tussen de 35 en 50. Deze doelgroep is onderling zeer divers. Grosso modo wordt over mensen met een matige verstandelijke beperking gesproken, als het ontwikkelingsniveau op cognitief gebied tussen de 4 en 7 jaar ligt. Als je stilstaat bij de enorme ontwikkelingsverschillen tussen mensen in deze periode van hun leven – bij wijze van spreken van eigenwijze en ondernemende peuter tot ijverig schoolkind dat geneigd is zich te conformeren – wordt duidelijk dat het moeilijk is in algemeenheden te spreken.

In het werken met mensen met een matige verstandelijke beperking binnen het SOS-programma, is het ook van belang rekening te houden met mogelijk bijkomende problemen die te maken hebben met beschadigingen van het centraal zenuwstelsel. In vergelijking met mensen met een lichte verstandelijke beperking komen er in deze groep cliënten betrekkelijk vaak functiestoornissen voor, zoals epilepsie, spraakstoornissen en problemen met de regulatie van affect en agressie, evenals genetische afwijkingen en bijbehorende gedragsfenotypen. Deze problemen vragen overdenking als het gaat om de invloed op de verwerking van het seksueel misbruik.

In de psychosociale ontwikkeling van mensen met een matige verstandelijke beperking kan een onderscheid gemaakt worden tussen een cognitief aspect, een sociaal aspect en een emotioneel aspect. Het moge duidelijk zijn dat de verschillende aspecten elkaar onderling sterk beïnvloeden.

Het cognitieve aspect

Het denken van iemand met een matige verstandelijke beperking kent mogelijkheden en beperkingen. Er is sprake van taal en er kan, in vergelijking met mensen met een ernstige verstandelijke beperking, dus gemakkelijker gecommuniceerd worden. Wel is het zo dat de taal gebruikt wordt om concrete boodschappen te communiceren, en wordt het denken gekenmerkt door concreetheid. Het is gebonden aan concrete situaties en ervaringen. Vooruitdenken en het in het hoofd oplossingen bedenken en als het ware 'uitproberen', los van de tastbare werkelijkheid, is nagenoeg onmogelijk.

Mensen met een matige verstandelijke beperking leren van ervaring en door voorbeelden. Zij kunnen zich moeilijk in anderen verplaatsen, omdat het denken sterk egocentrisch is.

Het sociale aspect

Met betrekking tot het sociale aspect kan gezegd worden dat men zich voornamelijk richt op de directe omgeving. Het gezin van herkomst is van grote invloed en betekenis. Over het algemeen hebben mensen met een matige verstandelijke beperking weinig vaste vriendschappen, maar gaan zij wel graag met leeftijdsgenoten om en doen graag dingen samen. Men voelt zich verbonden aan de belangrijke ander en identificeert zich daar ook mee.

Het emotionele aspect

In emotioneel opzicht speelt dat er sprake kan zijn van almachtgevoelens en van een grote behoefte aan het beheersen van vaardigheden en het leven. Mensen met een matige verstandelijke beperking hebben over het algemeen een beperkte impulscontrole en minder empathie en schuldgevoel, doordat zij cognitief gezien (nog) niet in staat zijn zich in anderen te verplaatsen. Emoties als boos, bang, blij en verdrietig zijn doorgaans wel ontwikkeld. Er kan sprake zijn van woede en agressie, gericht op belangrijke personen.

Met het oog op de persoonlijkheidsontwikkeling kan gezegd worden dat het ego broos en afhankelijk is. Er is sprake van een beginnende gewetensontwikkeling, die aanvankelijk vooral verwarring zaait in combinatie met het beperkte oorzaak-gevolgdenken. Dit kan bijvoorbeeld worden gezien op momenten dat een cliënt zich schuldig of oververantwoordelijk voelt voor zaken waar hij/zij niets mee te maken heeft, of juist zijn/haar rol in een situatie onderschat en geen verantwoordelijkheid toont, terwijl dit in de ogen van anderen wel gepast zou zijn.

6.2.2 Seksueel misbruik en mensen met een matige verstandelijke beperking

Wanneer bij deze cliënten seksueel misbruik plaatsvindt door een belangrijke ander van wie de persoon afhankelijk is, is de kans groot dat de cliënt geschaad wordt in de wijze waarop hij of zij vertrouwen kan ervaren. De behoefte aan bescherming, die de cliënt zowel op lichamelijk als ook op emotioneel gebied heeft, wordt problematisch. De cliënt zal onzekerheid ervaren over de aard van de emotionele bescherming die verwacht kan worden. De cliënt zal de neiging kunnen ontwikkelen emotioneel contact te ontlopen in plaats van te initiëren of te beantwoorden. Door dit gesloten en afwerend gedrag loopt de cliënt kans in een isolement te geraken.

Na seksueel misbruik zal de cliënt ook in verwarring raken over het nemen van initiatieven op lichamelijk gebied. Hij of zij zal geneigd zijn die initiatieven seksueel te kleuren en gemakkelijk als seksueel uitdagend en wervend bestempeld worden.[3]

Ook is het mogelijk dat de cliënt de tegengestelde reactie gaat vertonen, en in zijn of haar initiatieven ernstig geremd en afwerend wordt. Schuldgevoelens zullen gemakkelijk kunnen ontstaan als gevolg van het feit dat de cliënt zich, al dan niet gevoed door de pleger, ziet als initiator van het seksueel misbruik. Daarnaast beheerst de cliënt, cognitief gezien, oorzaak-gevolgrelaties nog niet helemaal.

Cliënten met een matige verstandelijke beperking hebben, als zij slachtoffer zijn van seksueel misbruik, vaak een zeer negatief oordeel over wat 'zij hebben gedaan'. Vanuit de fase van emotionele ontwikkeling waarin men zich vaak meer meester voelt van de situatie dan men in werkelijkheid is, bestaat de neiging de verantwoordelijkheid op zich te nemen voor wat er is gebeurd (▶ H. 4).

6.3 Het hulpboek voor mensen met een lichte en matige verstandelijke beperking

De bijeenkomsten in het SOS-programma zijn bij mensen met een lichte en matige verstandelijke beperking gericht op het ordenen van de ervaringen en het omgaan met de gevoelens, vragen en klachten die de cliënt ervaart. Omdat de verschillen tussen de mensen met een lichte verstandelijke beperking zo groot zijn, en de verschillen tussen de ontwikkelingsgebieden groot kunnen zijn, dient voor iedere persoon een hulpboek op maat te worden gemaakt.

De werkvormen zijn onderverdeeld in thema's (veiligheid, zorgen, pijn, angst, boosheid, ontspanning en perspectief) en kunnen gekozen worden al naargelang wat speelt en passend geacht wordt voor de cliënt. De samenstelling van het hulpboek, en de keuze van de werkvormen, zijn dus afhankelijk van de individuele situatie van de cliënt. Er is geen kant-en-klare indeling van het hulpboek te geven; dit zou geen recht doen aan de vele verschillende situaties die men in de praktijk tegenkomt.

De gedragsdeskundige kan gebruikmaken van een ordner met verschillende tabbladen. Het hulpboek bestaat uit een tabblad 'Eerste bijeenkomst', een tabblad 'Tweede bijeenkomst', een tabblad 'Gezamenlijke bijeenkomst' en een tabblad 'Vierde bijeenkomst'. Per sessie worden er, al naargelang wat speelt, werkbladen toegevoegd, die in en buiten de sessie gebruikt kunnen worden om de cliënt te ondersteunen. Het hulpboek bevat daarnaast algemene informatie en psycho-educatie voor de cliënt over de gevolgen van seksueel misbruik en kan (indien aan de orde) worden aangevuld met informatie over bijvoorbeeld het doen van aangifte, medisch onderzoek, enzovoort.

Tevens bevat het hulpboek ruimte voor de cliënt om zijn of haar ervaringen op te tekenen, en voor de ouders/verzorgers, verwanten en begeleiders om hetzelfde te doen; bij voorkeur samen met de cliënt. Het hulpboek is voor de cliënt zelf en hij/zij neemt het mee naar de SOS-bijeenkomsten. Doordat men er gezamenlijk in schrijft, dient het ten dele ook als communicatiemiddel tussen alle betrokkenen.

Het is aan te raden het hulpboek van de cliënt op een vast moment te gebruiken. Hiervoor zijn verschillende redenen: enerzijds vergemakkelijkt het de transfer van het geleerde naar de praktijk, anderzijds geeft het de veiligheid en het vertrouwen dat het slachtoffer als persoon de moeite waard is. De begeleiders moeten goed op de hoogte zijn van de inhoud van het hulpboek, zodat ze erop terug kunnen grijpen als de dagelijkse situatie daar aanleiding toe geeft.

6.3.1 Werkvormen algemene informatie en psycho-educatie

- **A. Werkvorm: Wat is er gebeurd?**

Maak op dit vel een tekening van wat er is gebeurd.

.
.
.
.
.
.
.
.
.
.
.
.
.
.
.
.
.
.
.
.
.
.

- **B. Informatieblad: Waar komt dat gekke gevoel vandaan?**

De meeste mensen die iets naars hebben meegemaakt, hebben na die tijd veel verschillende gedachten en gevoelens. Sommigen krijgen buikpijn, anderen kunnen niet meer goed slapen en weer anderen voelen zich onrustig, zenuwachtig of boos. Veel mensen willen niet praten over of terugdenken aan de nare gebeurtenis, maar moeten er niettemin vaak aan denken.

Posttraumatische stresssymptomen (afgekort PTSS) is een verzamelnaam voor de klachten die je kunt krijgen als je iets naars hebt meegemaakt. We hebben deze klachten in een lijst gezet (▶ kader 6.1). Het is een lange lijst geworden met dingen waar je last van KUNT hebben. Dat betekent dat je er geen last van HOEFT te hebben. De meeste mensen hebben een aantal van deze klachten – welke, dat verschilt per persoon. Dat komt doordat alle mensen verschillend zijn.

> **Kader 6.1 Posttraumatische stresssymptomen**
>
> *Je raar voelen in je hoofd*
> - Je kunt je moeilijk concentreren.
> - Je bent vergeetachtig.
> - Je hebt hoofdpijn en je weet niet goed hoe dit komt.
> - Je bent in de war.
> - Je hebt nergens zin.
> - Dingen die je eerst heel leuk vond, vind je nu niet meer leuk.
>
> *Je naar voelen in je lijf*
> - Je voelt je gespannen.
> - Je schrikt snel.
> - Je voelt je druk.
> - Je bent snel boos.
> - Je bent snel bang.
> - Je voelt je verdoofd.
> - Je voelt je leeg van binnen.
> - Je hebt buikpijn of bent misselijk, en je weet niet goed hoe dit komt.
> - Je spieren doen pijn.
>
> *Problemen met slapen*
> - Je valt moeilijk in slaap.
> - Je hebt nachtmerries, enge dromen.
> - Je wordt steeds wakker of bent heel vroeg wakker.
>
> *Er steeds weer aan denken*
> - Je moet steeds denken aan wat er voor naars gebeurd is; ook als je het niet wilt.
> - Je ziet, hoort of ruikt dingen, die je doen denken aan wat er voor naars gebeurd is.
> - Je hebt soms zomaar ineens plaatjes of een filmpje in je hoofd van wat er voor naars gebeurd is.
>
> *Dingen niet meer goed durven*
> - Je doet je best om dingen die je aan de nare gebeurtenis herinneren, te vermijden. Vermijden betekent dat je je best doet om het niet tegen te komen.
> - Dingen die je eerst wel durfde, durf je opeens niet meer.

Als je één of meer van deze klachten hebt, weet waar het vandaan komt. Meestal gaan de klachten na een paar weken of maanden vanzelf weer over. Als dat bij jou niet zo is, en de klachten zelfs erger worden, moet je dat zo snel mogelijk melden bij je ouders, begeleider, dokter of iemand anders die je vertrouwt en die jou kan helpen.[2]

- **C. Informatieblad: Posttraumatische stressklachten**

Als je iets heel engs of naars meemaakt, gebeurt er iets in je lichaam. Dat gebeurt bij iedereen! Denk er maar eens aan wat er met je gebeurt als je ergens heel erg van schrikt… Je hart gaat sneller kloppen, je spant je spieren aan, je begint te zweten of te trillen, soms word je bang of heb je last van hoofdpijn of buikpijn. Je lichaam slaat alarm. Als de nare situatie voorbij is, ontspan je weer, je hart gaat weer normaal kloppen en je wordt weer rustig. Alles is weer, zoals voor de nare situatie.

Soms echter blijft het lichaam na een nare gebeurtenis alarm slaan. Ook als de nare gebeurtenis voorbij is. Het lichaam blijft dan strak gespannen en wordt niet meer rustig. Dat zorgt ervoor dat je last hebt van bijvoorbeeld angst, buikpijn, slecht slapen, moeilijk concentreren, boos worden om niets, enzovoort. Dat noemen we met een moeilijk woord: PTSS. Dat is een afkorting van: Posttraumatische Stresssymptomen.

> **Betekenissen**
>
> 'Post' betekent 'na'.
>   'Traumatisch' betekent 'nare gebeurtenis'.
>   'Stress' betekent 'blijvende spanning'.

Je kunt dan last hebben van drie dingen:
1. *Herbeleving*: dit zijn pijnlijke herinneringen aan de nare gebeurtenis:
   - Je moet steeds aan de gebeurtenis denken.
   - De nare gebeurtenis gaat niet meer uit je hoofd.
   - Je ziet de nare gebeurtenis als een soort film weer voor je.
2. *Vermijding*: dat betekent dat je dingen uit de weg gaat, die met de nare gebeurtenis te maken hebben:
   - Je probeert niet te denken aan de nare gebeurtenis.
   - Je wilt liever niet meer over de nare gebeurtenis praten.
   - Je gaat plaatsen of mensen uit de weg.
   - Je gaat situaties uit de weg, die je aan de nare gebeurtenis doen denken.
3. *Hyperarousal*: dit is een moeilijk woord voor allerlei klachten, bijvoorbeeld:
   - Slecht slapen.
   - Snel boos worden, soms om niets.
   - Prikkelbaar zijn.
   - Moeilijk kunnen opletten op school.

■ **D. Werkblad: Waar heb jij last van?**

Soms is het zo dat mensen die een nare gebeurtenis hebben meegemaakt…
- buikpijn hebben;
- nare dromen of nachtmerries hebben;
- denken dat vrienden en/of vriendinnen weten wat er gebeurd is;
- denken dat niemand hen aardig zal vinden;
- dingen niet meer leuk vinden, die ze daarvoor wel leuk vonden;
- niet willen denken aan de nare gebeurtenis, maar er toch vaak aan denken;
- slaapproblemen hebben;
- denken dat ze iets slechts hebben gedaan;
- dingen niet meer doen, die ze daarvoor wel deden;
- bang zijn om aan iemand te vertellen wat er met hen gebeurd is;
- bang zijn dat ze straf krijgen als ze zouden vertellen wat er met hen gebeurd is;
- gehoord hebben dat er iets slechts met hen gebeurt als ze vertellen wat er met hen gebeurd is;
- geloven dat hun lichaam vies of lelijk is;
- problemen hebben met eten;
- het moeilijk vinden om op te letten;

Tabel 6.1 Klachtenlijst.

Klacht	Wel last van	Geen last van	Wat helpt?
je raar voelen in je hoofd	...	...	...
	...	...	...
	...	...	...
je naar voelen in je lijf	...	...	...
	...	...	...
	...	...	...
raar slapen	...	...	...
	...	...	...
	...	...	...
dingen niet meer goed durven	...	...	...
	...	...	...
	...	...	...
er steeds weer aan denken	...	...	...
	...	...	...
	...	...	...
...	...	...	...
...	...	...	...
...	...	...	...
...	...	...	...
...	...	...	...
...	...	...	...
...	...	...	...
...	...	...	...
...	...	...	...
...	...	...	...
...	...	...	...
...	...	...	...
...	...	...	...
...	...	...	...
...	...	...	...
...	...	...	...
...	...	...	...
...	...	...	...

- problemen hebben op school;
- bang zijn voor gevaar;
- zich zorgen maken over wat er kan gebeuren.

- **Belangrijk!**

> Als je iets naars hebt meegemaakt, betekent dat niet dat je al deze klachten hebt. Misschien heb jij wel last van klachten die hier niet bij staan. Iedereen is verschillend en heeft andere klachten. Maak een lijst met dingen waar jij last van hebt (◘ tabel 6.1). Bedenk bij elke klacht wat jou helpt als je er last van hebt?[4]

6.3 · Het hulpboek voor mensen met een lichte en matige verstandelijke beperking

◘ Tabel 6.2 Ik wil erover praten met...

Naam	Wat ga ik zeggen?
...	...
...	...
...	...
...	...
...	...
...	...
...	...
...	...

◘ Tabel 6.3 Ik wil er niet over praten met...

Naam	Wat zeg ik als hij of zij er toch naar vraagt of over begint?
...	...
...	...
...	...
...	...
...	...
...	...
...	...
...	...

- **E. Werkblad: Hoe vertel ik het aan anderen?**

Het is belangrijk om te praten over wat er gebeurd is. Dit is misschien moeilijk, maar het helpt wel. Dit betekent niet dat je er met iedereen over moet praten. Laten we samen een lijstje maken met wie je er wél (◘ tabel 6.2) en niet over wil praten (◘ tabel 6.3). We bedenken ook hoe je het kunt vertellen. Het kan zijn dat we samen bedenken wat je zelf kunt vertellen, maar het kan ook zijn dat we bedenken wie je daarbij zou kunnen helpen of wie dat voor je zou kunnen doen.

Tabel 6.4 Ik wilde erover praten met…

Naam	Hoe is het gegaan?	Hoe heeft hij of zij gereageerd?
…	… …	… …
…	… …	… …
…	… …	… …
…	… …	… …
…	… …	… …
…	… …	… …
…	… …	… …

Tabel 6.5 Ik wilde er niet over praten met…

Naam	Hoe is het gegaan?
…	… …
…	… …
…	… …
…	… …
…	… …
…	… …
…	… …

- **F. Werkblad: Hoe hebben mensen gereageerd?**

We hebben het erover gehad dat het goed en belangrijk is om met sommige mensen te praten over wat er gebeurd is. Laten we eens kijken hoe dit gegaan is (tabel 6.4). We kijken ook hoe het gegaan is in jouw contact met degenen met wie je er niet over wilde praten (tabel 6.5).

6.3 · Het hulpboek voor mensen met een lichte en matige verstandelijke beperking

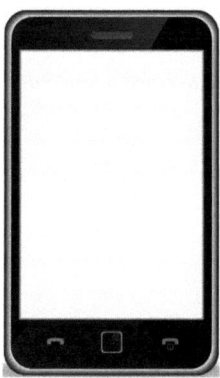

◘ Figuur 6.1 Ik bel… om te zeggen dat…

6.3.2 Werkvormen veiligheid

- **A. Werkblad: Wie kan ik bellen?**

Mensen die nare dingen hebben meegemaakt voelen zich vaak niet meer veilig.

Om je veilig te voelen, helpt het om een plan te hebben. Schrijf op de tekening van de mobiele telefoon wie jij kunt bellen voor hulp, wat zijn of haar telefoonnummer is en wat je hem/haar kunt zeggen (◘ figuur 6.1)! Leg het ergens waar je het gemakkelijk kunt vinden, zodat je het altijd bij de hand hebt. Het is misschien ook handig om deze nummers in je mobiele telefoon te zetten.

Als er iets gebeurt waar ik me onveilig door voel, dan bel ik…

en dan zeg ik:

___
___
___
___
___
___
___
___

Tabel 6.6 Afspraken over de veiligheid.

Welke veiligheidsafspraken zijn er gemaakt?	Wat heb ik nog nodig om me veilig te kunnen voelen?	Hoe kunnen we daarvoor zorgen?
… …	… …	… …
… …	… …	… …
… …	… …	… …
… …	… …	… …
… …	… …	… …
… …	… …	… …
… …	… …	… …
… …	… …	… …

- **B. Werkblad: Veiligheidsafspraken**

Om veilig te zijn, en je veilig te voelen, is het belangrijk om afspraken te maken met de mensen die jou kunnen helpen. Er zijn al afspraken gemaakt om ervoor te zorgen dat je veilig bent. We gaan deze afspraken samen opschrijven (tabel 6.6). Het kan zijn dat het nog nodig is andere afspraken te maken, zodat je je echt veilig voelt. Deze schrijven we ook op. We bekijken ook samen hoe we ervoor kunnen zorgen dat je krijgt wat je nodig hebt!

Fijne dingen	Wat en met wie?	Hoe voelde ik me?	
bij mensen zijn die ik vertrouw	... ...	☺	☹
leuke dingen doen	... ...	☺	☹
naar werk of school	... ...	☺	☹
goed voor mezelf zorgen	... ...	☺	☹
iets anders wat belangrijk is voor mij:	... ...	☺	☹
iets anders wat belangrijk is voor mij:	... ...	☺	☹
iets anders wat belangrijk is voor mij:	... ...	☺	☹

Figuur 6.2 Fijne dingen.

- **C. Werkblad: Wat was er fijn en goed?**

Als je iets naars hebt meegemaakt, is het ook heel belangrijk te letten op de dingen die goed gaan, en op de dingen die je leuk en fijn vindt om te doen (figuur 6.2). Het is belangrijk dat je die dingen gaat doen, ook al heb je er in het begin misschien totaal geen zin in.

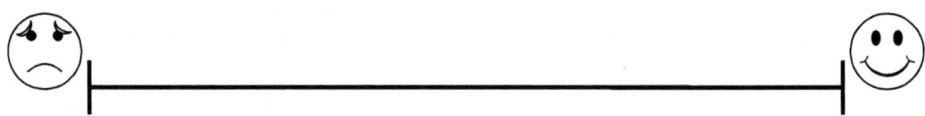

◘ **Figuur 6.3** Hoe gaat het met mij?

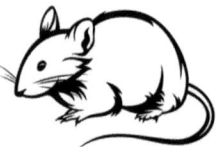

◘ **Figuur 6.4** Muis.

6.3.3 Werkvormen zorgen

- **A. Werkblad: Hoe gaat het met mij?**

Op dit blad kun je aangeven hoe het met je gaat. Zet op de balk een kruisje (◘ figuur 6.3). Hoe dichter het kruisje bij het lachende gezichtje, des te beter het gaat. Dichter bij het verdrietige gezichtje betekent dat het minder goed gaat.

- **B. Werkblad: Mijn zorgen zijn zo groot als…**

Geef op dit blad aan hoe groot je problemen en zorgen zijn. Zijn ze als een muis (◘ figuur 6.4), als een schildpad (◘ figuur 6.5) of zo groot als een olifant (◘ figuur 6.6)? Schrijf bij de plaatjes welke zorgen je hebt en waar ze over gaan.

6.3 • Het hulpboek voor mensen met een lichte en matige verstandelijke beperking

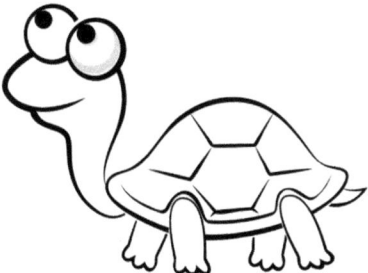

◘ **Figuur 6.5**   Schildpad.

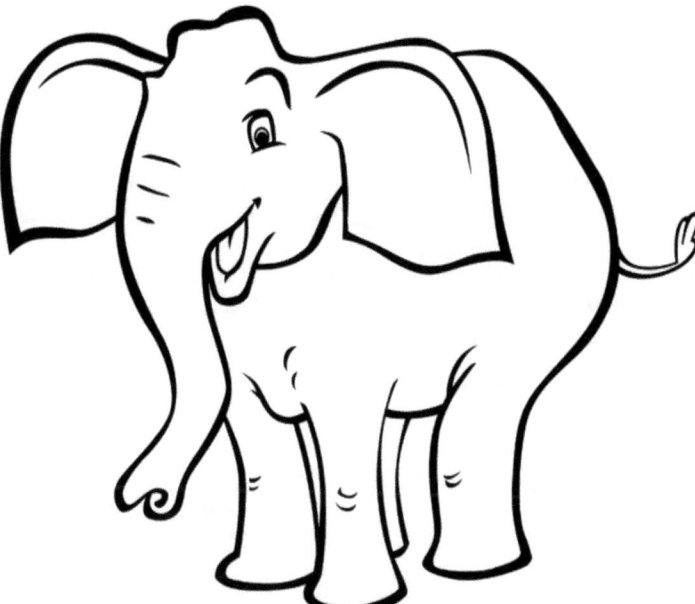

◘ **Figuur 6.6**   Olifant.

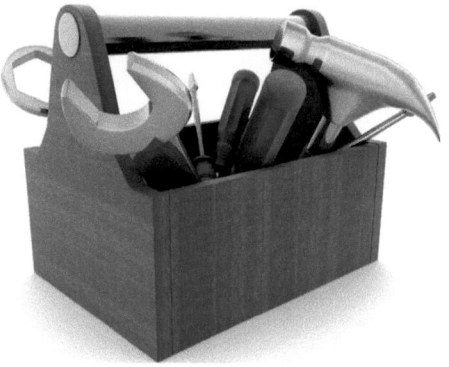

◘ **Figuur 6.7** Gereedschapskist.

6.3.4 Werkvormen pijn

- **A. Werkblad: Je eigen gereedschapskist**

Als je nare dingen hebt meegemaakt, kun je vervelende gevoelens hebben. Dat is normaal. Je kunt je erg verdrietig en rot voelen. Maar je kunt ook dingen _doen_ om je beter te voelen; daarover gaan we het hebben.

We gaan bedenken en opschrijven wat jij kunt doen om je beter te voelen. Die ideeën doen we in je eigen gereedschapskist (◘ figuur 6.7). Het is handig om een kist te hebben met gereedschap, waarmee je je beter kunt voelen. Dat kun je eruit pakken om je beter te voelen.

Welke dingen kun je _doen_ om je minder vervelend te voelen?

– _____

– _____

– _____

– _____

– _____

– _____

– _____

– _____

– _____

– _____

■ B. Werkblad: Wat kun je tegen jezelf *zeggen*?

Het is normaal dat mensen die een nare gebeurtenis hebben meegemaakt, vervelende gevoelens hebben. Je kunt op allerlei manieren omgaan met vervelende gevoelens. Je kunt dingen tegen jezelf _zeggen_ om je beter te voelen; daarover gaan we het hebben.[2]

Hier is een lijst met zinnen die je kunnen helpen.

Zeg ze hardop tegen jezelf!

- Wat er gebeurd is, is niet mijn schuld!
- Ik ben niet de enige. Er zijn meer mensen die dit hebben meegemaakt!
- Mensen houden van mij!
- Ik houd van mezelf!
- Ik verdien het om me fijn te voelen!
- Ik zal goed voor mezelf zorgen!

Bedenk nog meer zinnen die je tegen jezelf kunt zeggen om je minder vervelend te voelen.

Schrijf ze hieronder op:

_____

_____

_____

_____

_____

_____

_____

Welke zin hoor jij het liefste?

_____

_____

_____

_____

_____

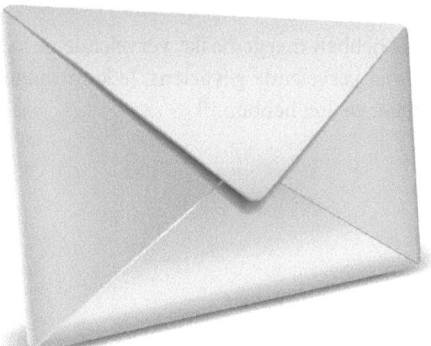

◘ Figuur 6.8   Envelop.

6.3.5 Werkvormen angst

- **A. Werkblad: Belangrijke post**

Bedenk een boodschap van iemand die voor jou belangrijk is, die zou kunnen helpen als je bang bent. Schrijf of teken de boodschap in de envelop (◘ figuur 6.8).

6.3 · Het hulpboek voor mensen met een lichte en matige verstandelijke beperking

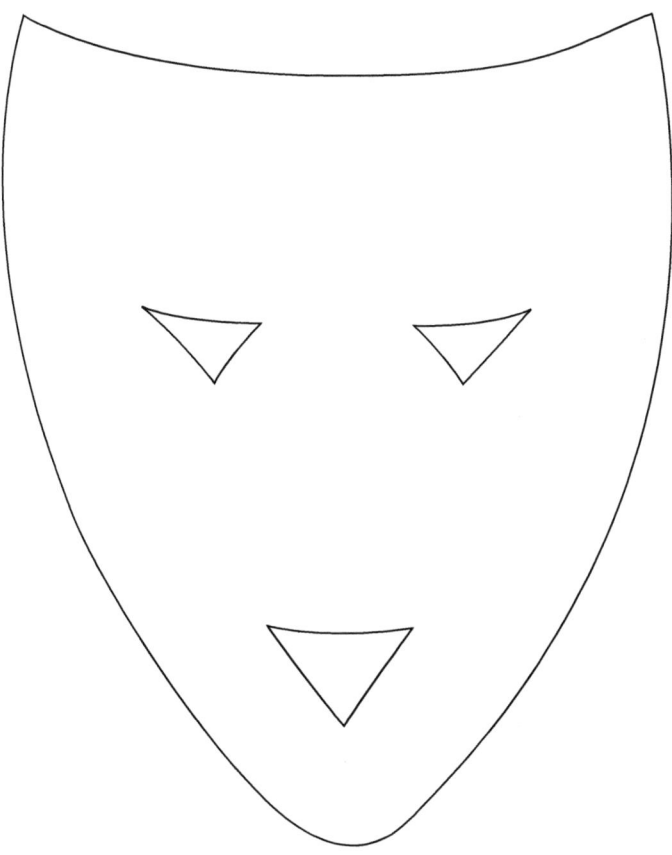

◘ **Figuur 6.9** Een masker om je achter te verschuilen.

■ **B. Werkblad: Mijn masker**

Als je bang bent, wil je graag ergens achter wegkruipen en een masker opzetten. Zo kan niemand je zien en verstop je je ook voor de dingen of mensen waar je bang voor bent. We gaan vandaag een masker voor je maken, zoals jij dat zou willen hebben om achter weg te kunnen kruipen als je bang bent (◘ figuur 6.9). Als het masker klaar is, vertel je:

» Het zou fijn zijn om dit masker op te zetten als je bang bent! Maar omdat je niet met een masker op kunt lopen, gaan we ook nog andere dingen verzinnen om te doen als je bang bent. Wat zou jou kunnen helpen om je minder bang te voelen? «

_____

_____

_____

_____

_____

Tabel 6.7 Acties bij angst.

	Wanneer ben jij bang?	Wat kun je doen om niet meer bang te zijn?
1	…	…
2	…	…
3	…	…
4	…	…
5	…	…
6	…	…
	…	…

Tabel 6.8 Checklist 'lekker-slapen-plan'.

	Check!
Kijk goed of er in je slaapkamer dingen, geluiden of geuren zijn, die je doen denken aan de nare gebeurtenis. Is dit zo? Haal ze dan weg of geef de spullen een andere plek.	…
Zorg dat je een lekkere pyjama aan hebt.	…
Kijk geen enge tv-programma's voordat je gaat slapen.	…
Hang een kaartje of een tekening op je muur met de tekst 'Ik ben nu veilig'.	…
Doe een nachtlampje aan.	…
Kies een vaste tijd om te gaan slapen en op te staan.	…
Zorg dat je steeds dezelfde dingen doet voor je naar bed gaat, bijvoorbeeld douchen, boekje kijken, slapen.	…
Ga overdag niet slapen.	…
Zorg dat het niet te warm is in je slaapkamer.	…
Zorg dat je iedere dag voldoende beweegt, zodat je echt moe bent als je naar bed gaat.	…

- **C. Werkvorm: Angst en dan?**

Alle mensen voelen zich wel eens bang. Mensen die nare dingen hebben meegemaakt, voelen zich vaak extra bang. Dat is normaal als je zoiets hebt meegemaakt.

Schrijf op wanneer jij bang bent en wat je kunt doen om niet meer bang te zijn (tabel 6.7).

- **D. Werkblad: Lekker-slapen-plan**

Mensen die nare dingen mee hebbengemaakt, hebben vaak problemen met slapen. Ze zijn bang in het donker of ze hebben last van nachtmerries. Soms hebben mensen angst om te gaan slapen, omdat ze zulke nare dromen hebben.

In het lekker-slapen-plan staan dingen die kunnen helpen om beter te kunnen slapen; streep de checklist af en kijk wat jou helpt om lekker te kunnen slapen (tabel 6.8).

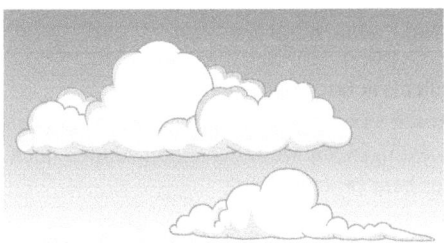

Figuur 6.10 Zachte wolk.

- **E. Werkvorm: Welterusten!**

Sommige mensen die nare dingen hebben meegemaakt, vallen moeilijk in slaap, anderen kunnen moeilijk rustig worden. Gebeurt dat ook wel eens bij jou? Als dit het geval is, kun je de volgende oefening thuis doen. Je kunt iemand vragen om het aan je voor te lezen als je rustig wilt worden, of bijvoorbeeld voordat je gaat slapen.

» Ga liggen of zitten op een fijne plek. Een plek die rustig en gezellig is (bijvoorbeeld op bed of op de bank). Adem langzaam in en nog langzamer uit. Doe je ogen dicht. Stel je voor dat je zweeft op een zachte wolk (figuur 6.10). Je voelt je heel veilig op je wolk. Je hele lichaam voelt ontspannen en zwaar.

Voel je voeten. Je voeten zijn heel ontspannen. Je voeten voelen zo zwaar dat het moeilijk is om ze op te tillen.

Voel je benen. Je benen voelen heel ontspannen. Je benen liggen heerlijk in de wolk.

Het is een fijn, warm en ontspannen gevoel. Het gevoel gaat langzaam omhoog in je lichaam: je voeten, je benen.

Voel je buik. Je buik voelt erg rustig en vol met warmte.

Voel je borstkas. Je borstkas gaat langzaam op en neer als je ademhaalt. Dat voelt rustig en ontspannen.

Voel je nek en schouders. Ze voelen rustig en zwaar. Voel hoe je schouders en je nek de wolk raken. Je zakt lekker een beetje weg in de wolk.

Voel je hoofd. Voel hoe ontspannen je hoofd is. Je hoofd voelt warm en zwaar. Je hoofd en je gezicht zijn ontspannen. Je mond en ogen voelen lekker slapjes.

Laat je gedachten komen en gaan, zonder je zorgen te maken.

Alles is oké.

Je voelt je kalm en goed. «

6.3.6 Werkvormen boosheid

- **A. Werkblad: Het dier waarop ik het meest lijk als ik boos ben is een…**

Veel mensen die nare dingen meemaken, zijn boos, heel erg boos. Als we heel boos zijn, zijn we soms onszelf niet meer. Dan zeggen of doen we dingen, die we anders nooit zouden doen. Teken het dier waar jij het meest op lijkt als je boos bent (▶ kader 6.2).

Kader 6.2 Teken het dier

…
…
…
…
…
…
…
…
…
…
…

Waaraan kun je zien dat dit dier boos is?
Waaraan kan iemand zien dat jij boos bent?
Wat gebeurt er in je lichaam als je boos bent?

Het is logisch en goed om boos te zijn over de dingen die zijn gebeurd. Onthoud wel dat het nooit goed is om jezelf of anderen pijn te doen als je boos bent. Wat zou je wel kunnen doen?

1. _____

2. _____

3. _____

4. _____

5. _____

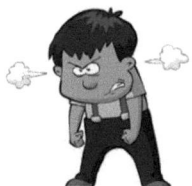

Figuur 6.11 Ziedend van woede.

- **B. Werkvorm: BOOS!!!**

Veel mensen die nare dingen hebben meegemaakt, voelen zich boos. Dit is normaal. Je mag boos zijn over wat er met jou gebeurd is! Het is oké om boos te zijn. Het is niet oké als je daardoor iemand anders of jezelf pijn doet. Het is belangrijk om veilige manieren te vinden om boos te zijn.

Veilige manieren om boos te zijn (figuur 6.11)
- in een kussen slaan;
- op een boksbal stompen;
- een eindje hardlopen;
- schreeuwen (dat kan hardop of in jezelf);
- in een stressbal knijpen;
- met een (stress)bal hard tegen de muur gooien;
- papieren kapotscheuren;
- krassen op papier;
- praat over je boosheid met iemand die je vertrouwt en met je begeleider;
- een brief schrijven over jouw boosheid (▶ kader 6.3). Schrijf over hoe boos je bent. Je kunt de brief versturen, maar dat hoeft niet.

Kader 6.3 Boosheid beschrijven

Op welke manier ben jij boos?
Schrijf hieronder hoe jij op een veilige manier boos kunt zijn (zonder jezelf of iemand anders pijn te doen).

_____

_____

_____

_____

_____

_____

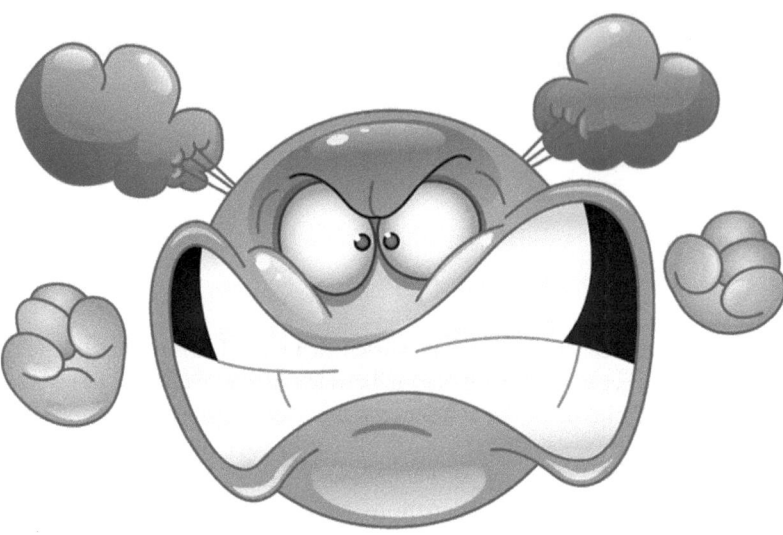

■ **Figuur 6.12** Stoom komt uit mijn oren.

- **C. Werkvorm: De stoom komt uit mijn oren!**

Veel mensen die nare dingen hebben meegemaakt, voelen zich boos (■ figuur 6.12). Dit is normaal. Je mag boos zijn over wat er met jou gebeurd is!

We gaan tekenen hoe jouw gezicht eruitziet als je boos bent. Teken of schrijf in de stoomwolken, die uit je oren komen, waar je heel boos over bent (■ figuur 6.13).

Het is heel normaal dat je boos bent. Dat mag ook. We moeten er wel voor zorgen dat je er geen last van krijgt. Daarom is het belangrijk dat we gaan bedenken hoe jij op een goede manier boos kunt zijn, zonder dat jij zelf, of anderen, daar last van hebben (▶ kader 6.4).

Kader 6.4 Op een goede manier boos zijn

_____

_____

_____

_____

_____

_____

_____

_____

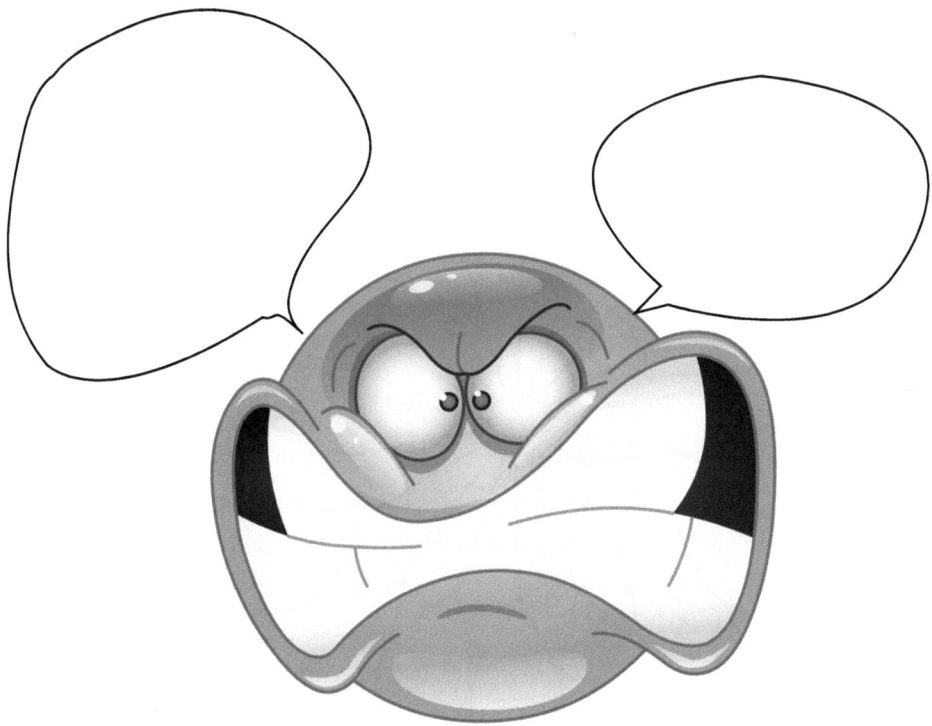

◘ **Figuur 6.13** Ik ben boos over…

6.3.7 Werkvormen ontspanning

- **A. Werkvorm: Bellen blazen**

Zorg voor een met zeepsop gevulde bellenblazer. Er zijn veel soorten in de handel; groot en klein, stoer en meisjesachtig. Kies er een die past bij de cliënt of pas hem aan de cliënt aan. Het kan geen kwaad zelf even van tevoren te oefenen.

Vertel de cliënt dat het belangrijk is om een ontspanningsoefening te doen als je je gestrest voelt. Daardoor word je weer kalm en voel je je beter. Diep in- en uitademen helpt daarbij. Een manier om dat te leren is met een bellenblazer. Vraag aan de cliënt of hij dat wel eens heeft gedaan, en hoe dat was. Vertel dat jij ook niet meer zeker wist of je het nog kon en dat je al een beetje hebt geoefend.

Pak de bellenblazer en vraag de cliënt op jou te letten als je bellen blaast. Vraag hem vooral te letten op je adem.

Je neemt een overdreven diepe ademhaling: 1-2-3, en als je uitblaast door de bellenblazer, doe je dat weer langzaam: 1-2-3. Herhaal dit een paar keer. Vraag wat de cliënt ziet en of hij die manier van ademen na kan doen. Oefen dan samen met de cliënt deze ademhaling, waarbij je langzaam hardop telt. 'Adem in: 1-2-3… en adem weer uit: 1-2-3.'

Als de cliënt dat voor elkaar krijgt, pak je de bellenblazer erbij en laat je het de cliënt met de bellenblazer proberen.

Oefen met de cliënt en complimenteer!

Voeg het werkblad toe aan het hulpboek en geef de bellenblazer mee naar huis. Instrueer de begeleiding om de cliënt te helpen deze oefening te gebruiken en de juiste ademhaling toe te passen.

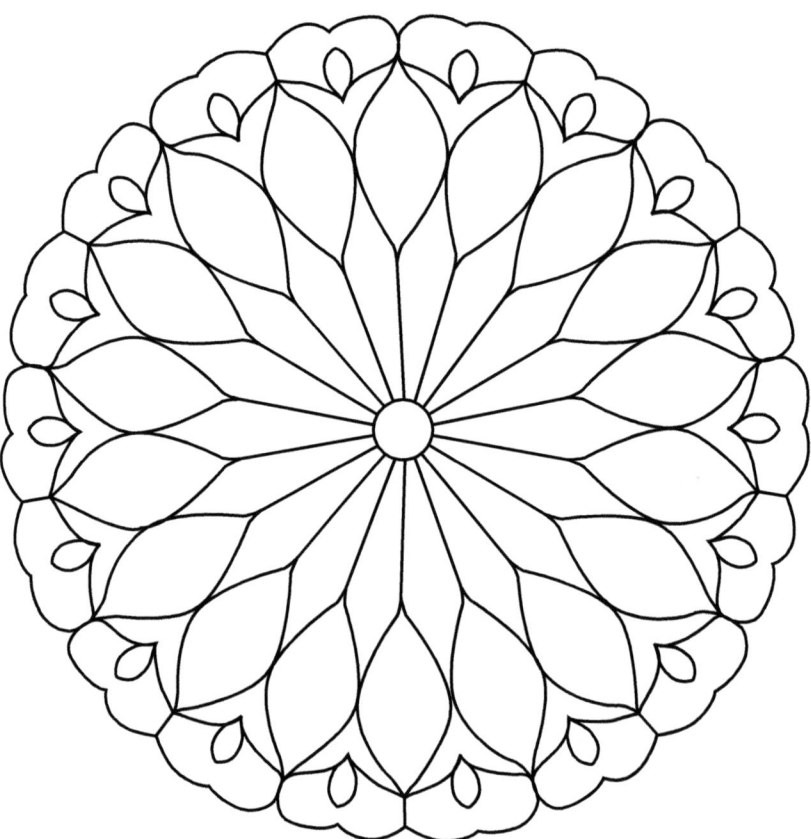

◘ **Figuur 6.14** Een mandala.

- **B. Werkvorm: Kleuren**

Zoek kleurplaten (► www.kleurplaten.nl) of mandala's (◘ figuur 6.14) uit, die passen bij de interesse van de cliënt.

Zorg voor kleurpotloden of stiften.

Pak twee kleurplaten: een voor jezelf en een voor de cliënt. Vraag de cliënt de tijd te nemen om de kleurplaat in te kleuren. Vertel de cliënt te letten op de punt van het potlood of de stift, en vraag hem de kleurplaat langzaam en zo goed mogelijk in te kleuren.

Vertel de cliënt dat het een heel goede manier is om tot rust te komen. Langzaam en goed kleuren helpt om te relaxen. Sta zelf model en doe zo veel mogelijk mee en samen.

Oefen met de cliënt en complimenteer!

Voeg het werkblad toe aan het hulpboek en geef het mee naar huis. Voeg er een aantal kleurplaten of mandala's aan toe. Instrueer de begeleiding om de cliënt te helpen deze oefening te gebruiken om te ontspannen.

■ C. Werkvorm: Spaghetti-armen

Vertel de cliënt dat het belangrijk is om, als je je gespannen voelt, een ontspanningsoefening te doen. Daardoor word je weer ontspannen en voel je je beter. Vertel dat er veel manieren zijn om je te ontspannen. Eén daarvan is om in de gaten te houden hoe strak je armen en schouders voelen als je gestrest bent, of heel boos, en te leren ze dan los te laten.

Zet je stoel tegenover die van je cliënt. Zeg: *'We gaan het even proberen. Ga lekker in je stoel zitten.'* Doe zelf voor hoe je dat doet.

Vraag de cliënt zo hard als hij/zij kan in zijn vuisten te knijpen en tel langzaam tot 3. Vraag dan de cliënt zijn vuisten en armen los te laten en even te schudden om ze zo los mogelijk te krijgen. 1-2-3. Herhaal dit een aantal keer. Bij de laatste keer zeg je:

» Deze keer gaan we, als je je vuisten en armen loslaat, tot 10 tellen. En ik wil dan dat je je armen zo los laat, dat ze voelen alsof ze van spaghetti gemaakt zijn. Daar gaan we. «

Nadat jullie dat gedaan hebben, vraag je de cliënt wat hij aan zijn armen gemerkt heeft en hoe het voelde. Als de cliënt zegt niets te voelen, herhaal je de oefening nog een keer en geef je aanwijzingen: *'Let goed op je nek en je armen. Zijn ze strak en hard als je knijpt?'*

En op het moment dat de cliënt de spieren loslaat: *'En nu? Hoe maken we er spaghetti van?'*

Sta zelf als begeleider van de oefening model en doe zo veel mogelijk mee en samen.

Oefen met de cliënt en complimenteer!

Voeg het werkblad toe aan het hulpboek en geef dat mee aan de cliënt. Instrueer de begeleiding om de cliënt de helpen deze oefening te gebruiken.

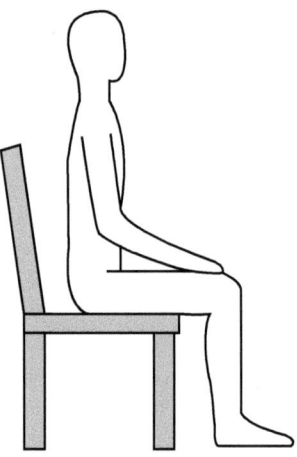
◘ **Figuur 6.15** Ga rustig op een stoel zitten.

- **D. Werkvorm: RELAX!**

Als mensen nare dingen meemaken, blijft hun lichaam soms in de alarmstand, ook als de nare gebeurtenis alweer voorbij is. Je lichaam blijft dan voortdurend in een toestand van spanning, waardoor je allerlei klachten krijgt (buikpijn, angst, slecht slapen, boos worden om niks). Het is belangrijk dat je leert hoe je je lichaam kunt ontspannen: RELAX!

Relax betekent ontspannen. Ontspannen is je kalm en rustig voelen. Je voelt je beter als je ontspannen bent. Maar… hoe doe je dat, ontspannen? Bijvoorbeeld met deze oefening van spieren aanspannen en ontspannen.

» Ga rustig zitten op je stoel met je armen op de knieën en je voeten op de grond (◘ figuur 6.15). Doe je ogen dicht. Stel je voor dat je een bal van klei in je hand hebt. Knijp zo hard als je kunt in die bal van klei. Als je knijpt, voel je hoe strak de spieren van je hand en arm zijn. Tel tot vijf en laat dan de bal van klei uit je hand vallen. Laat je hand los hangen. Voel het verschil in de spieren van je hand en arm, nu ze ontspannen zijn. **Zeg tegen jezelf: "Mijn hand is ontspannen".**

Doe nu hetzelfde met je andere hand. «

Je kunt deze oefening doen met allerlei delen van het lichaam: handen, armen, voeten, benen, buik, rug, borst, schouders, gezicht. Je kunt de verschillende lichaamsdelen één voor één doen of tegelijkertijd. Wat wil jij?[2]

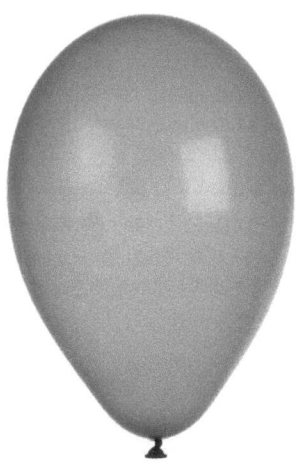

◘ Figuur 6.16 Buikademhaling is als een ballon.

- **E. Werkvorm: Buikademhaling**

Als je je naar voelt, vergeet je soms te ademen! Of je haalt snel en kort adem, zoals een hijgende hond. Om te ontspannen kun je de buikademhaling doen.

Als je langzaam en diep inademt en daarna nog langzamer weer uitademt, adem je via je buik. Bij het inademen tel je tot vijf, bij het uitademen tel je tot zes (en als je kunt nog verder!).

Bij het inademen wordt je buik groot, bij het uitademen wordt je buik weer klein. Dat kun je vergelijken met een ballon (◘ figuur 6.16). Als een ballon opgeblazen wordt, wordt hij groot. Als de lucht weer uit de ballon wordt gelaten, krimpt de ballon. De ballon doet dus eigenlijk hetzelfde als je buik.

Gebruik een ballon om te laten zien hoe je buik groot wordt bij het inademen, en weer krimpt bij het uitademen. Je blaast de ballon op als je inademt en laat de lucht langzaam weer uit de ballon als je uitademt. Sta zelf als begeleider van de oefening model en doe zo veel mogelijk mee en samen.

Oefen met de cliënt en complimenteer!

Geef de cliënt de opdracht de buikademhaling te leren aan iemand die voor hem of haar zorgt (bijvoorbeeld ouders, opvoeders of begeleiding). Laat de cliënt minstens één keer per dag oefenen.

Voeg het werkblad toe aan het hulpboek en geef het aan de cliënt mee. Instrueer de begeleiding om de cliënt de helpen deze oefening te gebruiken.

6.3.8 Werkvormen perspectief

- **A. Werkvorm: Na regen komt zonneschijn**

Als het regent, regent het niet voor altijd toch? Al lijkt het soms wel zo, toch komt er ooit weer een dag dat de zon schijnt.

Zorgen zijn er ook niet voor altijd. Bij sommige problemen en zorgen lijkt het net alsof je niks kunt doen om ze te verminderen of te stoppen. Niks lijkt te helpen. Dat is net als met de regen. Die kunnen we ook niet stoppen. En toch stopt het altijd weer met regenen! Ja zeker! En als het regent, bedenken we eigenlijk altijd wel iets om te doen totdat de regen weer stopt. Natuurlijk doen we dat! We gaan niet zomaar zitten wachten (▶ kader 6.5).

Kader 6.5 Wat helpt?

_____

_____

_____

_____

_____

_____

_____

_____

Wat kunnen we doen om jouw leven fijner te maken totdat jouw problemen (jouw regen) over zijn?

1. _____

2. _____

3. _____

4. _____

5. _____

6. _____

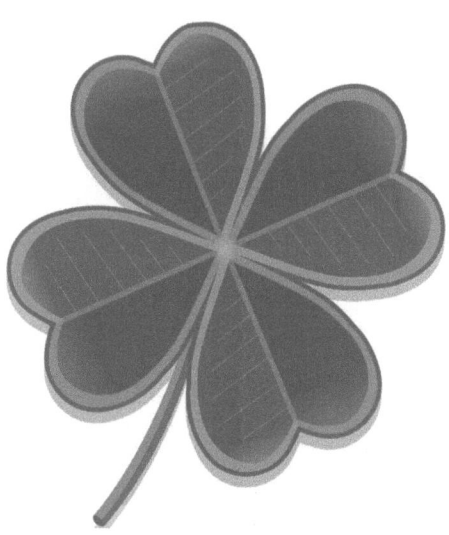

Figuur 6.17 Klavertje 4.

B. Werkvorm: Klavertje 4

Hier zie je een klaver 4 (figuur 6.17). Schrijf of teken op ieder blaadje een bericht aan iemand die belangrijk voor je is. Schrijf op welke leuke dingen je wilt doen met die persoon.

_____

_____

_____

_____

_____

_____

_____

_____

_____

_____

_____

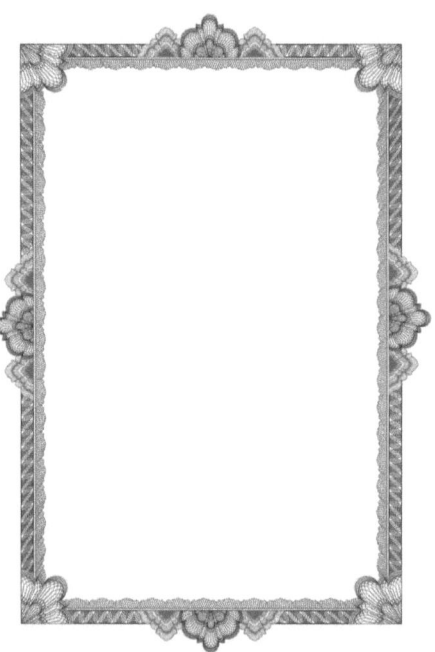

Figuur 6.18 Mijn toekomst.

- **C. Werkvorm: In de toekomst kijken…**

Stel je voor dat je in de toekomst kunt kijken. Hoe zie jij jezelf en je leven voor je over tien of twintig jaar? Schrijf in de spiegel op hoe jij jouw toekomst ziet (figuur 6.18).

_____
_____
_____
_____
_____
_____
_____
_____
_____
_____

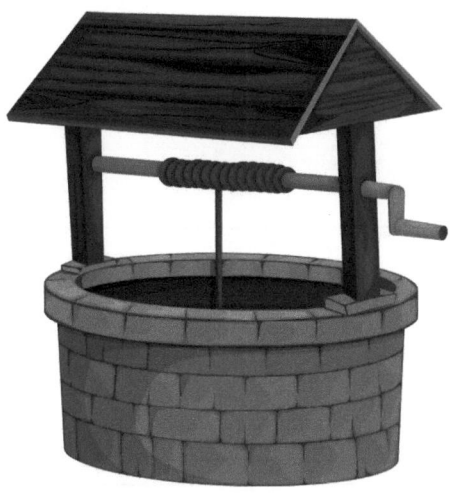

Figuur 6.19 Wensput.

D. Werkvorm: Wensput

Je ziet een wensput (figuur 6.19). Als mensen een muntje in de put gooien, mogen ze een wens doen. Je hebt drie muntjes om in de put te gooien. Wat wens jij?

Mijn drie wensen

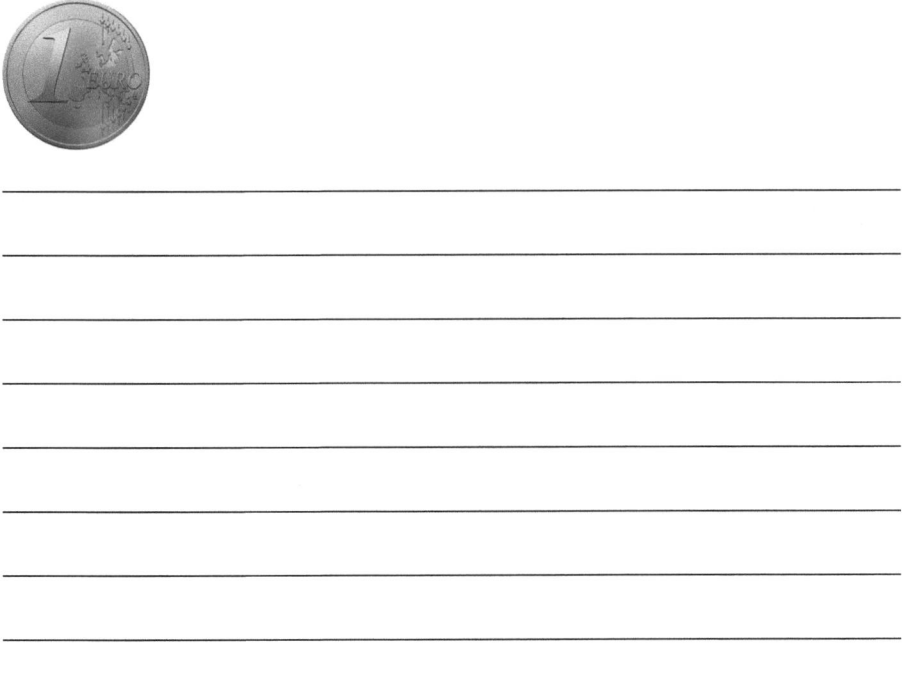

■ E. Werkvorm: Samen staan we sterk – de pleister

De 'Samen staan we sterk'-opdracht wordt uitgevoerd in de derde, gezamenlijke sessie van het SOS-programma. Voor deze werkvorm is een stevig vel papier of dun karton nodig, waarop jij als gedragsdeskundige een grote pleister hebt getekend.

Je introduceert de werkvorm en legt, op een manier die aansluit bij het niveau van de cliënt, uit dat het misbruik pijn doet.

» Het is niet precies hetzelfde als een wond op je lichaam, maar eigenlijk is het net zoiets. Als je een wond op je lichaam hebt, plak je daar een pleister op. Dat helpt om het sneller te laten genezen. De pleister houdt het vuil eruit en beschermt de wond, ook als je je ergens aan stoot.

Als je een wond hebt op je gevoel (of je hart of geest of hoe je het ook wilt noemen) kun je er geen echte pleister op plakken. Maar wat we wel kunnen doen, is met zijn allen een mooie pleister maken voor die wond. En die kunnen we dan, in onze gedachten, op de pijn in je hart plakken. Deze pleister kun je dan thuis op je (slaap)kamer hangen. Telkens als je je naar voelt, kun je ernaar kijken. Dan weet je dat wij met zijn allen achter je staan, en jou helpen en graag die pleister plakken, zodat je de pijn minder voelt. We gaan met zijn allen de pleister zo mooi mogelijk maken, en echt helemaal zoals hij bij jou past! «

Dan gaat iedereen aan de slag. De pleister moet zo groot getekend zijn dat er meerdere mensen tegelijkertijd aan kunnen werken. De cliënt wordt steeds gevraagd wat hij/zij ervan vindt, of de kleuren goed zijn, de afbeeldingen, enzovoort. De aanwezigen doen, terwijl ze eraan werken, positieve uitspraken over de eigenschappen van de cliënt.

De pleister is klaar als hij helemaal is ingekleurd en de cliënt tevreden is. Als de pleister klaar is, wordt nogmaals herhaald waar hij voor is. Eventueel kan de pleister na afloop gezamenlijk op de kamer worden gehangen.

■ F. Werkvorm: Samen staan we sterk – de boodschap

De 'Samen staan we sterk'-opdracht wordt uitgevoerd in de derde, gezamenlijke sessie van het SOS-programma. Voor deze 'Samen staan we sterk'-opdracht is een groot vel papier nodig en een mobiele telefoon (of als variatie een computer met een groot scherm). Je introduceert de oefening en legt uit dat het na seksueel misbruik heel belangrijk is dat je weet dat iedereen er is om je te helpen.

» Je bent niet alleen. Mensen die nare dingen hebben meegemaakt, vergeten dat wel eens. En ze vergeten ook om hulp te zoeken, als ze zich rot voelen. Om je daaraan te helpen herinneren, gaan we met elkaar een aantal boodschappen bedenken die je kunnen helpen. Iedereen verzint één regel die hem/haar kan helpen en met elkaar maken we er een mooi verhaaltje van. We beginnen met allemaal een paar zinnen op te schrijven en voor te lezen voor jou. Jij mag zeggen of de zin in het verhaal moet of niet. «

Een variatie op deze werkvorm is het gebruik van songteksten die over hulp aannemen gaan.

Als het verhaaltje klaar is, wordt het op een apart vel gemaakt en als daar behoefte aan is versierd. Daarna kan een foto gemaakt worden met het mobieltje van de cliënt, zodat het verhaaltje altijd overal mee naartoe gaat.

- **G. Werkvorm: Samen staan we sterk – het lied**

De 'Samen staan we sterk'-opdracht wordt uitgevoerd in de derde, gezamenlijke sessie van het SOS-programma.

Voor deze werkvorm is een karaokeset nodig, opnameapparatuur en betrokkenen die van muziek en zingen houden. Het is belangrijk dat van tevoren af te tasten.

Je introduceert de oefening en legt uit dat het samen met elkaar een lied maken voor en met de cliënt kan helpen in moeilijke tijden, als niet iedereen bij elkaar is. Er wordt voor een eenvoudig liedje gekozen. Er wordt een gezamenlijke tekst gemaakt, die erop gericht is dat de toekomst beter wordt. Let er als gedragsdeskundige op dat het lied niet gaat over het nare, maar steunend en positief is.

Eventueel kun je zelf voorwerk doen.

Literatuur

1. Sinason, V. (2010). *Mental handicap and the human condition.* London: FAbooks.
2. Berlo, W. van, et al. (2011). *Beperkt weerbaar – een onderzoek naar seksueel geweld bij mensen met een lichamelijke, zintuiglijke of verstandelijke beperking.* Utrecht: Rutgers WPF/Movisie.
3. Vrij naar: Delfos, M. (1994). De ontwikkeling van intimiteit, een ontwikkelingspsychologisch model, gekoppeld aan een model van de gevolgen van seksueel misbruik. *Tijdschrift voor Seksuologie, 18(4),* 282–292.
4. Gebruikgemaakt van: Plomp, F. et al. (2011). *Conceptversie werkboek TFCGT kinderen en jongeren.* Hengelo: Ambiq.

Hulpboek voor mensen met een ernstige verstandelijke beperking

7.1	Mensen met een ernstige verstandelijke beperking – 128
7.1.1	Het cognitieve aspect – 129
7.1.2	Het sociale aspect – 129
7.1.3	Het emotionele aspect – 129
7.2	Seksueel misbruik en mensen met een ernstige verstandelijke beperking – 129
7.2.1	Lichamelijk contact – 130
7.3	Kernaspecten bij de opvang van mensen met een ernstige verstandelijke beperking – 130
7.3.1	Observeren – 131
7.3.2	Kalmerende sensorische ervaringen – 131
7.4	Het hulpboek voor de cliënt met een ernstige verstandelijke beperking – 131
7.4.1	Werkvormen – Algemene informatie – 132
7.4.2	Werkvormen veiligheid – 136
7.4.3	Werkvormen zorgen – 136
7.4.4	Werkvorm pijn – 137
7.4.5	Werkvormen angst – 137
7.4.6	Werkvormen boosheid – 139
7.4.7	Werkvormen ontspanning – 140
7.4.8	Werkvorm perspectief – 140

Literatuur – 141

Inleiding

Mensen met een ernstige verstandelijke beperking die seksueel misbruik meemaken, zullen vaak cognitief niet kunnen begrijpen wat hen overkomen is. Wanneer bij deze cliënten seksueel misbruik plaatsvindt door een belangrijke ander van wie het slachtoffer afhankelijk is, wordt de cliënt geschaad in zijn vertrouwen. De cliënt ervaart dat degene aan wie hij zich toevertrouwt, ook degene is die hem pijn kan doen. De behoefte aan bescherming, die de cliënt zowel op lichamelijk als emotioneel gebied heeft, wordt tegelijkertijd ook bedreigend en risicovol; een probleem waar niet uit te komen is. De cliënt zal de neiging kunnen ontwikkelen emotioneel contact te ontlopen en zich terugtrekken.

Na seksueel misbruik zal de cliënt ook in verwarring raken over lichamelijke aanrakingen. Hij of zij zal geneigd zijn datgene wat hem is aangedaan, in het gedrag weer te geven, en kan zo gemakkelijk als seksueel uitdagend en wervend bestempeld worden. Mensen met een ernstige verstandelijke beperking kunnen vaak niet met taal aangeven wat hen is overkomen. De communicatie zit bij hen verpakt in het gedrag.

De opvang na seksueel misbruik is bij deze groep mensen primair gericht op het herstel van veiligheid en vertrouwen in de mensen en de omgeving waarvan de cliënt afhankelijk is. De cliënt moet worden geholpen bij het tot rust brengen van zijn stressresponssysteem, het neurologisch regelsysteem dat na traumatische ervaringen ontregeld is en snel op hol slaat. Voor cliënten met een ernstige verstandelijke beperking is het noodzakelijk dat zij – zowel in handelen, in taal als op zintuiglijk niveau – van hun begeleiders en ouders veiligheid en voorspelbaarheid ervaren.

7.1 Mensen met een ernstige verstandelijke beperking

De doelgroep van mensen met een ernstige verstandelijke beperking is zeer divers. Grosso modo wordt over mensen met een ernstige verstandelijke beperking gesproken, als het ontwikkelingsniveau beneden de 3 jaar ligt.

Als stilgestaan wordt bij de enorme ontwikkelingsverschillen tussen mensen in de eerste drie jaar van hun leven – bij wijze van spreken van hulpeloze baby tot eigenwijze en ondernemende peuter – wordt duidelijk dat het moeilijk is in algemeenheden te spreken. Vaak zijn er ook bijkomende problemen, die het functioneren van mensen met een ernstige beperking verder kleuren. De aard en ernst van de beperkingen en stoornissen én de mogelijkheden lopen dus sterk uiteen.

Verschillen zijn er bijvoorbeeld ook in de manier waarop personen met een ernstige verstandelijke beperking reageren op prikkels uit de omgeving, en hoe zij dit laten merken. Sommige cliënten zijn erg open. Bij hen stromen de zintuigindrukken als het ware binnen. Andere cliënten laten een bepaalde geslotenheid zien. Bij hen lijken de zintuigindrukken juist niet binnen te komen. Vaak heeft deze openheid of geslotenheid met een over- of ondergevoeligheid van zintuigen te maken.[1] Maatwerk en een grote mate van sensitiviteit bij het opbouwen van de relatie en bij het aanbieden van activiteiten is derhalve essentieel.

Dit betekent ook eens te meer dat de gedragsdeskundige die het SOS-programma uitvoert, zich dient te verdiepen in het levensverhaal van de individuele persoon met een ernstige verstandelijke beperking en oog moet hebben voor diens mogelijkheden (▶ par. 5.2.2). In dat verband is het van groot belang om ouders en/of familie te betrekken om zo essentiële ervaringsinformatie te kunnen benutten.

De complexiteit van de handicap wordt bepaald door de mate waarin de cognitieve en bijkomende stoornissen met elkaar interfereren, op elkaar inwerken en elkaar kunnen versterken.

In de psychosociale ontwikkeling van mensen met een ernstige verstandelijke beperking kan theoretisch een onderscheid gemaakt worden tussen een cognitief aspect, een sociaal aspect en een emotioneel aspect. Het is duidelijk dat de verschillende aspecten naarmate het ontwikkelingsniveau lager is, nauwelijks meer te onderscheiden zijn.

7.1.1 Het cognitieve aspect

Het denken van iemand met een laag niveau van functioneren/ernstige verstandelijke beperking kent veel onvolkomenheden. Er is in het denken geen besef van oorzaak-gevolg, en het is voor hen moeilijk om te denken over iets wat of iemand die niet concreet in de situatie aanwezig is. Daarnaast is het denken sterk egocentrisch: voor deze cliënten is het onmogelijk zich in anderen te verplaatsen. Het begrijpen van de wereld is beperkt.

De meeste mensen met een ernstige verstandelijke beperking gebruiken taal niet of nauwelijks als communicatiemiddel. Het is voor hen onmogelijk iets te doen of te laten zien in gedrag, wat ze niet zelf hebben meegemaakt of gezien.

7.1.2 Het sociale aspect

Met betrekking tot het sociale aspect kan gezegd worden dat deze cliënten wel in staat zijn tot interactie met anderen, maar doorgaans nog niet in staat zijn tot wederkerig gedrag. Inleven in de ander is bij dit ontwikkelingsniveau onmogelijk. Er is een grote afhankelijkheid van de verzorger, die de brug vormt naar de wereld. Een deel van de cliënten bevindt zich in het imitatiestadium.

7.1.3 Het emotionele aspect

In emotioneel opzicht speelt een grote afhankelijkheid van de verzorger. Zij hebben behoefte aan samendoen, meedoen en nadoen. Zij hebben over het algemeen geen of nauwelijks impulscontrole en kunnen als het ware overspoeld worden door hun emoties. Emoties als blij en boos en verdrietig en bang zijn doorgaans wel ontwikkeld. Er kan sprake zijn van boosheid, gericht op belangrijke personen.

Met het oog op de persoonlijkheidsontwikkeling kan gezegd worden dat het ego broos is en afhankelijk.

7.2 Seksueel misbruik en mensen met een ernstige verstandelijke beperking

Er is lang gedacht dat mensen met een ernstige verstandelijke beperking die seksueel misbruik meemaken, immuun zouden zijn voor de gevolgen ervan. Men ging ervan uit dat zij dergelijke gebeurtenissen snel zouden vergeten en alleen in het 'hier en nu' zouden leven. Ook was de veronderstelling dat bij deze mensen, omdat zij de betekenis van wat hun overkwam niet zouden begrijpen, het lijden minder zou zijn. Inmiddels wordt steeds duidelijker dat juist onbegrepen heftige gebeurtenissen lichamelijke herinneringen veroorzaken, die mensen bewust of onbewust nog jarenlang parten kunnen spelen.

Ook wordt nog steeds wel gedacht dat mensen met een laag niveau van functioneren weinig last hebben van dergelijke ervaringen, omdat zij niet zouden communiceren dat zij ergens last van hebben. De realiteit is helaas anders. Mensen met een ernstige verstandelijke beperking kunnen wel degelijk problemen ervaren als gevolg van misbruik en mishandeling, en communiceren deze problemen wel degelijk. Alleen meestal niet in woorden maar in de gedragssignalen.

7.2.1 Lichamelijk contact

Mensen met een ernstige verstandelijke beperking zijn vaak bijna volledig afhankelijk van de omgeving. Dat geldt, afhankelijk van de persoon en zijn ontwikkeling, voor bijna alle dagelijkse handelingen. Om invloed te kunnen uitoefenen op hun omgeving, hebben mensen met een ernstige verstandelijke beperking relaties nodig met anderen, die als het ware hun behoeften aanvoelen en vervullen. Daarbij is het zo dat vanwege de ontwikkelingsfase waarin mensen met een ernstige verstandelijke beperking verkeren, veel lichamelijk contact noodzakelijk is met de bedoeling om hulpeloosheid op te heffen. Iemand krijgt eten, iemand wordt verschoond, enzovoort. Door nabijheid en vertrouwde ritmes gaan mensen met een ernstige verstandelijke beperking zich veilig voelen in het contact en durven ze zich voor dit lichamelijk contact open te stellen. Seksueel misbruik schaadt dit gevoel van veiligheid en vervaagt het toch al broze gevoel van lichaamsgrenzen en autonomie. Het neemt het vertrouwen in de wereld om hen heen weg, en dat terwijl mensen met een ernstige verstandelijke beperking voortdurend afhankelijk zijn van de mensen om hen heen. Dit maakt dat er een constant gevoel van angst en onveiligheid ontstaat, waarbij fysieke ontsnapping niet mogelijk is. Ontkoppeling (dissociatie) van het hier en nu is voor deze groep vaak de enige uitweg.

Zie verder ▶ H. 4 over traumaverwerking bij mensen met een verstandelijke beperking.

7.3 Kernaspecten bij de opvang van mensen met een ernstige verstandelijke beperking

Een van de grote uitdagingen voor de gedragsdeskundige – en een voorwaarde voor het uitvoeren van het programma – is om de manier van communiceren van de cliënt te verstaan. Dit is vaak niet eenvoudig, omdat mensen met een beperking naarmate hun ontwikkelingsniveau lager wordt, steeds slechter of zelfs helemaal niet door middel van gesproken taal kunnen communiceren. De meeste gedragsdeskundigen hebben doorgaans dermate weinig contact met individuele cliënten, dat zij geen kans hebben zelf de signalen te leren lezen. Om de signalen te kunnen zien die personen met een ernstige beperking afgeven, moet er dus worden samengewerkt met begeleiders en/of ouders, die de persoon goed kennen en er alert op zijn. Door de beperkte communicatiemogelijkheden en het beperkte gedragsrepertoire van deze mensen zijn de gevolgen en de klachten na seksueel misbruik vaak moeilijk te herkennen. Elke gedragsverandering kan een signaal zijn van een klacht en verdient nadere beschouwing op de mogelijke relatie met het misbruik. Denk hierbij onder andere aan opvallende lichamelijke problemen, stagnatie in de ontwikkeling, apathisch gedrag, plotselinge eetproblemen, verzet bij de lichamelijke verzorging of fixatie op de geslachtsorganen.

De problemen die mensen met een ernstige verstandelijke beperking ervaren na misbruik en mishandeling, zijn in grote lijnen te vergelijken met de problemen die jonge kinderen (0-3 jaar) ervaren. Het werken met deze doelgroep vraagt geduld, kleine stapjes en een laag tempo, gecombineerd met veel herhaling.

7.3.1 Observeren

Sandra Hewitt, psycholoog en onderzoeker uit de VS op het gebied van jonge kinderen en seksueel misbruik, heeft een korte screeningslijst ontwikkeld voor jonge kinderen tot 36 maanden, die ook behulpzaam is gebleken in het werken met kinderen en volwassenen met een ernstige verstandelijke beperking.[2] In deze screeningslijst wordt een drietal hoofdgebieden benoemd, waar observatie zich op zou moeten richten:

- veranderingen in emotie en gedragsregulatie;
- atypisch seksueel gedrag;
- aversieve situationele reacties.

De screeningslijst is opgenomen in het hulpboek (▶ par. 7.4.1).

7.3.2 Kalmerende sensorische ervaringen

Het SOS-programma voor mensen met een ernstige verstandelijke beperking is vooral gericht op het herstel van veiligheid en vertrouwen in de mensen en de omgeving waarvan de cliënt afhankelijk is. Het stressresponssysteem moet tot rust worden gebracht. Dit neurologisch regelsysteem is na traumatische ervaringen ontregeld en slaat snel op hol (▶ H. 4). Hierbij wordt allereerst ingestoken op kalmerende sensorische ervaringen. Hiervoor is gekozen omdat het terugbrengen van de 'arousal-state' prioriteit is. Zolang dit systeem zich in een verdedigingsstand bevindt, komt er geen andere informatie binnen en is herstel niet mogelijk.

Het gebruik van kalmerende sensorische ervaringen is noodzakelijk, omdat de misbruikervaringen – mede als gevolg van de ernstige verstandelijke beperking – niet in taal zijn opgeslagen, maar bij de meeste cliënten voornamelijk sensorisch zijn opgeslagen in de hersenen.[3][4] Voor deze cliënten is het noodzakelijk dat zij niet alleen in taal en in het handelen van begeleiders en ouders, maar ook op zintuiglijk niveau veiligheid en voorspelbaarheid ervaren.

Naast de in het hulpboek aangereikte werkvormen kunnen ook de ideeën vanuit de Sensorische Integratie en Sherborne tal van aanknopingspunten bieden (▶ www.sherbornesamenspel.nl).

7.4 Het hulpboek voor de cliënt met een ernstige verstandelijke beperking

Het hulpboek heeft bij de SOS-bijeenkomsten bij mensen met een ernstige verstandelijke beperking vooral een 'rodedraadfunctie' voor de mensen om de cliënt heen. Het fungeert als communicatie- en als naslagmiddel. Voordat de bijeenkomsten van start gaan, stelt de gedragsdeskundige het hulpboek samen en vult dit iedere keer aan.

De gedragsdeskundige kan gebruikmaken van een ordner met verschillende tabbladen. Het hulpboek bestaat uit een tabblad 'Eerste bijeenkomst', een tabblad 'Tweede bijeenkomst', een tabblad 'Gezamenlijke bijeenkomst' en een tabblad 'Vierde bijeenkomst'. De screeningslijst van Hewitt wordt als uitgangspunt toegevoegd, en telkens voor de bijeenkomst door de betrokkenen bij de SOS-bijeenkomsten doorgenomen en ingevuld.

Ook worden de werkvormen toegevoegd die in de bijeenkomst zijn gebruikt, en wordt er genoteerd hoe de werkvorm is verlopen. Daarnaast wordt er na elke sessie een blad toegevoegd waarop staat op welke wijze deze werkvorm de komende periode in het dagelijks leven van de cliënt wordt ingepast, door wie en wanneer. Tevens is er op dat vel ruimte voor een kort verslag van het verloop.

De werkvormen zijn onderverdeeld in thema's (veiligheid, zorgen, pijn, angst, boosheid, ontspanning en perspectief) en kunnen gekozen worden al naargelang wat speelt en passend geacht wordt voor de cliënt. De samenstelling van het hulpboek en de keuze van de werkvormen zijn dus afhankelijk van de individuele situatie van de cliënt. Er is geen kant-en-klare indeling van het hulpboek te geven; dit zou geen recht doen aan de vele verschillende situaties die men in de praktijk tegenkomt.

In het vorige hoofdstuk staan werkvormen beschreven, die wellicht ook helpend kunnen zijn voor een aantal van de cliënten met een matige verstandelijke beperking (▶ par. 6.3). Mocht dat zo zijn, dan worden ook die werkbladen aan het hulpboek toegevoegd.

- **Sessies met gedragsdeskundige**

Ook voor deze doelgroep is gekozen voor het uitvoeren van een viertal sessies om de opvang vorm te geven in aanwezigheid van een gedragsdeskundige. Hierdoor krijgt de opvang een formele structuur, vastgestelde momenten en wordt de samenwerking neergezet.

Zoals al eerder aangegeven, dienen de bijeenkomsten bij deze mensen op maat gemaakt te worden en in gezamenlijk overleg vorm te krijgen – ook qua duur en plaats van samenkomst. De rollen en taken tijdens de bijeenkomsten verschuiven bij deze doelgroep, al naargelang het niveau van de cliënt daalt. Uitgangspunt is dat hoe lager het niveau van de cliënt, des te meer de gedragsdeskundige de rol van coach in de bijeenkomst aanneemt, en des te meer de directe uitvoering van de handelingen bij de begeleider of ouder komt te liggen. Ook is het zo dat hoe lager het niveau van functioneren van de cliënt is, des te meer belang er moet worden gehecht dat de in de bijeenkomst geïntroduceerde werkvormen ook dagelijks of zelfs meerdere keren per dag worden uitgevoerd tussen de bijeenkomsten door.

- **Tweedeling hulpboek**

Het hulpboek voor mensen met een ernstige verstandelijke beperking bestaat uit twee onderdelen. In het eerste deel wordt algemene informatie aangereikt en bevinden zich praktische formulieren. Het tweede gedeelte bestaat uit suggesties voor werkvormen op het gebied van veiligheid, zorgen, pijn, angst, boosheid, ontspanning en perspectief.

Het is voor mensen met een ernstige verstandelijke beperking van eminent belang dat zij routine en regelmaat ervaren, zowel binnen als buiten de bijeenkomsten. Bij ernstige bijkomende lichamelijke beperkingen kan het raadzaam zijn met een fysiotherapeut te overleggen hoe werkvormen gericht op dit thema, voor deze cliënt verder vorm kunnen krijgen.

7.4.1 Werkvormen – Algemene informatie

A. Korte screeningslijst voor seksueel misbruik bij mensen met een ernstige verstandelijke beperking
- I. Emotionele disregulatie en gedragsdisregulatie
- - A. Regressie in verworven ontwikkelingsvaardigheden
  - verlaagd bewustzijn/apathie;
  - verlies van zindelijkheid;
  - verlies van communicatie;

7.4 • Het hulpboek voor de cliënt met een ernstige verstandelijke beperking

- bewegingsonrust of bewegingsverstarring;
- toename van stereotiep gedrag;
- vreemd nieuw stereotiep gedrag;
- vaak ziek zijn.

B. Toegenomen verlatingsangst
- huilt bij verlating;
- weigert te worden verlaten;
- weigert naar bepaalde plekken toe te gaan.

C. Verstoring van de slaap
- onrust bij het naar bed gaan;
- moeite om in slaap te vallen;
- herhaaldelijk 's nachts wakker;
- herhaaldelijk nachtmerries en angsten;
- omkering dag-nachtritme.

D. Verstoring van emoties
- plotselinge woede of agressie;
- opkomende angsten;
- sociaal terugtrekken;
- automutileren;
- waakzaamheid;
- schrikreacties;
- wil niet aangeraakt worden;
- onbedaarlijk huilen.

II. Abnormaal seksueel gedrag
- seksuele handelingen nadoen;
- herhaaldelijk of dwangmatig dingen in bepaalde volgorde doen (wassen, dingen erin en eruit doen);
- seksuele handelingen met poppen doen;
- geluiden of handelingen nadoen die worden geassocieerd met seksuele handelingen, bijvoorbeeld met de geslachtsdelen tegen speelgoed aan rijden;
- initiëren van seksuele spelletjes met anderen;
- dingen in de vagina of anus stoppen.

III. Aversieve situationele reacties
- praten over seksuele handelingen of ervaringen;
- toegenomen en speciale aandacht voor seksueel getinte dingen;
- flashbacks;
- oude seksuele gedragingen komen terug;
- nieuwe verklaringen;
- seksuele handelingen steeds herhalen;
- dromen/nachtmerries;
- terugkomen van angsten bij blootstelling aan dingen die gerelateerd zijn aan het misbruik.

- **IV. Gedragssignalen die gerelateerd kunnen worden aan het soort misbruik, dat ze hebben meegemaakt**
  - *Gewelddadig of overvallend misbruik*: vaak begint het met plotselinge angsten, slaapproblemen en ongewone seksuele gedragingen. Een gevoel van angst of vrees kan tot uiting komen in het gedrag.
  - *Langzaam opgebouwd misbruik zonder geweld*: cliënten laten een sterke interesse zien in seksuele spelletjes of materiaal. Ze kunnen zich wat angstig gedragen (slaapstoornis, verlatingsangst). Daarnaast is er sprake van geseksualiseerd gedrag, waarbij de cliënt ook anderen kan betrekken.

B. Formulier 'Observaties en bevindingen naar aanleiding van de screeningslijst per bijeenkomst'

Bijeenkomst 1:

_____
_____
_____
_____
_____
_____
_____

Bijeenkomst 2:

_____
_____
_____
_____
_____
_____

Bijeenkomst 3:

_____
_____

7.4 · Het hulpboek voor de cliënt met een ernstige verstandelijke beperking

Bijeenkomst 4:

C. Formulier 'Afspraken en bevindingen rondom het uitvoeren van de werkvormen in de dagelijkse situatie'

Werkvorm: ...
Uitgevoerd door: ...
Bevindingen: ...

Werkvorm: ...
Uitgevoerd door: ...
Bevindingen: ...

Werkvorm: ...
Uitgevoerd door: ...
Bevindingen: ...

7.4.2 Werkvormen veiligheid

■ A. Werkvorm: Veiligheid hervinden en contact maken
Schoot werkvormen: wiegen, zingen en voordoen/nadoen spelletjes.

Het verdient vanwege het intensieve lichamelijke contact de voorkeur deze werkvorm door de ouder te laten uitvoeren.

Neem de cliënt op schoot met de rug van de cliënt tegen de buik van de volwassene aan. Zing liedjes en schommel daarbij zachtjes heen en weer. Pak hierbij de handen van de cliënt vast. Zo kan de cliënt veiligheid ervaren.

Wanneer de cliënt andersom op de knieën van de volwassene wordt gezet, kunnen ze elkaar aankijken. Op die manier kan oogcontact gestimuleerd worden of met elkaar in de handen klappen.

▪■ Tips per beperking
— Als de cliënt slecht ziet of blind is, helpt het om muziek aan te zetten en hierbij mee te zingen. Let erop dat storende geluiden (bijv. een tv, muziek, computer) uitstaan; dit zorgt alleen maar voor afleiding.
— Als de cliënt slecht hoort of doof is, zorg dan voor visuele prikkels. Ga bijvoorbeeld in een snoezelruimte zitten. De cliënt ervaart dan toch het lichaamscontact en wordt rustig van de visuele prikkels in de ruimte. Voor sommige cliënten is lichaamscontact alleen al genoeg.

■ B. Werkvorm: Kleuren
Vraag de cliënt een kleurplaat uit te kiezen (bijvoorbeeld op ► www.kleurplaten.nl) en die in te kleuren. Ga erbij zitten en maak ook een kleurplaat. Het samen kleuren schept rust en een band, en helpt om te kalmeren.

7.4.3 Werkvormen zorgen

■ A. Werkvorm: Hoe gaat het met jou?
We willen graag weten hoe het met jou gaat en hoe de dingen in jouw leven gaan. Zet op de lijn een kruisje (❏ figuur 7.1). Hoe dichter het kruisje bij het lachende gezichtje, des te beter het gaat. Dichter bij het verdrietige gezichtje betekent dat het minder goed gaat.

■ B. Werkvorm: De olifant
Introductie:

» Soms maken we ons heel druk om iets. Dan lijkt het wel alsof onze zorgen zo groot als een olifant zijn! Kijk hier hebben we zo'n olifant (❏ figuur 7.2). Maak op de olifant een tekening van jouw zorgen. «

Je kunt ook aangeven dat jij er wel iets op wilt schrijven of tekenen. Daarna vraag je de cliënt de olifant verder in te kleuren.

Als de cliënt klaar is, geef je aan:

» Ik weet dat het moeilijk is om wat er is gebeurd even uit je hoofd te zetten als het zo groot is als een olifant. Toch zijn er wel dingen die kunnen helpen. Zullen we eens bedenken wat jou kan helpen om even aan iets anders te denken? «

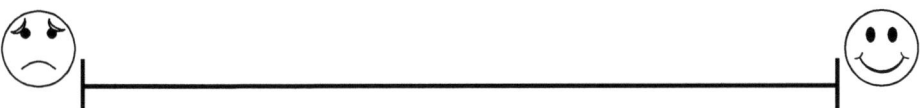

◘ Figuur 7.1 Hoe gaat het met mij?

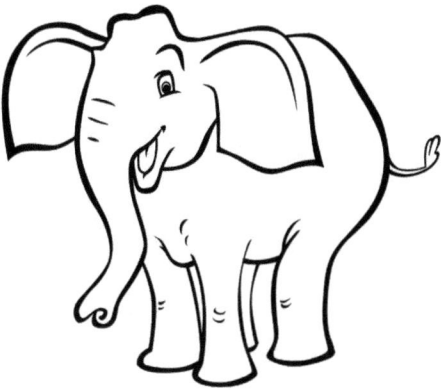

◘ Figuur 7.2 Olifant.

Bedenk samen met de cliënt wat hij/zij kan doen (naar vertrouwde mensen gaan, een spelletje doen op de computer, klusjes in huis doen, enz.). Schrijf de dingen naast de olifant op het vel papier.

7.4.4 Werkvorm pijn

- **A. Werkvorm: Schommelen**

Schommelen is een activiteit die mensen helpt om zich beter te voelen. Door middel van schommelen kalmeren ontregelde delen in de hersenen. Schommelen kan verschillende vormen aannemen. Het kan in een schommelstoel: alleen of samen. Het kan ook buiten op de speelplaats op een gewone schommel, terwijl de haren wapperen in de wind. Het kan ook met een schommelboot.

Kies voor jouw cliënt wat het beste bij hem/haar past en bij de stemming waarin de cliënt verkeert. Natuurlijk kan het schommelen begeleid worden met een liedje.

7.4.5 Werkvormen angst

- **A. Werkblad: Veilig-slapen-plan**

Cliënten die nare dingen hebben meegemaakt, hebben vaak problemen met slapen. Ze zijn vaak bang in het donker of ze hebben last van nachtmerries. Soms hebben ze angst om te gaan slapen, omdat ze zulke nare dromen hebben.

Er staat een aantal zaken genoemd die kunnen helpen bij het beter kunnen slapen (◘ tabel 7.1). Streep de checklist af en kijk wat voor de cliënt handig is om te doen. Vul de checklist aan met dingen die passen bij deze cliënt.

Tabel 7.1 Checklist veilig slapen.

	Check!
Kijk goed of er in de slaapkamer dingen, geluiden en/of geuren zijn, die de cliënt kunnen herinneren aan de nare gebeurtenis. Zijn die er, haal ze dan weg of zet deze spullen op een andere plek.	
Zorg dat de cliënt een lekkere pyjama aan heeft.	
Overweeg een verzwaringsdeken.	
Voer een vast slaapritueel in, waarin geruststelling centraal staat.	
Doe een nachtlampje aan.	
Zorg dat er iemand in de buurt is als de cliënt in slaap valt.	
…	
…	
…	
…	

Tabel 7.2 Triggers voor angst.

Trigger	Reactie	Wat helpt?
1. Ruimte waar het gebeurd is.	verstarring, huilen	deze ruimte vermijden
2. Verschonen, lopen naar de ruimte waar verschoond wordt, als het tijd wordt voor (of tijdstip van) verschonen…	verzet, boosheid, weglopen	
3. …		
4. …		
5. …		

- **B. Werkvorm: Zoek de triggers**

Na misbruik is het gebruikelijk dat mensen bang worden van voorvallen die doen denken aan wat er is gebeurd. Als zich zo'n gebeurtenis voordoet, reageert het lichaam reflexmatig met angst. Het is belangrijk dat ouders en begeleiders alert zijn op deze triggers, ze herkennen en ze waar mogelijk voorkomen of, als dat niet mogelijk is, de cliënt hier veilig doorheen loodsen met geruststelling.

De volgende lijst kan gebruikt worden om triggers op te sporen, te bezien hoe de cliënt dan reageert en om bij te houden wat helpt (tabel 7.2). En of de reactie op de triggers na verloop van enkele weken afneemt. Er wordt een aantal suggesties gegeven; mogelijk zijn ze passend, mogelijk ook niet.

7.4.6 Werkvormen boosheid

- **A. Werkvorm: Prullenbakken/blik werpen**

Voor de werkvorm 'blik werpen' is een aantal grote metalen prullenbakken of blikken nodig, een rol wc-papier en een bak of emmer met water. Van de 'blikken' wordt een wankele stapel gemaakt. De cliënt maakt met wc-papier en water natte ballen om mee te gooien.

De werkvorm wordt geïntroduceerd door te zeggen:

» Dat nare wat je hebt meegemaakt, kan ervoor zorgen dat je boos bent en dingen kapot zou willen maken. Dat gevoel is goed en hoort erbij. Wat we nu gaan doen, helpt je om dit gevoel er op een goede manier te laten zijn zonder iemand pijn te doen. Daarna voel je je vast beter. Zullen we eens proberen die bakken zo hard mogelijk om te gooien? «

Het is belangrijk zelf voor te doen hoe je een bal maakt en de cliënt te stimuleren zo hard mogelijk te gooien en mee te doen. Het gaat vooral om het uiten van kracht, en het lawaai en geklets van de natte ballen.

Een variatie: Als de cliënt boos is op een bepaalde persoon (de pleger), kun je op de binnenkant van de deur een groot vel papier ophangen. Op dat vel heeft de cliënt, eventueel samen met anderen, de pleger getekend. De cliënt gooit de natte proppen dan naar het hoofd van de pleger.

- **B. Werkvorm: Papier scheuren**

Voor de werkvorm 'Papier scheuren' is een grote stapel gekleurd tissuepapier nodig en verder een doos, een vel papier, gevoelspicto's en lijm. De cliënt gaat samen met de anderen het papier in stukken scheuren, zodat er een soort grove confetti ontstaat. Het gescheurde papier wordt in een doos of een bak gegooid. Als het klaar is wordt al het papier in de lucht gegooid en ontstaat er een gekleurde regen.

De werkvorm wordt geïntroduceerd door te zeggen:

» Dat nare wat je hebt meegemaakt, kan ervoor zorgen dat je boos bent en dingen kapot zou willen maken. Dat gevoel is goed en hoort erbij. Wat we nu gaan doen helpt je om dit gevoel er op een goede manier te laten zijn zonder iemand pijn te doen. Daarna voel je je vast beter. We gaan samen confetti maken door met alle kracht te scheuren. Zal ik het voordoen? «

Begin met scheuren en help de cliënt het ook te gaan doen.

» Als het klaar is, hebben we een hele bak die we boven ons hoofd omkieperen. We proberen de stukken zo lang mogelijk in de lucht te houden. «

Maak daar een spelletje van.
   Als het klaar is zeg je:

» Nu moeten we even uithijgen. Weet je wat we doen? We zoeken een paar mooie snippers op en plakken ze op een vel. Dan schrijven we het woord 'boos' erbij (of plakken we de picto van boos erbij). Dan weten we dat 'boos' erbij hoort! «

7.4.7 Werkvormen ontspanning

- **A. Werkvorm: Bellen blazen**

Bellen blazen is een heel mooie manier om met cliënten van een lager ontwikkelingsniveau spelenderwijs te oefenen met diep ademhalen. Diep ademhalen draagt bij aan ontspanning.

Zorg voor minimaal twee bellenblazers (afhankelijk van het aantal deelnemers) en begin met mooie bellen te blazen. Nodig de cliënt uit om het na te doen en doe het zo nodig om en om of samen. Tussen het bellen blazen door kan ook spelenderwijs geoefend worden met uitblazen door een wedstrijdje te doen: 'zo lang mogelijk uitblazen'.

- **B. Werkvorm: Hand- en voetmassage**

Hand- en voetmassage biedt ontspanning. De zintuigen worden gestimuleerd en door het lichamelijke contact kan de band tussen de cliënt en ouder/verwant of vaste begeleider versterkt worden. De cliënt ervaart zijn eigen lichaam.

Zorg ervoor dat de ruimte warm is, evenals de handen. Er kan ook voor gekozen worden om de cliënt van tevoren een bad te geven, zodat hij/zij helemaal ontspannen is.

Vanwege het misbruik is ervoor gekozen alleen de handen en/of voeten te masseren en zorgvuldig te kijken hoe de cliënt de massage ervaart. Het is ook prima om de eerste keer maar eventjes te masseren om de cliënt te laten wennen aan de aanrakingen en de olie.

Bedek tijdens het masseren van de handen van de cliënt de rest van zijn/haar lichaam, zodat de cliënt lekker warm blijft.

- ■ **Tips per beperking:**
  - Als de cliënt slecht ziet of blind is, is het belangrijk alle handelingen die uitgevoerd worden, aan de cliënt te benoemen. Zo gebeurt er niets onverwachts.
  - Gebruik eventueel een olie met een sterk of lekker geurtje.

7.4.8 Werkvorm perspectief

- **A. Werkvorm: Samen staan we sterk – muziek**

Voor de 'Samen staan we sterk'-opdracht muziek zijn muziekinstrumenten nodig of een muziekafspeelapparaat met boxen.

De gedragsdeskundige introduceert de werkvorm van tevoren bij de ouders/verwanten en het team, en legt uit dat seksueel misbruik met zich meebrengt dat slachtoffers zich alleen voelen staan en geïsoleerd voelen. Juist voor de cliënt om wie het hier gaat, is het belangrijk om dat gevoel van isolement te doorbreken en hem/haar te laten ervaren dat we er met elkaar zijn en dat de cliënt deel uitmaakt van een geheel.

》 Omdat dat niet met woorden kan worden gedaan, is het essentieel dat wij het de cliënt laten ervaren. Muziek en zingen is daar een goed middel voor. Laten we samen nadenken met welke muziek we dit tot uiting kunnen laten komen en hoe we dit kunnen aanpakken. 《

Doorgaans weten ouders/verwanten en teamleden wel welke muziek in de smaak valt bij de cliënt. Het is handig in de voorbereidende afspraak een keer met elkaar te oefenen.

Op de dag van de bijeenkomst gaan, als er gebruik wordt gemaakt van een muziekafspeelapparaat, alle betrokkenen en de cliënt in een kring zitten en houden elkaars handen vast. De cliënt is zo opgenomen in de kring. Tijdens het zingen kan samen gewiegd/bewogen worden.

Als er gekozen wordt voor muziekinstrumenten en zelf muziek maken, gaat iedereen om de cliënt heen staan en kan worden bezien hoe de cliënt zelf een rol in het geheel kan vervullen.

Van de muziek kan een geluidsopname worden gemaakt, zodat het ook op andere momenten afgespeeld kan worden.

Literatuur

1. Zon, A. van (2010). *'Ik wil ook' –; Leren in kinderdagcentra*. Antwerpen: Garant.
2. Hewitt, S.K. (2007). *Brief screening for sexual abuse in very young children*. San Diego: conference.
3. Rothschild, B. (2000). *The body Remembers: the Psychophysiology of trauma and trauma treatment*. New York: Norton7 Company.
4. Corbett, A. (2009). Words as second language – The psychotherapeutic challenge of severe intellectual disability. In: *Intellectual disability, trauma and psychotherapy*. Cottis: Routledge.

8

Opvang van de ouders van slachtoffers van seksueel misbruik met een verstandelijke beperking

8.1	Kernaspecten bij de opvang van ouders – 144
8.1.1	Gezinssysteem en gezinscultuur – 145
8.1.2	Vormen van seksueel misbruik – 146
8.1.3	Het creëren van veiligheid – 146
8.1.4	Reacties van ouders – 147
8.1.5	Reacties van het kind – 148
8.1.6	Omgaan met stressreacties van het kind – 150
8.1.7	De andere gezinsleden – 151
8.1.8	De omgeving – 151
8.1.9	Het verwerkingsproces van ouders – 152

8.2	Het SOS-programma voor ouders – 152
8.2.1	Houdingsaspecten – 153
8.2.2	Voorbereiding van de gedragsdeskundige – 153
8.2.3	Tijd en plaats van de bijeenkomsten met de ouders – 153
8.2.4	Structuur van de sessies – 153
8.2.5	Het gebruik van het hulpboek voor ouders – 154

8.3	Ouderbijeenkomsten – 155
8.3.1	Ouderbijeenkomst 1 – zo snel mogelijk – 155
8.3.2	Ouderbijeenkomst 2 – na een week – 157
8.3.3	Ouderbijeenkomst 3: gezamenlijke bijeenkomst – na drie weken – 158
8.3.4	Ouderbijeenkomst 4: follow-up – na twee maanden – 161

Literatuur – 162

Inleiding

In dit hoofdstuk staat de opvang van ouders van kinderen met een verstandelijke beperking die slachtoffer zijn van seksueel misbruik centraal.[1] Het opvangen van de ouders en verwanten is een essentieel onderdeel van het SOS-programma. Dit geldt ook als cliënten al lang geen kinderen meer zijn en er sprake is van een minder intensief contact tussen ouder en kind.

Mensen met een verstandelijke beperking zijn vaak tot op hoge leeftijd, ook als het minder in het oog springt, zeer nauw verbonden met hun familie en de familie met hen. Enerzijds omdat de cliënt veel te maken heeft met steeds wisselende verzorgers en begeleiders, en de familie meestal de enige continue factor in het leven van mensen met een beperking is. Anderzijds speelt bij ouders en verwanten dat zij door de beperking van hun kind vaak langer en meer zorg en bezorgdheid voor hun kinderen voelen en gevoeld hebben dan bij kinderen met een regulier ontwikkelingsverloop. Bovendien is het zo dat mensen met een verstandelijke beperking, in vergelijking met anderen, in grotere mate afhankelijk zijn van en beïnvloed worden door hun omgeving. Hierdoor is de reactie van, en wijze van verwerken door, de omgeving een cruciale factor in de eigen verwerking van het kind.

Vaak worden bij ouders en verwanten dezelfde klachten en symptomen gezien als bij de cliënt zelf. Als het misbruik onder verantwoordelijkheid van een zorgaanbieder heeft plaatsgevonden, spelen daarbij ook gevoelens van boosheid en wantrouwen jegens de organisatie die in de ogen van ouders tekort is geschoten in het beschermen van hun kind. Tegelijkertijd wordt door de zorgaanbieder en door justitie van ouders en verwanten verwacht dat zij deze gevoelens kunnen parkeren, en als partners met hen samenwerken om de cliënt zo goed mogelijk op te vangen. Er bestaat een risico dat verwijdering ontstaat tussen die partijen die samen het meest betekenisvol zijn in het leven van de cliënt, wat een extra blokkade gaat vormen in de verwerking door betrokkenen. Dit maakt dat in deze complexe situatie ook voor ouders en verwanten professionele ondersteuning noodzakelijk is!

In dit hoofdstuk worden allereerst de kernaspecten besproken die voor de gedragsdeskundige van belang zijn om rekening mee te houden in de gesprekken met ouders. Vervolgens worden vier bijeenkomsten beschreven, waarin concrete richtlijnen worden gegeven voor deze gesprekken.

Bij het SOS-programma voor ouders hoort ook een hulpboek. Hierin kunnen ouders hun ervaringen, gevoelens en vragen noteren, en achtergrondinformatie lezen. De inhoud van het hulpboek dient te worden aangepast aan de situatie, en aan de mogelijkheden en beperkingen van de betrokken ouders. In hoofdstuk 10 staan werkvormen voor ouders en begeleiders beschreven, waarvan de gedragsdeskundige gebruik kan maken bij het samenstellen van een passend hulpboek.

8.1 Kernaspecten bij de opvang van ouders

Allereerst is het voor de gedragsdeskundige van belang, dat er in de gesprekken met ouders rekening gehouden wordt met de complexe dynamiek die speelt in gezinnen met een seksueel misbruikt kind met een verstandelijke beperking. De kwetsbaarheid van het verstandelijk beperkte kind zorgt voor beschermende reacties van de ouders. Vaak wordt deze bezorgdheid als lastig ervaren en kunnen ouders, ten onrechte, het stempel 'lastige ouders' krijgen. Het is

---

1   In dit hoofdstuk is voor de leesbaarheid gekozen om te praten over kinderen. In de praktijk kan dit betekenen dat het kind al de volwassen leeftijd heeft bereikt. Het SOS-programma kan immers worden gebruikt voor slachtoffers van alle leeftijden.

voor ouders van een kind met een verstandelijke beperking moeilijk hun kind los te laten op volwassen leeftijd en te zien als een op zichzelf staand persoon met eigen gevoelens en emoties. Het separatieproces verloopt moeizamer en kan zelfs stagneren, waarbij ouders en kind een eenheid blijven. Hierdoor kunnen ouders het misbruik van hun kind ervaren alsof het henzelf is aangedaan – en ook met dezelfde heftigheid reageren.[1]

Vaak is er sprake van het fenomeen van de gestapelde machteloosheid: machteloosheid ten aanzien van het krijgen van een kind met een verstandelijke beperking, machteloosheid ten aanzien van de opvoeding en het eventueel niet zelf kunnen opvoeden van het kind, de machteloosheid ten aanzien van de eventuele uithuisplaatsing en daarenboven de machteloosheid ten aanzien van het misbruik van het kind.[2] Veel ouders ervaren gedurende het hele leven van hun kind dat ze altijd moeten vechten voor het welzijn van hun kind.

Indien er sprake is van een uithuisplaatsing, hebben ouders hun kind doorgaans met veel verdriet en onmacht moeten overgeven aan een zorgaanbieder. Als er sprake is van seksueel misbruik, voelen ouders het als een falen van zichzelf dat ze niet gezien hebben hoe onveilig hun kind was. Daarnaast voelen ze, als het misbruik onder verantwoordelijkheid van de zorgaanbieder heeft plaatsgevonden, boosheid en wantrouwen jegens de zorgaanbieder aan wie zij hun kind hadden toevertrouwd. Voor de gedragsdeskundige is het van belang open en transparant met de ouders te communiceren, ook als dit betekent dat er binnen de instelling fouten zijn gemaakt. Dit erkennen van gemaakte fouten helpt de ouders in het verwerkingsproces van het misbruik van hun kind.

Bij ouders van volwassen mensen met een verstandelijke beperking kan ook het thema sterfelijkheid aan de orde zijn. Ouders spelen met zorgen over de veiligheid van hun kind als zijn er niet meer zijn, en raken verkrampt. Hier is alertheid en aandacht van de gedragsdeskundige geboden.

8.1.1 Gezinssysteem en gezinscultuur

Voorafgaand aan de gesprekken met ouders moet de gedragsdeskundige zich oriënteren op het gezinssysteem waarmee hij/zij te maken krijgt en de normen en waarden die binnen deze (gezins)cultuur gelden. Om zicht te krijgen op het gezinssysteem kan de gedragsdeskundige in beeld brengen hoe het sociogram van de misbruikte cliënt eruitziet. Dit is van belang om te kunnen bepalen wie uit het systeem opgevangen moet worden, en wie er geïnformeerd moet worden. In het algemeen kan gesteld worden dat ouders in ieder geval moeten worden opgevangen. Met hen worden de gesprekken gevoerd, zoals beschreven in dit hoofdstuk. Is er sprake van gescheiden ouders of een samengesteld gezin, dan is het zaak zowel de vader als de moeder te begeleiden. Ook dient de gedragsdeskundige te achterhalen of ouders al eerder te maken hebben gehad met misbruik van een kind.

Voor de andere belangrijke personen uit het sociogram van het slachtoffer moet een inschatting worden gemaakt in hoeverre zij opvang/informatie nodig hebben. Het kan voorkomen dat een cliënt hoogbejaarde ouders heeft en dat een broer of zus als voornaamste contactpersoon fungeert. In dat geval is het belangrijk deze broer of zus samen met de ouders opvang te bieden. In bepaalde gezinsculturen zijn degenen die feitelijk de meeste beslissingen nemen en invloed hebben, niet de ouders, maar een ander gezinslid. In dat geval dient ook dit gezinslid bij de opvang te worden betrokken. Als ook de ouders een verstandelijke beperking hebben, is het van belang de informatie en de gesprekken aan te passen aan het niveau van de ouders. Je kunt dan overwegen ook de eventuele begeleiders van de ouders bij het opvangprogramma te betrekken.

Daarnaast kan het zo zijn dat de cliënt deel uitmaakt, of heeft uitgemaakt, van een pleeggezin, en dat er sprake is van zeer betrokken pleegouders. Afgewogen moet worden of in dat geval opvang voor zowel de biologische ouders als de pleegouders aan de orde is, en hoe de taakverdeling en afstemming tussen de begeleidende instantie van de pleegouders en de instelling eruit zal zien. Aandachtspunt is gedurende de opvangsessies oog te hebben voor de verschillen in draagkracht en beleving, als gevolg van de verschillende relaties en geschiedenis van de betrokkenen met elkaar.

Ten slotte is het van belang te weten of ouders eigen (psychische) problematiek hebben, waar je als gedragsdeskundige rekening mee moet houden tijdens de gesprekken. Ook is het goed te weten of de ouder zelf getraumatiseerd is geweest, omdat in dat geval de kans bestaat dat naar aanleiding van het misbruik van het kind ook het eigen verhaal van de ouder naar boven komt met de daaraan gekoppelde traumareacties.

8.1.2 Vormen van seksueel misbruik

De cliënt kan te maken hebben gehad met verschillende vormen van seksueel misbruik door verschillende soorten plegers. Zo kan de cliënt misbruikt zijn door een van zijn ouders/verzorgers, een familielid, een huisvriend, een medewerker van de instelling, een andere cliënt, een onbekende. Het is goed dat de gedragsdeskundige beseft dat elk van deze verschillende vormen van misbruik een geheel eigen dynamiek in de gesprekken teweeg kan brengen. Als het seksueel misbruik binnen de familie betreft kan dit aanleiding geven tot complexe problemen, die veel verder strekken dan de cliënt en de ouders alleen. Ook heeft dit invloed op de stabiliteit van een gezin: banden met familie en vrienden kunnen onder druk komen te staan. In geval van misbruik door een van de ouders wordt er altijd alleen gepraat met de niet-misbruikende ouder en niet-misbruikende familieleden, en wordt de (vermoedelijke) pleger niet betrokken in het SOS-opvangprogramma!

Pleger is vaak een bekende
Uit onderzoek is bekend dat het bij seksueel misbruik vrijwel altijd gaat om een bekende van het slachtoffer.[5] Vanwege de afhankelijkheid van mensen met een verstandelijke beperking, is de kans groot dat het ook gaat om een bekende van de ouders. Dit gegeven kan bij ouders verwarring veroorzaken over het feit dat ze zich zo kunnen vergissen in mensen die ze kennen en vertrouwden. Ouders kunnen onzeker en achterdochtig raken, wat niet alleen van invloed kan zijn op de thuissituatie, maar ook op de vriendenkring en het werk. De gedragsdeskundige dient alert te zijn op deze reactie van ouders. Als ze niet als zodanig worden herkend, kan de achterdocht opgevat worden als een motie van wantrouwen jegens bijvoorbeeld de instelling waar het slachtoffer verblijft. Misverstanden en conflicten tussen de ouders en de instelling liggen op de loer.[2]

8.1.3 Het creëren van veiligheid

De gedragsdeskundige bespreekt met de ouders hoe de veiligheid van hun kind kan worden gewaarborgd. Het gaat er dan in eerste instantie om dat het slachtoffer niet geconfronteerd wordt met de (vermoedelijke) pleger. Als het gaat om een bekende of familielid, heeft het nemen van veiligheidsmaatregelen vaak veel voeten in de aarde. De gedragsdeskundige dient derhalve expliciet te benadrukken dat dit een voorwaarde is voor het op gang brengen van verwerking.

Het stressresponssysteem van hun kind kan alleen tot rust komen, als contact met de (vermoedelijke) pleger wordt vermeden.

> Bij het nemen van veiligheidsmaatregelen verdienen ook maatregelen in school- en werksituaties, vervoer, vrijetijdsbesteding en het gebruik van de sociale media de aandacht!

De gedragsdeskundige benadrukt verder dat het helpend is voor het kind om de gewone dagelijkse routine weer op te pakken, zoals het voorlezen van een verhaaltje, op woensdag naar de voetbaltraining, enzovoort. Structuur, regelmaat en voorspelbaarheid bevorderen het gevoel van veiligheid van het kind en geven hem/haar het gevoel van controle terug, wat helpt om de angst te verminderen.[3]

Dit is gemakkelijker gezegd dan gedaan in een situatie waarin ouders ook verward en emotioneel zijn. De neiging kan bestaan om onder het mom van 'hij heeft al zo veel meegemaakt' grenzen te laten vervagen. Deze houding is, hoewel begrijpelijk, contraproductief. In de situatie van ontreddering waarin het kind verkeert, is hij of zij afhankelijk van de houvast die ouders bieden!

Ten slotte bespreekt de gedragsdeskundige met de ouders hoe, naast de fysieke veiligheid, ook kan worden gezorgd voor een gevoel van veiligheid. Daarbij helpt het bieden van structuur, maar ook het geven van veiligheidsboodschappen is van belang. Een veiligheidsboodschap is een uitspraak of een statement, waarin de veiligheid van de situatie wordt benadrukt, zoals 'het is hier veilig', 'ik zorg dat alles hier goed gaat', 'er kan niets gebeuren', enzovoort.

8.1.4 Reacties van ouders

In de ouderbijeenkomsten ligt de focus op de reacties van de ouders op het misbruik van hun kind. Ouders worden uitgenodigd in de gesprekken te vertellen over hun eigen reacties. Daarnaast wordt psycho-educatie gegeven door te benadrukken dat er bij misbruik vaak een scala aan emoties volgt, waaronder woede, verdriet en ongeloof.

Een veelgehoorde reactie is dat ouders zich schuldig voelen over het seksueel misbruik van hun kind. Zij kunnen denken 'ik had er voor mijn kind moeten zijn' of 'ik had het moeten voorkomen'. Ze vinden van zichzelf dat ze het misbruik hadden moeten herkennen, en zich hadden moeten realiseren wat er met hun kind gebeurde. Deze schuldgevoelens kunnen doorwerken in het geloof geen goede moeder of vader te zijn. Ouders, met name vaders, kunnen hun eigen verdriet en eventuele schuldgevoelens bedekken met of uiten via boosheid. Dit is een veelvoorkomende reactie en moet niet onderschat worden.

Naast het zich schuldig voelen kan er bij ouders ook sprake zijn van ontkenning. Ouders kunnen vanuit afweer twijfelen aan het verhaal van hun kind; van belang is ouders dan te informeren over het feit dat kinderen zelden liegen over seksueel misbruik. Ook kunnen ouders ontkennen dat het misbruik heeft plaatsgevonden of het misbruik bagatelliseren door te zeggen dat de schade minimaal is. 'Ik ben vroeger misbruikt en had er ook geen last van, dus waarom mijn kind wel?' De gedragsdeskundige kan dan reageren dat dit voor iedereen anders is, en kan vragen hoe het de ouder gelukt is om de last te verminderen. Vaak geeft dit een opening voor verder gesprek.

Als het kind misbruikt is in de familie of door een partner, kunnen er ook gevoelens van verraad en jaloezie spelen. De ouder kan het kind kwalijk gaan nemen dat deze de ander achter zijn/haar rug om 'verleid' heeft. Het is in deze gevallen voor de ouder, zeker als er sprake is van een afhankelijkheidsrelatie, vaak gemakkelijker kwaad te worden op het kind dan op de pleger. De ouder gaat er (veelal onbewust) van uit dat de liefde van een kind onvoorwaardelijk is, terwijl het veel moeilijker is de liefde van een partner te winnen. Ook onzekerheid in de zin van het verlaten worden kan een rol spelen bij misbruik in de familie. 'Mijn kind gaat straks op zichzelf wonen, en als ik geen partij kies voor de pleger blijf ik alleen achter.'[4]

Spanningen van vroeger en nu

De gedragsdeskundige moet in de oudergesprekken aandacht hebben voor het feit dat het seksueel misbruik van het kind kan werken als trauma-reminder voor een ouder die ook zelf seksueel misbruikt is. Het misbruik van het kind herinnert de ouder aan eigen traumatische ervaringen, hetgeen overweldigende stressreacties bij de ouders kan oproepen.

Het is belangrijk dat de gedragsdeskundige hier actief naar informeert, de ouders valideert en ondersteunt, en zo nodig met hen meedenkt over hoe de ouders aan de eigen stabilisatie kunnen werken.

Ouders kunnen ook kampen met het feit dat ze het misbruik van hun kind voor zich zien of herbeleven, met name op momenten van intimiteit met de partner. Niet zelden veroorzaakt dit verwijdering en verwijten tussen de partners. Dit fenomeen verhoogt eens te meer de druk op de relatie tussen de ouders, die als gevolg van de heftige gebeurtenissen met hun kind toch al onder druk staat. Het is belangrijk dat de gedragsdeskundige dit op eigen initiatief benoemt en de ouders meegeeft dat dit een veelvoorkomende reactie is, die doorgaans vanzelf verdwijnt. Door dit te benoemen wordt de lading van de spanningen verlaagd en wordt betekenis gegeven aan verwarrende en beangstigende reacties. Zo wordt ruimte gecreëerd om de ontstane verwijdering weer te overbruggen.

8.1.5 Reacties van het kind

Het geven van psycho-educatie over stressreacties en traumaverwerking bij het kind (en de ouders) kan ouders helpen het gedrag van het kind te plaatsen. Ook kan het hen helpen uitleg te geven aan hun kind over veelvoorkomende reacties in stresssituaties, en het kind adequater te steunen. Bruikbare praktische kennis over het omgaan met stressreacties maakt dat ouders en kinderen (weer) meer controle ervaren. Dit helpt gevoelens van angst te verminderen en het zelfvertrouwen te versterken. In ▶ hoofdstuk 4 is meer informatie te lezen over stressreacties en traumaverwerking.

Vragen

Veel ouders vragen zich af waarom het kind niet (eerder) over het misbruik verteld heeft. Het is belangrijk dat de gedragsdeskundige deze vraag van ouders kan bespreken en de verschillende redenen belicht waarom het kind niets verteld heeft. Zo vertellen kinderen vaak niet over het misbruik, omdat ze bang zijn voor de reacties van hun ouders. Soms geloven kinderen dat het seksueel misbruik hun eigen schuld is en maken ze zich zorgen dat ze niet geloofd worden, dat zij zelf de schuld krijgen en worden gestraft of het huis uit moeten. Jongere kinderen en kinderen met een lager niveau van functioneren zijn zich er wel van bewust dat het gedrag verkeerd is, maar zijn er vaak niet zeker van wie er fout zit. Ze zijn bang dat ze zelf schuld hebben aan dat wat er gebeurt en hebben angst om in de problemen te komen. Plegers van misbruik spelen vaak ook in op deze onzekerheid.[6]

Het kan ook zijn dat het kind of de familie van het kind bedreigd wordt door de pleger om er niet over te praten. Daarnaast zorgt schaamte er vaak voor dat slachtoffers niets durven te vertellen. Als de pleger iemand is binnen de familie of kennissenkring van de ouders, dan kan het kind bang zijn dat deze persoon in de problemen komt. Ook geven kinderen aan dat ze er niet over verteld hebben, omdat ze hun ouders geen verdriet of pijn willen doen.[4]

Jongens

Als het kind een jongen is, die is misbruikt door een jongen/man, kan het misbruik vragen en zorgen teweegbrengen over de seksuele identiteit van de jongen, zowel bij de ouders als bij de cliënt zelf. Ook hier is uitleg in de vorm van psycho-educatie van belang. Jongens moeten weten dat er vaker jongens door jongens/mannen worden misbruikt en dat hij dus niet de enige is. Ook is het belangrijk aan te geven dat de lichamelijke opwinding die op momenten van misbruik zijn gevoeld, geen aanwijzingen zijn voor genot, maar dat het hier autonome reacties op prikkels van het lichaam betreft. Het is voor ouders en hun zoon van belang om te weten dat het misbruik meer te maken heeft gehad met macht en het uitvoeren van controle dan met seks. Ouders kunnen hun zoon vertellen dat wat er gebeurd is met hem, niet automatisch betekent dat hij homoseksueel is en dat er geen reden is om bang te worden voor homoseksuele mannen.[7]

Het komt voor dat jongens zijn misbruikt door een vrouw. Vaak roept dit bij de jongens gevoelens van schaamte op. Schaamte omdat hij zich niet kon verweren tegenover een vrouw. Ook gevoelens van onzekerheid kunnen een rol hebben gespeeld: 'Ik word geacht hiervan te genieten. Waarom vind ik het dan zo erg?' Psycho-educatie over afhankelijkheidsrelaties en emotionele en psychische druk is dan belangrijk om het slachtoffer te kunnen ontschuldigen.

Meisjes

In het geval van seksueel misbruik van meisjes kan het zijn dat de omgeving vertelt dat het meisje zelf verantwoordelijk was voor het misbruik, omdat zij te sexy gekleed was of zich op een verleidelijke, uitdagende manier gedroeg. Dit kan bij de meisjes gevoelens van schuld en onreinheid oproepen. Ook het feit dat meisjes hun maagdelijkheid zijn verloren, en dit door de omgeving wordt benadrukt, kan gevoelens van schuld, onreinheid en beschadiging versterken.

Meisjes die misbruikt worden door andere meisjes/oudere vrouwen kunnen vragen krijgen over hun seksuele identiteit. Net als bij de jongens, is het dan van belang te benadrukken dat dit niet per se betekent dat de meisjes nu lesbisch zijn.

De gevolgen (van seksueel misbruik)

Ouders willen graag weten wat de ernst van de gevolgen van het misbruik voor hun kind kan zijn. De gedragsdeskundige kan met ouders de factoren bespreken, die de ernst van de gevolgen voor hun kind beïnvloeden. Allereerst is de relatie tussen het slachtoffer en de pleger van belang. Hoe hechter deze relatie is, des te groter is het risico op een trauma en de kans dat het vermogen van het kind om te vertrouwen is beschadigd. Ook de leeftijd van het kind en de duur van het misbruik zijn van belang. Hoe jonger het kind, en hoe langer het misbruik duurde, des te schadelijker het is voor het kind.

Een volgende factor die van invloed is, is de mate van geweld dat is gebruikt tijdens het seksueel misbruik. Hoe meer geweld er is gebruikt, des te groter het trauma bij het kind. Een seksuele activiteit die geen fysiek contact behelst, lijkt minder traumatisch te zijn voor kinderen. Ook de context waarin het misbruik plaatsvindt, is van belang. Wanneer het kind thuis slachtoffer is geworden, zullen de gevolgen anders zijn dan wanneer het kind slachtoffer werd buiten de vertrouwde context.[8]

Uiteindelijk zijn (zeker bij slachtoffers met een verstandelijke beperking) ook de reacties van derden en de aanwezigheid van een ondersteunende volwassene van invloed op de ernst van het trauma. Als een kind niet wordt geloofd, of beschuldigd of genegeerd wordt, vergroot dit het trauma. Gebrek aan een ondersteunende volwassene vergroot de gevoelens van eenzaamheid, hulpeloosheid en waardeloosheid en heeft hierdoor een negatieve invloed op de ernst van het trauma.[9]

Vaak leeft bij ouders de vraag 'wordt mijn kind ook een pleger?' of 'gaat mijn kind ook zelf kinderen misbruiken?'. De gedragsdeskundige kan aangeven dat dit zeker niet het geval hoeft te zijn en dat het normaliseren en begeleiden van de seksuele ontwikkeling van hun kind hierbij een belangrijke rol speelt.

> **Met ouders wordt besproken welke factoren bij hun kind spelen en wat dit vervolgens voor hun kind betekent.**

8.1.6 Omgaan met stressreacties van het kind

Een belangrijk onderdeel in de oudergesprekken is de wijze van reageren van de ouders op hun kind. Ouders hebben daar doorgaans veel vragen over. Het belangrijkste wat ouders kunnen doen op het moment dat hun kind is misbruikt, is er zijn voor hun kind, hun kind steunen en ervan uitgaan dat hun kind de waarheid spreekt.[7] Goedbedoelde adviezen als 'denk er maar niet meer aan' of 'probeer het maar te vergeten' werken vaak averechts op het verwerkingsproces bij het kind. Daarnaast dienen negatieve en bagatelliserende reacties op het misbruik te worden vermeden. Reacties als 'waarom heb je niet geprobeerd hem te stoppen?' of 'je hebt het vast niet goed begrepen' helpen het kind niet verder en kunnen kinderen bevestigen in hun eigen schuldgedachten.[10]

Ouders helpen hun kind het beste door ervoor te zorgen dat het kind bij hen, of bij een andere volwassene, terecht kan om zijn gevoelens te uiten. Maar ook om gewoon even weg te kunnen kruipen en zonder woorden getroost te worden. Ouders dienen te beseffen dat ze veel voor hun kind betekenen door er gewoon te zijn en het kind te steunen. Er wordt niet van hen verlangd de pijn weg te nemen. Dat kan ook niet. Er samen mee omgaan en het misbruik een plek geven tussen alle goede en slechte dingen in het leven, dat is waar het om gaat.

Als het kind nog door de politie gehoord gaat worden, instrueert de gedragsdeskundige de ouders over de wijze waarop ze met hun kind kunnen praten. De gedragsdeskundige kan de ouders adviseren niet te vragen naar feitelijkheden (wie, wat, waar, wanneer en hoe) en niet door te vragen op die feiten. Ouders kunnen wel luisteren naar het verhaal van hun kind, ze kunnen hun kind emotioneel steunen en benadrukken dat hun kind nu veilig is (als dit tenminste werkelijk het geval is). Verder kunnen ouders aan hun kind aangeven dat het heel goed is dat hij/zij het verhaal verteld heeft.

De gedragsdeskundige bespreekt met de ouders hoe ze deze reacties op een voor hen passende wijze vorm kunnen geven. Het is van belang ouders te steunen in hoe ze leren de eigen emoties in het bijzijn van hun kind te reguleren, en zo veiligheid te bieden en model te staan voor hun kind. Als slachtoffers merken dat hun ouders zichtbaar van slag van raken als zij over het misbruik praten, zullen de kinderen er verder niets meer over vertellen. Vanuit een verantwoordelijkheidsgevoel voor het welzijn van hun ouders zullen ze hun eigen gevoelens en pijn bagatelliseren.[10]

Als ouders tijdens een gesprek met hun kind toch emotioneel raken, is het van belang dat zij hun kind laten weten dat hij/zij niet de schuld is van het feit dat papa of mama huilt. Ze kunnen het kind uitleggen dat zij boos zijn op de situatie of op degene die hun kind dit heeft aangedaan.

> **Met ouders moet besproken worden op welke manier ze in voorgaande situaties hun eigen emoties op momenten dat het even te veel wordt, het beste kunnen reguleren. Dit kan door bijvoorbeeld even weg te lopen uit een situatie, een rondje te lopen of te letten op de ademhaling.**

Ouders moeten naar het kind uitstralen dat hun zoon of dochter nooit schuldig is aan het seksueel misbruik! Het komt voor dat een kind seksueel misbruikt is, terwijl het dingen deed waarvoor de ouders gewaarschuwd hadden of die verboden waren. Ze zijn bijvoorbeeld toch bij de nieuwe buurman geweest, terwijl ze dit niet van hun ouders mochten. Ouders kunnen dan duidelijk zijn dat ze het vervelend vinden dat hun kind niet geluisterd heeft, maar ze moeten ook duidelijk zijn naar het kind dat dit het misbruik niet heeft veroorzaakt![10]

Tegenover ouders moet worden benadrukt dat het niet verstandig is om in het bijzijn van het kind te dreigen met wraak nemen op de pleger. Dit kan bij het kind de angst versterken dat de pleger het kind of zijn ouders iets zal aandoen, en dat het kind bovenop hetgeen er al gebeurd is, mogelijk nog meer bedreigingen te wachten staan. Bijvoorbeeld het verlies van de ouders, doordat zij gewond raken of in het gevang komen …

Kenmerkend voor seksueel misbruik is dat het kind geen controle had over de situatie. Het is van belang om kinderen dit gevoel van controle terug te geven. Dit kunnen ouders doen door het kind, rekening houdend met de situatie en zijn/haar mogelijkheden, zelf keuzes te laten maken. Het geven van (kleine of grotere) keuzes kan het kind weer het gevoel teruggeven dat hij/zij invloed kan uitoefenen op de eigen situatie.

Time-in
Specifieke aandacht in de ouderbijeenkomsten dient te worden besteed aan het feit dat kinderen met misbruikervaringen, de neiging kunnen hebben gestelde grenzen (opnieuw) uit te testen. De gedragsdeskundige bespreekt met ouders dat het hier een onveiligheidsreactie betreft en geen gedragsprobleem of ongehoorzaamheid, en hoe zij hierop gepast reageren. De gedragsdeskundige moet uitleggen dat het op dat moment niet handig is het kind een 'time-out' te geven (bijvoorbeeld het kind naar de kamer te sturen), wat ouders misschien gewend waren te doen. Het apart zetten van het getraumatiseerde kind versterkt de gevoelens van onveiligheid en isolatie.[11] De gedragsdeskundige geeft het advies dat ouders in dit geval beter een 'time-in' kunnen geven: het kind even naast zich neerzetten om tot rust te komen. Dat vermindert de gevoelens van onveiligheid en helpt in een situatie als deze vele malen beter.

8.1.7 De andere gezinsleden

In de ouderbijeenkomsten is het goed om stil te staan bij wat het misbruik teweegbrengt bij de andere gezinsleden. Zijn de andere gezinsleden op de hoogte gebracht? Op welke manier wordt er met broers en zussen gepraat? Wat kunnen ouders hierin doen? Aangegeven wordt dat, hoe moeilijk vaak ook, het van belang is dat er open en eerlijk in het gezin over de situatie van het misbruik gepraat wordt. In de oudergesprekken kan de gedragsdeskundige bespreken op welke manier de ouders er met hun andere kinderen over kunnen praten en op welke manier ze hierbij aan kunnen sluiten bij het ontwikkelingsniveau en de belevingswereld van het kind.

8.1.8 De omgeving

Een ander belangrijk thema in de oudergesprekken zijn de reacties uit de omgeving. Over het algemeen vinden mensen het lastig te reageren op een situatie van seksueel misbruik. Vrienden

van ouders durven er vaak niet naar te vragen. Sommige mensen zeggen de verkeerde dingen of maken foute grapjes. Veelgehoorde reacties zijn bijvoorbeeld dat …:
- de omgeving de psychologische impact van het gebeurde niet erkent;
- de omgeving de ouders schuld aanpraat ('Heb je dan helemaal niets gemerkt als moeder?');
- de omgeving bagatelliseert wat er is gebeurd ('Gelukkig leeft je kind nog');
- de omgeving geen contact opneemt met ouders onder het mom van 'We dachten we laten jullie maar even met rust. Jullie hebben al zo veel aan je hoofd';
- de omgeving vertelt wat zij in de plaats van ouders zouden doen, hoe ze zouden reageren. Dit resulteert vaak in adviezen waar ouders niets aan hebben.

Ouders kunnen zich door deze reacties heel eenzaam voelen.

De gedragsdeskundige bespreekt met ouders de reacties vanuit de omgeving. Wat heeft hun goed gedaan en hoe gaan ze om met vervelende reacties?

Ook spelen bij ouders vaak gevoelens van schaamte bij het vertellen aan anderen.[12] Wat vertellen ouders aan wie? Het kan helpen om samen met de ouders te zoeken naar formuleringen, waarmee zij dit onderwerp ter sprake kunnen brengen bij voor hen belangrijke anderen.

> Het is belangrijk bij de ouders te benadrukken welke sterke kanten je ziet bij het kind en het gezin, en wat de kracht is van de eerste opvang die via het SOS-programma in gang is gezet.

8.1.9 Het verwerkingsproces van ouders

De gedragsdeskundige moet er alert op zijn dat er tijdens de gesprekken met de ouders niet uitsluitend wordt gesproken over het kind. Zowel de ouders als de gedragsdeskundige kunnen zich, in een vermijdingsreactie, hiertoe laten verleiden.

De eigen verwerking van ouders moet nadrukkelijk in de gesprekken aan bod komen!

De ouders dienen ondersteund te worden in het zoeken naar een evenwicht tussen de zorg voor het kind en de zorg voor zichzelf. Het is belangrijk met ouders te bespreken dat zelfzorg een eerste vereiste is om er ook te kunnen zijn voor hun kind. Ook is het van belang dat de gedragsdeskundige checkt of ouders genoeg mensen in hun omgeving hebben om hun gevoelens bij te uiten en of ouders hier ook daadwerkelijk gebruik van maken. Indien noodzakelijk, bedenkt de gedragsdeskundige (samen met ouders) waar adequate steunbronnen te vinden zijn en hoe die kunnen worden benaderd.

8.2 Het SOS-programma voor ouders

Uitgangspunt van het SOS-programma is dat de ouders op de hoogte zijn van het misbruik van hun kind. Is dit niet het geval, dan moet er voorafgaand aan de eerste bijeenkomst een apart slechtnieuwsgesprek met hen worden gevoerd.

Het SOS-programma voor ouders bestaat uit de gezamenlijke bijeenkomst en uit drie bijeenkomsten met de ouders afzonderlijk. De inhoud van deze bijeenkomsten wordt in deze paragraaf beschreven.

8.2.1 Houdingsaspecten

De gedragsdeskundige heeft tijdens de gesprekken een open, gelijkwaardige en steunende houding. Het is belangrijk zelf stevig model te staan voor hoe zaken benoemd kunnen worden, en draagkracht en actieve betrokkenheid te tonen. De gedragsdeskundige kan (gepaste) humor gebruiken om ervoor te zorgen dat de sfeer niet te beladen wordt.

De gedragsdeskundige houdt de ouders op de hoogte, ook buiten de sessie om. Stuur een mailtje of bel even, als er zaken bekend worden die ook voor de ouders van belang zijn. Daarmee kun je ook het gevoel van isolatie bij de ouders doorbreken. En voor alles is het belangrijk dat de gedragsdeskundige zich aan gemaakte afspraken houdt! Mensen die heftige dingen hebben meegemaakt, hebben doorgaans behoefte aan voorspelbaarheid en betrouwbaarheid. Dat is nodig om weer controle te kunnen ervaren.

8.2.2 Voorbereiding van de gedragsdeskundige

Voorafgaand aan de sessies dient de gedragsdeskundige zich te hebben georiënteerd op het gezinssysteem/de gezinssituatie en op de normen en waarden die binnen deze (gezins)cultuur gelden. Zoals al eerder aangegeven, is het van belang zicht te hebben op het sociogram van de cliënt: wie zijn belangrijke anderen in het leven van de cliënt?

8.2.3 Tijd en plaats van de bijeenkomsten met de ouders

Het eerste gesprek met de ouders wordt het liefst dezelfde dag gevoerd, en anders zo snel mogelijk nadat het misbruik bekend is geworden. Het eerste gesprek wordt gevoerd door de verantwoordelijk gedragsdeskundige en vindt bij voorkeur plaats bij de ouders thuis. Dit is voor hen bekend en veilig terrein en maakt het voor ouders gemakkelijker zich open te stellen. Hierdoor krijg je als gedragsdeskundige een reëler beeld van de ouders, hun klachten en behoeften.

De volgende gesprekken met de ouders zijn één week na het eerste gesprek, drie weken na het tweede gesprek en een follow-upgesprek acht weken na het eerste gesprek. Het derde gesprek is een gezamenlijke bijeenkomst van de ouders, de cliënt, (vertegenwoordigers van het) team, de manager en de gedragsdeskundige. Als richtlijn geldt dat elke sessie ongeveer anderhalf uur duurt.

8.2.4 Structuur van de sessies

De gedragsdeskundige organiseert vier sessies met ouders/verzorgers. Het eerste contact vindt zo snel mogelijk, bij voorkeur binnen een week na de onthulling/ontdekking (en na het taxatiegesprek) plaats. De tweede bijeenkomst vindt ongeveer een week later plaats. De derde bijeenkomst is een gezamenlijke bijeenkomst, waarin de cliënt, zijn/haar systeem en de betrokken hulpverleners hun ervaringen delen en (leren) met elkaar te communiceren over wat er is gebeurd. Deze gezamenlijke bijeenkomst wordt ongeveer een maand na de start van het programma gepland. Na acht weken is er een afsluitende follow-upbijeenkomst voor de ouders.

De gedragsdeskundige moet bij de uitvoering van het SOS-programma goed beseffen dat er geen kant-en-klare gespreksindeling te geven is, die standaard uitgevoerd kan worden. Het hangt van de individuele situatie van ouders af welke onderwerpen op welk moment aan bod komen.

De onderwerpen kunnen wel geclusterd worden in drie hoofdthema's die in elke bijeenkomst terugkomen:
- het praten over het seksueel misbruik;
- het emotioneel steunen van de ouders;
- het geven van psycho-educatie.

Met praten over het seksueel misbruik geeft de gedragsdeskundige de ouders de mogelijkheid de gebeurtenis van het misbruik te reconstrueren en te ordenen. Emotionele ondersteuning van ouders wordt gegeven door een luisterend oor te bieden en er te zijn voor de ouders in deze periode van ontreddering. Het benoemen, bespreken en betekenis geven aan gedachten en gevoelens van de ouders ten aanzien van het misbruik is hierbij essentieel. Daarnaast is het geven van psycho-educatie een centraal onderdeel van het SOS-programma. Door hun informatie te geven over trauma en traumaverwerking, stressreacties en het omgaan ermee, krijgen ouders begrip, controle en een gevoel van zekerheid de situatie aan te kunnen.

8.2.5 Het gebruik van het hulpboek voor ouders

Het hulpboek is door de gedragsdeskundige voorafgaand aan het eerste gesprek samengesteld en kan na elke bijeenkomst worden aangevuld. De pagina's van het hulpboek worden geprint en in een ordner gedaan. Er wordt een tabblad 'brieven en formulieren' toegevoegd, zodat ouders zelf correspondentie en overige formulieren/folders aan de map kunnen toevoegen. De gedragsdeskundige geeft de ouders instructies hoe zij met het hulpboek kunnen omgaan:

» Hierbij geef ik jullie een hulpboek. Dit is voor jullie en is bedoeld om informatie in te verzamelen en te bewaren over het misbruik. Er zitten verschillende tabbladen in. Jullie zien achter het eerste tabblad een aantal formulieren, waarop jullie je eigen verhaal kwijt kunnen over het misbruik. Ook kunnen jullie hier gevoelens en vragen noteren die tussen de bijeenkomsten door bij jullie opkomen en die van belang zijn om samen te bespreken.

Er zit ook een blad in waarop jullie allebei jullie eigen klachten kunnen noteren. Dat lijkt overdreven, maar is toch nuttig gebleken. Het gekke met klachten is namelijk dat je er, als je ze langer hebt, aan gewend raakt en ze niet meer zo duidelijk waarneemt. En we willen juist wel graag weten hoe het met jullie klachten gaat en of ze veranderen. Vandaar dat formulier. Het is natuurlijk niet verplicht dit in te vullen, maar ik wil het wel aanraden.

Achter het tweede tabblad kunnen jullie brieven en formulieren bewaren, bijvoorbeeld brieven van de aangifte, informatie van de politie enzovoort.

Achter het laatste tabblad vinden jullie informatie over verschillende zaken waar we het in de bijeenkomsten over hebben gehad, bijvoorbeeld over veelvoorkomende reacties bij kinderen die misbruikt zijn. Deze informatie wordt elke bijeenkomst aangevuld. Misschien willen jullie het ook zelf aanvullen met zaken die je vindt op internet of van andere mensen aangereikt krijgt. «

8.3 Ouderbijeenkomsten

Het SOS-programma voor ouders bestaat uit vier ouderbijeenkomsten, waarvan één bijeenkomst een gezamenlijke bijeenkomst is. Zoals eerder beschreven is er geen kant-en-klare gespreksindeling te geven. De onderwerpen worden afgestemd op de individuele situatie van de ouders. Wel zorgt de gedragsdeskundige ervoor dat de drie hoofdthema's: het praten over het seksueel misbruik, het emotioneel steunen van de ouders en het geven van psycho-educatie in elke bijeenkomst terugkomen.

8.3.1 Ouderbijeenkomst 1 – zo snel mogelijk

- **Wat is nodig?**
- SOS-handboek;
- het hulpboek voor ouders;
- passende werkbladen, bijvoorbeeld:
  - 'Praten over seksueel misbruik' (▶ par. 10.1L);
  - 'Gedachten en gevoelens op een rijtje' (▶ par. 10.3A);
  - 'Seksueel misbruik' (▶ par. 10.1A).

■■ **A. Praten over het seksueel misbruik**
In dit eerste gesprek staat het luisteren naar het verhaal van de ouders en het praten over het seksueel misbruik centraal. Ouders zijn vaak overweldigd door de hele situatie. Dit uit zich in het stellen van praktische vragen over het gebeuren. Gevoelens en emoties komen vaak pas in een later stadium naar voren. Het is van belang om de tijd te nemen om het verhaal van de ouders goed te horen.

De volgende vragen kunnen het gesprek op gang helpen:
- Hoe hebben jullie van het misbruik gehoord?
- Wat vonden jullie ervan om het zo te horen?
- Wat hebben jullie precies gehoord?
- Welke gevoelens roept het op?
- Hoe hebben jullie gereageerd?
- Hebben jullie nog vragen over wat er is gebeurd?
- Verbaasde het jullie?
- Hebben jullie iets aan jullie kind gemerkt?
- Als jullie nu kijken, vallen er dan dingen op hun plek?

Vul zo mogelijk de informatie van de ouders aan.

■■ **B. Emotioneel ondersteunen van de ouders**
- Hebben jullie je kind al gesproken/gezien?
- Hoe was dat?
- Heeft hij/zij er iets over gezegd?
- Hebben jullie er iets over gezegd?
- Zijn jullie daar tevreden over?
- Wat hadden jullie achteraf anders willen doen?
- Wat was moeilijk?
- Wat was gemakkelijker dan jullie dachten?

- Welke zorgen zijn er over je kind?
- En hoe is het nu met jullie?
- Hoe gaat het met slapen en eten en ontspannen?
- Wat merken jullie aan jezelf? En aan elkaar?

Vaak helpt het hier om uit te leggen dat mannen en vrouwen vaak verschillend reageren op dit soort situaties en dat je daardoor nogal eens kunt gaan botsen. Je kunt het cliché gebruiken van vrouwen die eindeloos willen praten en emotioneel zijn, en mannen die dingen willen doen en zich in zwijgen hullen. De ervaring leert dat dit ontschuldigend werkt en lucht geeft.

Vervolgens kun je vragen of ze er ook met elkaar over praten en welke gevoelens het oproept. Vergeet niet de ouders apart te bevragen. Vaak is er inderdaad een enorm verschil.

C. Psycho-educatie over praten over seksueel misbruik en stressreacties

Nadat er eerst ruimte is geweest voor de beleving en het verhaal van de ouders, is het goed om in dit eerste gesprek informatie te geven over de reacties die de ouders kunnen verwachten, zowel bij zichzelf als bij hun kind. Je wijst daarbij op stressklachten en legt uit dat niet alleen hun kind daar last van heeft, maar ook de mensen eromheen. Vraag wat zij ervan herkennen bij zichzelf, bij anderen en bij hun kind.

Geef aan dat het hebben van klachten op dit moment een heel normale zaak is. Het is een normale reactie op een abnormale gebeurtenis. Het is een soort aanpassingsreactie van ons systeem dat probeert te verwerken, en gaat doorgaans ook vanzelf weer over. Eigenlijk is het dus ook een gezonde reactie en zou het meer zorgen baren als de ouders helemaal nergens last van zouden hebben.

Geef dan aan dat ouders vaak de situatie van het misbruik voor zich zien, en vraag of zij dat ook hebben.

Ook kun je ingaan op vragen van ouders, zoals: Wat zeg ik tegen mijn kind? Wat vertel ik op school? Hoe vertel ik het de familie?

Het kan zijn dat er nog afspraken gemaakt moeten worden over bijvoorbeeld voorbereiding op de aangifte/het verhoor bij de politie.

D. Afsluiten

Aan het eind van het gesprek wordt, samen met ouders, gekeken of het nodig is om veiligheidsafspraken te maken. Bijvoorbeeld rondom de mogelijkheid tot contact met de (vermoedelijke) pleger. Bespreek met de ouders allerlei praktische vragen die bij hen kunnen leven, bijvoorbeeld hoe ze moeten omgaan met telefoon, internet en sociale media, of er afspraken gemaakt worden met de school, met de dagbesteding en of er een taxi moet worden besproken? Aan het einde van het gesprek introduceer je het hulpboek bij de ouders en geeft het hun.

Vraag bij de afsluiting van het gesprek hoe de ouders erop terugkijken en of er iets in het gesprek was dat hen erg getroffen of geholpen heeft.

Laat de ouders het werkblad 'Evaluatie bijeenkomst' (▶ par. 10.1S). invullen voor bijeenkomst 1. Vraag of ze nog zaken hebben gemist en of je nog iets voor hen kunt doen. Geef aan dat je onder de indruk bent van de inzet van de ouders voor hun kind, en dat je graag met hen verder werkt.

Aan het eind van de eerste bijeenkomst wordt er een afspraak gemaakt voor de tweede bijeenkomst over één week.

Laat het werkblad 'Voorbereiding bijeenkomst' (▶ par. 10.1R) bij de ouders achter.

Duur bijeenkomst: 90 minuten

8.3.2 Ouderbijeenkomst 2 – na een week

- **Wat is nodig?**
- SOS-handboek;
- hulpboek ouders;
- passende werkbladen, bijvoorbeeld:
  - 'Do's en don'ts bij het praten over het seksueel misbruik met een slachtoffer' (▶ par. 10.1D);
  - 'Mijn schuld of toch niet?' (▶ par. 10.4A)
  - 'Zelfzorgtest' (▶ par. 10.10).

A. Praten over het seksueel misbruik

Een week na de eerste ouderbijeenkomst gaat de gedragsdeskundige opnieuw naar de ouders toe. In dit tweede gesprek wordt de stand van zaken op dit moment besproken. Je vraagt de ouders naar eventuele veranderingen in de afgelopen week. Nieuwe informatie wordt met hen geordend en er wordt opnieuw stilgestaan bij de beleving en de emoties van de ouders. Hoe ziet deze beleving er nu uit? Welke emoties staan nu op de voorgrond?

B. Emotioneel ondersteunen van ouders

In dit tweede gesprek kan aandacht zijn voor de dagelijkse routine van de ouders. Lukt het ze deze weer op te pakken? Hoe gaat het op het werk? Waar lopen ze tegenaan? Lukt het de ouders om ook goed voor zichzelf te zorgen?

Vaak zeggen ouders 'ik ben zelf niet belangrijk, mijn kind is nu belangrijk'. Als zij op deze manier reageren, is het goed te benadrukken dat ouders niet goed voor hun kind kunnen zorgen als ze niet goed voor zichzelf zorgen. De volgende vergelijking kan hierbij helpen:

» Heeft u weleens gevlogen? Aan het begin van een vlucht worden er in het vliegtuig veiligheidsinstructies gegeven voor het geval er iets gebeurt. Er wordt uitgelegd dat het in geval van nood van belang is dat de ouders eerst hun eigen zuurstofmasker voordoen, voordat ze hun kind hiermee helpen. Als de ouders namelijk door gebrek aan zuurstof buiten bewustzijn raken, kunnen zij helemaal niets meer voor hun kind betekenen.

U verkeert nu in een vergelijkbare situatie. Als je niet eerst goed voor jezelf zorgt (en je eigen zuurstofmasker opzet), kun je ook niet goed voor je kind zorgen. «

Ook is het goed stil te staan bij de relatie van de ouders. Kunnen ze bij elkaar terecht? Hoe is het met de eigen intimiteit en seksualiteit? Wordt dit beïnvloed door wat hun kind heeft meegemaakt?

C. Psycho-educatie over stressklachten en begeleidingsbehoeften

Met ouders kan in dit tweede gesprek doorgepraat worden over de reacties van hun kind. Gezamenlijk kunt u het werkblad 'Checklist posttraumatische stressklachten kind/cliënt' invullen (▶ par. 10.1P).

D. Voorbereiden derde bijeenkomst

In deze ouderbijeenkomst wordt de gezamenlijke derde bijeenkomst met de ouders doorgesproken en voorbereid. De voorbereiding tijdens de tweede bijeenkomst bestaat uit het, samen met de ouders, brainstormen over wat hun kind zou kunnen helpen:
- Welke mooie positieve dingen kunnen de ouders tegen hun kind zeggen?

- Welke eigenschappen waarderen de ouders in hun kind en kunnen die hun kind helpen? Een voorbeeld: 'Weet je nog dat je je zwemdiploma kreeg? Toen was je dapper en dat kun je nu weer zijn!'
- Wat zijn de dingen die de ouders in de toekomst graag met hun kind willen doen?
- Wat wensen de ouders hun kind voor de toekomst?

Het is van belang te benadrukken dat ouders in de gezamenlijke bijeenkomst hoop en perspectief uitstralen. Het doel van de derde, gezamenlijke bijeenkomst kan als volgt worden uitgelegd:

>> In de gezamenlijke bijeenkomst praten we met alle betrokkenen over wat er is gebeurd. U bent daarbij, uw kind en de begeleiding van uw kind (en de leidinggevende, zeker als het misbruik onder verantwoordelijkheid van een instelling heeft plaatsgevonden!). Het is belangrijk om gezamenlijk stil te staan bij wat er gebeurd is, omdat iedereen ervan geschrokken is, en om met elkaar te leren praten over het gebeurde.
> Tijdens deze bijeenkomst wordt uw kind gestimuleerd te vertellen op welke manier de mensen in de omgeving haar/hem kunnen helpen. Het is van belang dat u uw kind nogmaals aangeeft, met alle betrokkenen erbij, dat hij/zij geen schuld heeft aan het gebeurde en dat u achter hem/haar staat. Dat wij met elkaar, samen met het kind, ervoor gaan zorgen dat het kind zich weer prettiger gaat voelen. U kunt aangeven welke positieve eigenschappen het kind heeft, die hij/zij de komende periode kan gebruiken. De bijeenkomst wordt afgesloten met een gezamenlijke 'Samen staan we sterk'-opdracht. <<

De voorbereiding wordt samen met ouders opgeschreven op het werkblad 'Voorbereiding bijeenkomst' (▶ par. 10.1R) en in het hulpboek van de ouders bewaard.

■■ E. Afsluiten

De tweede bijeenkomst wordt afgesloten met het bespreken wat verder voor de ouders nog belangrijk is. Aan het eind van het gesprek wordt het hulpboek met hen doorgenomen en aangevuld met de besproken informatie uit de tweede bijeenkomst.

Vraag bij de afsluiting van het gesprek hoe de ouders erop terugkijken en of iets in het gesprek hen erg getroffen of geholpen heeft. Vraag of ze nog zaken hebben gemist en of er nog iets is wat je voor hen kunt doen. Laat ouders dit invullen op het werkblad 'Evaluatie bijeenkomst' (▶ par. 10.1S).

Aan het eind van de tweede bijeenkomst wordt er een afspraak gemaakt voor de derde, gezamenlijke bijeenkomst, drie weken na de tweede bijeenkomst.

Duur bijeenkomst: 90 minuten

8.3.3 Ouderbijeenkomst 3: gezamenlijke bijeenkomst – na drie weken

Drie weken na de tweede bijeenkomst wordt er een gezamenlijke bijeenkomst gehouden, waarbij het kind, de ouders/familie, de begeleiders, de manager en de gedragsdeskundige aanwezig zijn. Het gesprek wordt gevoerd op een voor het kind veilige plek, in aanwezigheid van de voor het kind belangrijke betrokkenen. Eerst wordt er wat gedronken met iets lekkers erbij. Dit is van belang, omdat het eten en drinken angst kan verminderen en de onderlinge relaties herstelt en bevordert.

8.3 · Ouderbijeenkomsten

- **Wat is nodig?**
- SOS-handboek;
- hulpboeken;
- aanwezigheid van de manager/teamleider als co begeleider van het gesprek;
- iets lekkers voor bij de koffie;
- flip-over of whiteboard o.i.d.;
- Werkblad 'Samen staan we sterk' (zie hulpboeken cliënten);
- materiaal om de gekozen 'Samen staan we sterk'-opdracht te kunnen uitvoeren, zoals teken-/knutselspullen. Afhankelijk van de smaak van de cliënt kan ook gedacht worden aan glitters, sterretjes, foto's, een computer, enzovoort.

Na afloop de hulpboeken mee teruggeven. Met de begeleiding overleggen hoe en wanneer ze de cliënt helpen.

- **De start van de gezamenlijke bijeenkomst**

Vertel de betrokkenen over de bijeenkomst.

» We praten vandaag met zijn allen over wat er is gebeurd. Dat is belangrijk om te doen, want iedereen is er erg van geschrokken. Door er met zijn allen over te praten, helpen we elkaar. «

Vertel concreet hoe de structuur van de bijeenkomst eruitziet:

» We zijn bij elkaar in de kamer van… We beginnen met koffiedrinken, met wat lekkers erbij.
Ik (of iemand anders, benoem die dan) heb/heeft de leiding en zorg(t) dat het gesprek goed verloopt. Aan het einde van het praten gaan we samen wat maken. Als we daarmee klaar zijn, praten we nog even kort en gaan we samen afsluiten. «

■■ **A. Praten over het seksueel misbruik**
De gedragsdeskundige, of de aanwezige manager, vertelt om te beginnen nog eens kort wat er is gebeurd. Als het politieverhoor al achter de rug is, kan daar meer over gezegd worden dan als het verhoor nog moet plaatsvinden. Maak eventueel gebruik van een tijdslijn of een sociogram om het verhaal duidelijk te maken.

■■ **B. Psycho-educatie over stressklachten en begeleidingsbehoeften**
Dan volgt een stukje psycho-educatie, waarin de gedragsdeskundige vertelt dat iedereen van de situatie geschrokken is en er op zijn eigen manier op reageert.

» Iedereen is er erg van geschrokken en kijkt er op zijn eigen manier naar. Iedereen reageert er op zijn eigen manier op. Je kunt boos worden, bang zijn of verdrietig. Laten we eens op een rijtje zetten hoe we allemaal hebben gereageerd. «

De gespreksleider geeft de deelnemers aan het gesprek om beurten de gelegenheid te vertellen hoe zij hebben gereageerd en noteert dat op de flip-over. Bij cliënten die niet kunnen lezen en schrijven, kan gewerkt worden met smileys om hun stemming aan te geven.

Het is belangrijk dat de reacties van ouders en hulpverleners al in hun bijeenkomsten zijn voorbereid. Deze gezamenlijke bijeenkomst is ter ondersteuning van de cliënt. Ouders en begeleiders kunnen kort aangeven wat hun reactie was en benadrukken dat het knap is van de cliënt dat hij/zij verteld heeft waarvan hij/zij last heeft. Vervolgens kunnen de ouders en begeleiders aangeven dat het nooit de schuld van het kind is, dat zoiets is gebeurd. Ook kunnen ze expliciet aangeven dat het niet de schuld is van het kind dat ze zich nu bijvoorbeeld verdrietig voelen.

Het is de bedoeling dat er positieve dingen en eigenschappen van de cliënt worden benoemd. Hoe goed de cliënt het doet, ondanks het erge dat gebeurd is. Bijvoorbeeld:

» Ik was boos/bang/… «

En dan naar de cliënt:

» Knap dat je het hebt verteld (als het zo is uitgekomen) en hoe je er nu mee omgaat. Het is niet jouw schuld, dat ik me zo voel. Het is de schuld van de dader; die was fout. Jij niet. «

De inhoud van het gesprek moet in deze richting worden gestuurd. Indien nodig breng je als gedragsdeskundige dit soort informatie zelf in. Cliënten moeten worden ontschuldigd en gesterkt! Eventueel noodzakelijke ondersteuning van de andere gespreksdeelnemers moet worden verwezen naar een ander moment.

▪▪ C. Samen staan we sterk!

De cliënt wordt gevraagd hoe het nu gaat, en wat hij/zij te zeggen heeft. De gespreksleider die sessie 2 met de cliënt heeft gedaan, helpt de cliënt – zo nodig met behulp van het hulpboek – te verwoorden wat hem/haar bezighoudt. Er is aandacht voor praktische zaken, veiligheid en reacties op wat ouders en hulpverleners hebben gezegd. Daarnaast is er aandacht voor de wensen van de cliënt met betrekking tot de ondersteuning in de komende periode. Hoe kan de cliënt het beste geholpen worden en waarbij heeft hij/zij hulp nodig. Wat vindt de cliënt fijn en wat helpt?

De gedragsdeskundige kiest een passende 'Samen staan we sterk'-opdracht, bijvoorbeeld:
— Samen staan we sterk – de pleister (▶ par. 6.3.8E);
— Samen staan we sterk – de boodschap (▶ par. 6.3.8F);
— Samen staan we sterk – het lied (▶ par. 6.3.8G);
— Samen staan we sterk – muziek (▶ par. 7.4.8A).

Die opdracht is bedoeld om het isolement te doorbreken, dat mensen met elkaar ervaren na het meemaken van een nare gebeurtenis. Bovendien is het de bedoeling de cliënt te laten ervaren dat iedereen samenwerkt en helpt om het misbruik 'draagbaar' te maken. De gedragsdeskundige introduceert de werkvorm en legt op een manier die is afgestemd op het niveau van de cliënt, uit dat het misbruik pijn doet.

▪▪ D. Afsluiten – Napraten: hoe vonden we dit gesprek?

De bijeenkomst wordt afgesloten door de betrokkenen te vragen wat ze ervan vonden. Hierbij sta je voor de keuze of je dit gezamenlijk doet of apart met de cliënt. De keuze is afhankelijk van het verloop van het gesprek, de karakteristieken van de ouders (is er ook ouderproblematiek, zijn er hoogoplopende emoties, enz.?) en van de cliënt. Kan de cliënt het aan dat dit gezamenlijk gebeurt of heeft de cliënt er meer profijt van nog even apart met jou te zitten?

Schrijf in het hulpboek van de cliënt (of laat de cliënt het zelf noteren) over het gesprek en wat hij ervan vond. Stop ook de gezamenlijke opdracht, of een foto ervan, in het hulpboek van de cliënt en geef het mee naar huis.

Hoe gaat het nu verder?

Spreek af, en schrijf op, van wie de cliënt in de komende weken steun krijgt, en op welke momenten. Geef aan dat deze persoon de cliënt verder gaat steunen en dat de cliënt de komende weken niet meer bij jou hoeft te komen. Vertel de betrokkene dat jij nog een afspraak maakt over twee maanden om te kijken hoe het dan met iedereen gaat en hoe deze persoon de cliënt helpt. Maak hiervoor concrete afspraken en schrijf die in het hulpboek.

Vervolgens wordt er een overgang gemaakt naar het dagelijks leven van de cliënt, bijvoorbeeld door met betrokkenen te praten hoe het vervolg van de dag eruitziet.

Duur bijeenkomst: totaal ongeveer 2 uur

Het gezamenlijke gesprek duurt ongeveer een uur. Daarna volgt een informele bijeenkomst met iedereen samen; het doel daarvan: saamhorigheid, communicatie weer op gang, het gewone leven gaat ook door.

8.3.4 Ouderbijeenkomst 4: follow-up – na twee maanden

- **Wat is nodig?**
- SOS-handboek;
- hulpboek ouders;
- passende werkbladen, bijvoorbeeld:
  - 'Checklist secundaire traumatische stress' (▶ par. 10.1M);
  - 'Steun van mensen uit de omgeving' (▶ par. 10.8A);
  - 'SOS-evaluatieformulier' (▶ par. 10.1U).

■■ A. Praten over het seksueel misbruik

Na twee maanden gaat de gedragsdeskundige nogmaals naar de ouders toe. Tijdens deze follow-up wordt de stand van zaken op dat moment besproken.
- Hoe gaat het nu met de ouders en met hun kind?

Er wordt nogmaals stilgestaan bij de beleving en de emoties van ouders:
- Hoe ziet deze beleving er nu uit?
- Welke emoties staan nu op de voorgrond?
- Welke vragen hebben de ouders nog?

■■ B. Psycho-educatie over secundaire traumatisering

Gezamenlijk met de ouders kunnen, indien dit nog niet was gedaan in bijeenkomst 2, eventuele PTSS-klachten van het kind worden gescreend aan de hand van 'Checklist posttraumatische stressklachten kind/cliënt' (▶ par. 10.1P). Er kan besproken worden of het noodzakelijk is therapie voor het kind in te zetten. Hierbij kun je denken aan EMDR; een non-verbale therapievorm die gericht is op een snelle klachtenvermindering. Ook andere vormen van gedragstherapie, speltherapie, creatieve therapie of psychomotore therapie kunnen worden ingezet. Welke vorm het meest geschikt is, zal afhangen van de aard van de klachten en de aard van het kind.

■■ C. Emotioneel ondersteunen van ouders

Ook moet er tijdens deze follow-up aandacht zijn voor eventueel bestaande klachten bij de ouder zelf en de noodzaak van doorverwijzing van hen voor vervolghulpverlening.

▪▪ D. Afsluiten en evalueren

Uiteindelijk wordt het SOS-programma met de ouders geëvalueerd aan de hand van het 'SOS-evaluatieformulier' (▶ par. 10.1U). Wat vonden ze van de geboden hulp? Wat hebben ze nog nodig om op een goede manier met de situatie te kunnen omgaan?

Samenvatting

Als er sprake is van seksueel misbruik heeft dit niet alleen gevolgen voor het kind zelf, maar ook voor de mensen om het kind heen. In dit hoofdstuk is de opvang van ouders besproken als essentieel onderdeel van het SOS-programma. De nadruk ligt op de verwerking van het misbruik bij de ouders en het informeren van hen over het verwerkingsproces bij hun kind. Voorwaarde voor een goede verwerking bij het kind is immers een goede verwerking bij de ouder!

Verschillende kernaspecten die voor de gedragsdeskundige van belang zijn in de gesprekken met ouders, zijn de revue gepasseerd. Er is uitleg gegeven over systeemaspecten ten aanzien van gezinnen met een kind met een verstandelijke beperking en over verschillende aspecten die ouders kunnen tegenkomen inzake seksueel misbruik.

Vervolgens zijn er vier bijeenkomsten beschreven, waarin het praten over het seksueel misbruik, het emotioneel steunen van ouders en het geven van psycho-educatie aan ouders belangrijke thema's zijn.

Centraal staat dat mensen met een beperking, meer dan anderen, in hun verwerking van het misbruik afhankelijk zijn van de reactie van hun omgeving!

Literatuur

1. Cottis, C. (2009). *Love hurts; the emotional; impact of intellectual disability and sexual abuse on a family*. Uit: Intellectual disability, trauma and psychotherapy, working with families. Londen: Routledge.
2. Scharloo, A. (2005). *Seksueel misbruik: de gevolgen voor ouders en verwanten*. Utrecht: VOGG Raakpunt.
3. Eland, J., Roos, C. de & Kleber, R. (2000). *Kind en trauma; een opvangprogramma*. Lisse: Swets & Zeitlinger.
4. NCTSN (2009). *Caring for kids; what parents need to know about sexual abuse*. Los Angeles: National Child Traumatic Stress Network (NCTSN).
5. Duke, J. (2004). *Factsheet on children with developmental disabilities*. Los Angeles: National Child Traumatic Stress Network (NCTSN).
6. Carnes, C. (2003). *Forensic evaluation of children when abuse is suspected*. Huntsville: The national childrens advocacy center.
7. Wasserman, B. (2005). *Feeling good again: a guide for parents & therapists of sexually abused children*. Brandon: The safer society press.
8. Slachtofferhulp (2003). *Kinderen helpen na een schokkende gebeurtenis; praktische gids na een misdrijf of plots overlijden*. Houten: Lannoo.
9. Federatie pleegzorg (1996). *Omgaan met een seksueel misbruikt kind: een cursus voor pleegouders*. Amsterdam: Federatie pleegzorg, Hogeschool van Amsterdam, Stichting therapeutische gezinsverpleging.
10. Brohl, K. (2004). *When your child has been molested*. San Francisco: Jossey-Bass.
11. Greenwald, R. (2005). *Child trauma handbook. A Guide for helping Trauma-Exposed Children and Adolescents*. New York: Routledge.
12. Schwab, Z.F. (2002). *Beide benen op de grond; keuzes maken na een zedendelict*. Capelle aan den IJssel: Uitgeverij Schwab.

De opvang van betrokken hulpverleners van slachtoffers van seksueel misbruik

9.1	Kernaspecten bij de opvang van betrokken hulpverleners – 164
9.1.1	Een veilige en betrouwbare omgeving voor de cliënt – 164
9.1.2	Praten met de cliënt over het seksueel misbruik – 165
9.1.3	Het herstel van het gewone leven – 166
9.1.4	Omgaan met traumareacties van de cliënt – 167
9.1.5	Omgaan met stressreacties van ouders – 168
9.1.6	Splitting – 168
9.1.7	Overdracht en tegenoverdracht – 169
9.1.8	Eigen verwerking hulpverleners – 170
9.2	Het SOS-programma voor hulpverleners – 171
9.2.1	Houdingsaspecten – 171
9.2.2	Voorbereiding van de gedragsdeskundige – 171
9.2.3	Tijd en plaats van de bijeenkomsten met de hulpverleners – 172
9.2.4	Alleen of samen? – 172
9.2.5	De structuur van de sessies – 172
9.2.6	Het gebruik van het hulpboek voor hulpverleners – 173
9.3	De hulpverlenersbijeenkomsten – 173
9.3.1	Hulpverlenersbijeenkomst 1 – zo snel mogelijk – 173
9.3.2	Hulpverlenersbijeenkomst 2 – na een week – 176
9.3.3	Gezamenlijke bijeenkomst – na drie weken – 178
9.3.4	Hulpverlenersbijeenkomst 3: follow-up – na twee maanden – 180

Literatuur – 182

Inleiding

De manier waarop iemand met een verstandelijke beperking ervaringen met seksueel misbruik verwerkt, hangt in grote mate samen met de reacties van zijn of haar betekenisvolle anderen, zoals ouders en andere familieleden, maar ook met de reacties van hun begeleiders.[1] Het begeleiden van verstandelijk beperkte slachtoffers van seksueel misbruik, en hun systeem, brengt een complexe dynamiek met zich mee. Vraagstukken betreffende schuld, geloof en ongeloof kunnen het adequaat functioneren van begeleiders en een betrokken hulpverleningsteam fors belemmeren.

Er is in dit hoofdstuk specifieke aandacht voor processen van splitting, overdracht en tegenoverdacht, die onvermijdelijk zijn in een situatie waarin een cliënt seksueel misbruikt is. Gedragsdeskundigen die dit proces begeleiden, dienen zich bewust te zijn van de enorme impact op de onderlinge samenwerking en op de kwaliteit van de begeleiding van de cliënt en zijn/haar systeem als geen richting gegeven wordt aan de tegenstrijdige gevoelens en handelingsverlegenheid.

In dit hoofdstuk worden vier bijeenkomsten beschreven, waarin gedragsdeskundigen de betrokken hulpverleners ondersteunen bij het begeleiden van een cliënt die het slachtoffer is geworden van seksueel misbruik. Het gaat hierbij nadrukkelijk om de begeleiding – niet de behandeling – van slachtoffers (en zijn of haar systeem) in hun dagelijkse leefomgeving. In de bijeenkomsten is, naast aandacht voor praktische richtlijnen voor het ondersteunen van de cliënt, ook telkens specifieke aandacht voor de ondersteuning van de hulpverleners in hun eigen proces en dat van hun collegae. Adequate dagelijkse begeleiding van een cliënt is alleen dan mogelijk als de betrokken hulpverleners in staat zijn hun eigen ervaringen en belevingen te ordenen en te bespreken. De hulpverlener is hierin een rolmodel voor de cliënt. Er worden derhalve richtlijnen gegeven voor stabilisatie van de situatie, de inventarisatie van het seksueel misbruik, de emotionele ondersteuning en voor psycho-educatie van betrokken hulpverleners. Voor verschillende thema's worden de gedragsdeskundige praktische werkvormen aangeboden voor bij de begeleiding van de betrokken begeleiders.

9.1 Kernaspecten bij de opvang van betrokken hulpverleners

9.1.1 Een veilige en betrouwbare omgeving voor de cliënt

De meest basale voorwaarde voor begeleiding van slachtoffers van seksueel misbruik is een veilige omgeving. Een veilige omgeving houdt in ieder geval in dat contact tussen de cliënt en de (vermoedelijke) pleger wordt voorkomen.[3][4][5] Verder zorgt een veilige omgeving voor zo min mogelijk risicovolle situaties. Er dienen afspraken te worden gemaakt over risicobeperkende maatregelen. Het is de taak van de gedragsdeskundige ervoor te zorgen dat deze afspraken worden afgestemd met alle milieus van de cliënt, zowel thuis, op school, op het werk, in de vrije tijd als op de woonlocatie (en in het vervoer tussen deze milieus). Essentieel is dat de cliënt op de hoogte is van deze beveiligende maatregelen.

Veiligheid bestaat echter niet alleen uit fysieke veiligheid; vooral de veiligheidsbeleving (ook wel psychische veiligheid genoemd) van het slachtoffer is essentieel. Deze vorm van veiligheid wordt niet alleen bereikt door het gevoel controle te hebben over de buitenwereld, maar ook door het gevoel controle te hebben over eigen emoties. Zaken die herinneren aan het misbruik, kunnen fysieke en emotionele reacties teweegbrengen die het gevoel van veiligheid ondermijnen. Soms begrijpt een slachtoffer wat er gebeurt, maar veel vaker (zeker bij mensen met een verstandelijke beperking) is een reactie volledig onbewust, waardoor deze nog beangstigender wordt. In de beleving van deze slachtoffers dreigt overal gevaar, ze kunnen zich nooit ergens veilig voelen.[13]

Om een gevoel van veiligheid te bewerkstelligen, is een directieve houding ('zo gaan we het doen') van begeleiders een voorwaarde. Daarnaast moet de begeleider er 'gewoon' zijn en rust uitstralen. De begeleider dient regelmatig veiligheidsboodschappen te geven, telkens opnieuw te benoemen dat het misbruik nu over is en dat het slachtoffer hier en nu veilig is. Verder is het aan te bevelen om een code of gebaar af te spreken, waarmee de cliënt laat weten dat het niet goed gaat. Dan kan de begeleider hierop inspelen door een veiligheidsboodschap te geven of te helpen met afleiding of ontspanning.

Herkenbaar en voorspelbaar

Een veilige en betrouwbare omgeving houdt ook in dat de omgeving herkenbaar en voorspelbaar is. De cliënt heeft vaste bakens nodig die houvast bieden. Op die manier kan het slachtoffer weer grip krijgen op het dagelijks leven. Stressfactoren dienen zo veel mogelijk te worden gereduceerd (▶ ook H. 4).

Een betrouwbare omgeving houdt ook in dat hulpverleners doen wat ze zeggen, en dat ze zeggen wat ze doen. Beloof geen zaken waarvan je niet zeker bent dat je ze kunt waarmaken en houd de cliënt zo veel mogelijk op de hoogte van wat er gaande is! Het is de taak van de betrokken gedragsdeskundige ervoor te zorgen dat hulpverleners en het systeem van de cliënt op één lijn zitten. Zo wordt verwarring bij de cliënt voorkomen. Dat vraagt om open communicatie en een goede onderlinge afstemming.

Ten slotte is het van belang dat hulpverleners bij slachtoffers van seksueel misbruik zich bewust zijn van hoe zij omgaan met nabijheid en aanraking. De ene cliënt ervaart een aanraking als zeer bedreigend, de andere cliënt zal juist continu vragen om aanraking. De gedragsdeskundige dient zorg te dragen voor een begeleidingsstijl, die is afgestemd op de behoeften van de individuele cliënt. Daarbij dient er aandacht te zijn voor de kwetsbaarheid van de cliënt en de maatschappelijk geaccepteerde grenzen, en kan het noodzakelijk zijn alternatieve lichamelijke gedragingen aan te bieden.

9.1.2 Praten met de cliënt over het seksueel misbruik

In het verleden werd vaak geadviseerd het initiatief voor het praten over seksueel misbruik aan het slachtoffer te laten. Slachtoffers zouden er vanzelf over gaan praten, zodra ze eraan toe zouden zijn. Ervaring en onderzoek[6] hebben echter geleerd dat dit niet het geval is; zeker niet bij kinderen en mensen met een verstandelijke beperking. Het reconstrueren en ordenen van de gebeurtenis, en het uiten van gedachten en gevoelens in een veilige context, kunnen enorm helpen cliënten weer het gevoel te geven greep te hebben op hun leven. Door op deze manier met de gebeurtenis bezig te zijn, wordt deze als het ware 'psychologisch herkauwd'. Op den duur wordt de intensiteit van de gevoelens eromheen minder; de scherpste kantjes gaan ervan af.[7] Dit heeft tot gevolg dat vermijdingsgedrag wordt gereduceerd en verkeerde cognities ('het was mijn schuld', 'mannen zijn niet te vertrouwen' enz.) omtrent het seksueel misbruik worden gecorrigeerd. Dit geeft mogelijkheden voor het aanleren van adequate copingvaardigheden.

Over seksueel misbruik praten is moeilijk, en bij het praten over seksueel misbruik met slachtoffers met een verstandelijke beperking bestaan er extra belemmeringen. Enerzijds kunnen zij vanwege hun beperking dingen vaak moeilijker – of zelfs helemaal niet – onder woorden brengen. Daarnaast is het voor hen vaak lastiger om gevoelens, gedachten en gedrag in het heden in verband te brengen met het seksueel misbruik. Anderzijds omdat toehorende hulpverleners (en ouders) vaak ook zelf een heftige reactie hebben: hoe is het mogelijk dat iemand misbruik maakt van deze kwetsbare mens? Hoe kan het zijn dat dit heeft plaatsgevonden onder onze neus? Waarom hebben we geen signalen opgepikt?

De reactie op seksueel misbruik door de omgeving is van groot belang voor de verdere verwerking door het slachtoffer. Het is de taak van de betrokken gedragsdeskundige ook met de begeleiders de gebeurtenis, en de beleving daarvan, te reconstrueren en ordenen. Er moet voldoende gelegenheid worden gecreëerd om emoties en spanningen, in afwezigheid van cliënten, te ontladen.

De begeleiders dienen zich bewust te zijn van het belang van rustig en open reageren op een cliënt die slachtoffer is van seksueel misbruik. Een heftige emotionele reactie van een toehoorder leidt er vaak toe dat slachtoffers stoppen met het vertellen van hun verhaal, of de meest vreselijke details weglaten of zelfs weer intrekken om de hulpverlener te beschermen. Bovendien zouden cliënten met een verstandelijke beperking de boodschap kunnen krijgen dat de emoties van de ander de enige juiste emoties zijn. Het gevolg daarvan kan zijn dat de cliënt de emoties van de begeleider overneemt en niet toekomt aan het ontdekken en uiten van eigen emoties. Daarnaast dienen begeleiders zich bewust te zijn van de invloed van hun eigen verwachtingen en de noodzaak van het bijstellen daarvan in aansluiting op de beleving van de cliënt.

Afhankelijk van de inhoud van protocollen die in betrokken hulpverleningsorganisaties worden gehanteerd, dient er bij het praten over seksueel misbruik rekening te worden gehouden met te voeren taxatiegesprekken en verhoor van cliënten door de politie (▶ par. 3.4.2).

9.1.3 Het herstel van het gewone leven

Het is belangrijk dat begeleiders zo veel mogelijk de gewone dagelijkse routine met de cliënt handhaven. Deze routine bevordert het gevoel van veiligheid, geeft een gevoel van controle en helpt om angst te verminderen. Het is belangrijk dat een slachtoffer merkt dat de structuur van de periode van voor het misbruik gewoon blijft doorlopen, zoals op tijd eten en slapen, het voorlezen van een verhaaltje, op woensdag naar de voetbaltraining, enzovoort.[10]

Als er sprake is van een verlies van vaardigheden op het gebied van zelfredzaamheid, dient dat in eerste instantie te worden gerespecteerd en geïnterpreteerd als behorende bij de algehele ontreddering. Dring er niet op aan dat de cliënt dezelfde dingen zelfstandig doet als voor het misbruik. Begeleiders dienen oog te hebben voor wisselend functioneren van de cliënt als gevolg van traumaklachten. Zij nemen bepaalde zorgtaken van de cliënt over mocht dat nodig zijn en laten de cliënt zo ervaren dat er voor hem of haar gezorgd wordt. Als de client het evenwicht heeft teruggevonden, wordt in gezamenlijk overleg stapsgewijs teruggekeerd naar het oude vaardigheids- en ondersteuningsniveau.

> Begeleiders dienen oog te hebben voor wisselend functioneren van de cliënt als gevolg van traumaklachten. Een cliënt kan de ene dag iets wel, terwijl hij dezelfde handeling een dag later niet kan. Dit dient soepel te worden opgevangen.

Positief gevoel

Bij de begeleiding van een slachtoffer van seksueel misbruik is het van belang een gezond evenwicht te bieden tussen specifiek begeleiden en het voortzetten van het gewone programma.[3][4][11] Het verwerken van misbruik betekent dat het een plaats krijgt tussen de goede en minder goede dingen in het leven. Daarom is het belangrijk dat het slachtoffer, naast deze zware ervaring en alles wat daarbij komt kijken, ook prettige en mooie ervaringen gaat opdoen. Deze kunnen ook de functie hebben van de aandacht tijdelijk afleiden van het misbruik. Bovendien is het belangrijk dat de cliënt positieve ervaringen opdoet om het gevoel van eigenwaarde en een positief lichaamsbeeld te herstellen. Lichamelijke activiteiten (in bad gaan, schoonheidsbehandelingen, make-up, enz.) zijn hierbij van onschatbare waarde.

Ook bewegen is belangrijk. Door intensief te sporten komen endorfinen vrij, die het algemeen welbevinden van het slachtoffer sterk verhogen, op een gezonde manier. Tevens zorgt lichamelijke activiteit voor lichamelijke vermoeidheid, die bevorderlijk is voor de nachtrust. Veel slachtoffers van seksueel misbruik hebben last van (in)slaapstoornissen. Er dient dan ook specifieke aandacht te zijn voor het herstel van een gezond slaappatroon. Stimuleer het reguliere dag- en nachtritme en het doen van ontspannende activiteiten voor het naar bed gaan.

Juiste balans

Te veel aandacht voor herstel van het normale leven kan het slachtoffer het idee geven dat zijn gevoelens niet serieus worden genomen. Dat kan de verwerking in de weg staan. Te veel specifieke aandacht voor het misbruik daarentegen kan stigmatiserend werken en het herstel van het normale leven belemmeren. Bovendien kan de bekrachtiging van het gevoel van zwak en weerloos zijn, de weerbaarheid verminderen. Voor het vinden van een goede balans tussen herstel van het normale leven enerzijds en specifiek aandacht besteden aan het misbruik anderzijds, is een goede afstemming tussen gedragsdeskundige, systeem, pedagogisch medewerkers en eventuele therapeuten van groot belang.

9.1.4 Omgaan met traumareacties van de cliënt

Goede opvang van een cliënt na een ingrijpende gebeurtenis bestaat uit begrip voor en acceptatie van de reacties van een slachtoffer.[8] Omdat bij seksueel misbruik veelal sprake is van misbruik van vertrouwen en het niet respecteren van grenzen, heeft het slachtoffer vaak geen vertrouwen meer in de mensen uit zijn of haar omgeving. Veel slachtoffers gaan (soms gedurende langere tijd) uittesten of mensen te vertrouwen zijn door gedrag te vertonen dat de relatie zou kunnen beschadigen. Daarnaast is 'lastig' gedrag van mensen met een beperking vaak een uiting van hun emoties, die zij moeilijk kunnen verwoorden.

De gedragsdeskundige dient zorg te dragen voor psycho-educatie aan het team omtrent stressreacties en copinggedrag. In ▶ hoofdstuk 10 worden hiertoe diverse werkvormen aangeboden. Begeleiders worden op deze wijze geholpen emotioneel en problematisch gedrag in een traumacontext te zien. Het is een normale stressreactie op een abnormale situatie, of het is aangeleerd copinggedrag waarmee de cliënt het seksueel misbruik heeft weten te overleven.

Door de begeleiders te leren om het gedrag te bekijken door een traumabril, zijn zij beter in staat begripvol op dit gedrag te reageren en het eerder te accepteren. Geef daar waar mogelijk, de cliënt controle en regie over het eigen leven. Laat een cliënt meedenken en beslissen waar dat kan. Begeleiders nemen over wat nodig is en geven de cliënt zo de ervaring dat er voor hem of haar gezorgd wordt. Als er sprake is van somatisering, dienen lichamelijke klachten serieus te worden genomen en niet te worden gebagatelliseerd.

Dit betekent echter niet dat ongewenst gedrag te allen tijde getolereerd dient te worden. Eventueel negatief gedrag moet worden gestopt zonder de persoon af te wijzen. Bied de cliënt concrete alternatieven aan voor negatief gedrag.

Begeleiders dienen te worden doordrongen van de noodzaak van het gebruik van een 'time-in' in plaats van een 'time-out' bij ongewenst gedrag. Ongewenst gedrag na heftige levensgebeurtenissen is doorgaans het gevolg van een gevoel van onveiligheid; de cliënt heeft dus behoefte aan zorg en nabijheid en een betrouwbare verzorgingsfiguur die hem/haar helpt zichzelf te reguleren. Een time-out waarbij de cliënt apart wordt gezet, werkt dan contraproductief en heeft een toename van onveiligheid en probleemgedrag tot gevolg.

9.1.5 Omgaan met stressreacties van ouders

Hoewel in het SOS-programma de gedragsdeskundige een belangrijke taak heeft in de opvang van ouders/verzorgers van een cliënt die seksueel misbruikt is, betekent dat niet dat de dagelijkse begeleiders hier geen rol in hebben. In contacten tussen betrokken hulpverleners en ouders is het van belang dat de hulpverlener het initiatief neemt. Dagelijkse begeleiders dienen niet alleen te vragen naar de cliënt, maar ook naar de beleving van de ouders. Het doel is samen de cliënt te ondersteunen.

De begeleider dient zich te realiseren dat ook ouders stressreacties hebben, en moet eventueel onredelijk of boos gedrag van hen in die context bezien en betekenis geven. Een begripvolle houding ten opzichte van de impact van seksueel misbruik voor ouders van de cliënt is dan helpend. Het is de taak van de gedragsdeskundige begeleiders hiervan te doordringen door het geven van psycho-educatie over de betekenis van seksueel misbruik van mensen met een verstandelijke beperking, trauma en traumaverwerking. In ▶ hoofdstuk 10 zijn hiertoe diverse werkvormen opgenomen.

9.1.6 Splitting

In situaties waarin seksueel misbruik aan de orde is, zijn zelden harde bewijzen aan te voeren. Dit heeft tot gevolg dat emoties, loyaliteiten en interpretaties in situaties van (vermoedens van) seksueel misbruik een belangrijke rol spelen. Het is begrijpelijk dat seksueel misbruik van een cliënt door een onbekende, andere processen oproept dan een situatie waarin een collega de (vermoedelijke) pleger is. Als een (vermoedelijke) pleger een collega blijkt te zijn, voelen hulpverleners zich vaak extra onzeker. Wie van mijn collegae kan ik nog wel vertrouwen? Maar ook: hoe zit het eigenlijk met afstand en nabijheid ten opzichte van cliënten? Een knuffel aan een cliënt geven wordt ineens heel beladen...[2]

Ook het (vermoeden van) seksueel misbruik tussen cliënten onderling brengt specifieke begeleidingsbehoeften van zowel de betrokken cliënten als de betrokken hulpverleners met zich mee.

Splitting is een ontwrichtende tweedeling van 'gelovers' en 'niet-gelovers'. Deze verdeling kan ontstaan binnen een hulpverleningsteam, binnen de organisatie (managers - team of managers - bestuurders), tussen betrokken organisaties (zorgverlenende organisatie - gezinsvoogdij - instelling), met het gezin van het vermoedelijke slachtoffer en/of pleger (ouders - team of ouders - managers), maar ook in een breder maatschappelijk verband. Er ontstaan kampen, die zich elk concentreren op hun eigen problemen. Hierdoor worden de partijen, weliswaar onbewust en onbedoeld, verder uit elkaar gedreven. Deze complexe dynamiek maakt dat betrokkenen vanuit emoties gaan handelen. Dit kan leiden tot risicovolle situaties, waarin onthullingen en signalen van slachtoffers niet serieus worden genomen en/of verkeerd worden geïnterpreteerd. Vermoedelijke slachtoffers worden soms niet geloofd, vermoedelijke plegers worden soms onterecht gestigmatiseerd of daadwerkelijke plegers worden juist niet als zodanig herkend. Dit leidt onherroepelijk tot inadequaat handelen.

Splitting is een teamprobleem

Het gedrag van slachtoffers van seksueel misbruik (en het omgaan daarmee) levert regelmatig een strijd op bij betrokken begeleiders onderling. In het hulpverleningsteam zorgt dit vaak voor splittingsverschijnselen.[12] Het team is veelal te verdelen in een 'in-groep' en een 'uit-groep'. Deze tweedeling heeft te maken met de beleving van het gedrag van de cliënt, het zelfbeeld van de begeleider en de visie op de noodzakelijke begeleiding.

1. *De beleving van het slachtoffer van seksueel misbruik*
   De begeleiders behorende tot de in-groep hebben begrip voor gedragsescalaties en zien het als een vraag om ondersteuning, voorspelbaarheid en duidelijkheid.
   De uit-groep ervaart het gedrag van een getraumatiseerd slachtoffer als veeleisend en manipulerend. Ze hebben het gevoel bewust tegen elkaar te worden uitgespeeld.
2. *Het zelfbeeld van de begeleider*
   De begeleiders uit de in-groep voelen zichzelf gewaardeerd en hebben zelfvertrouwen. Dankzij het gewenste gedrag van het slachtoffer en door complimenten van ouders en collegae wordt dit beeld gestimuleerd.
   De begeleiders uit de uit-groep doen, ondanks grote inspanningen, vooral negatieve ervaringen met het slachtoffer op. Gedragsescalaties zijn regelmatig aan de orde. Men voelt zich niet capabel en raakt geïrriteerd of zelfs opgebrand.
3. *De visie op de begeleiding*
   De leden behorende bij de in-groep relateren het gedrag van het slachtoffer aan het trauma, en pleiten voor een gepaste individuele benadering.
   De begeleiders uit de uit-groep zoeken meer houvast, en hebben de overtuiging dat er te weinig of onduidelijke afspraken zijn. Zij leggen de nadruk op (groeps)regels.[9]

De betrokken gedragsdeskundige dient, in de ondersteuning van begeleiders van slachtoffers van seksueel misbruik, specifieke aandacht te besteden aan splittingsverschijnselen. De saamhorigheid van een team van hulpverleners kan zwaar onder druk komen te staan en een team kan zelfs uit elkaar vallen, met een verwoestende uitwerking op de begeleiding van slachtoffers van seksueel misbruik.

Als dat besef is doorgedrongen in een team en een team bereid is tot openheid, kunnen splittingsverschijnselen effectief worden bestreden. Effectief hierbij is het stimuleren van een open en transparante communicatie binnen het team van hulpverleners. De gedragsdeskundige heeft hierin een voorbeeldrol. Verder is het de taak van de gedragsdeskundige een veilig klimaat te creëren, waarin de beleving van de situatie door de hulpverleners kan worden besproken. Hiermee ontstaat een team dat gaat samenwerken in het omgaan met de situatie van misbruik en wordt isolatie van individuele hulpverleners voorkomen.

9.1.7 Overdracht en tegenoverdracht

Binnen begeleidingscontacten met een slachtoffer van seksueel misbruik kan het gaan over persoonlijke en intieme gevoelens van een cliënt. Door de eenzijdige openheid van het slachtoffer kan een 'projectiescherm' worden gecreëerd. Dit betekent dat het slachtoffer allerlei illusies, behoeften, verlangens en ervaringen op de begeleider gaat projecteren. Dit verschijnsel noemt men overdracht: het slachtoffer draagt gevoelens, fantasieën en gedragingen die oorspronkelijk gericht waren op een ander, over op de hulpverlener. De actuele situatie komt niet overeen met hun aard of intensiteit, maar speelt daarin wel een rol. Niet zelden hebben overdrachtsverschijnselen ook betrekking op seksualiteit. Door de onvoorwaardelijke aandacht en het begrip van een hulpverlener voelt het slachtoffer zich geaccepteerd en gewaardeerd; dit kan worden verward met verliefdheid.

In deze situatie kan ook de hulpverlener in verleidingsmomenten belanden. Tegenoverdracht gaat over de gevoelens die door de cliënt worden opgeroepen bij de begeleider. Dat kan gaan om gevoelens van verliefdheid, maar ook om gevoelens van machteloosheid en wanhoop. Onbewuste tegenoverdracht kan een negatieve invloed hebben op de open houding, en het professioneel handelen van een begeleider. Als een begeleider zich echter bewust is van tegenoverdrachtsreacties, kunnen deze belangrijke informatie geven over het verwerkingsproces. Voor de hulpverlening is het bieden van een veilige omgeving essentieel; dit is alleen mogelijk als een hulpverlener in staat is zich in te leven in een cliënt.

Projectieve identificatie

Het begrip 'projectieve identificatie' werd in 1946 voor het eerst gebruikt door de Oostenrijks/Britse Melanie Klein, psychologe en grondlegger van de Angelsaksische psychoanalyse. Projectieve identificatie is een speciale vorm van tegenoverdracht, waarbij de cliënt onbewust bepaalde onhanteerbare gevoelens van zichzelf buiten zichzelf plaatst en 'uitleent' aan de begeleider. Na misbruik gaat het daarbij vaak om gevoelens met betrekking tot seks en agressie. De begeleider dient deze ondraaglijke gevoelens als het ware te ontgiften en in behapbare vorm terug te geven aan de cliënt. Begeleider en cliënt creëren zo als het ware samen een nieuwe situatie, waarin oude patronen en ervaringen een nieuwe betekenis kunnen krijgen door de persoonlijke reacties van de begeleider. Om dit te kunnen doen en de cliënt verder te kunnen brengen, is het essentieel dat een begeleider zich bewust is van deze verschijnselen, en er niet op reageert alsof het zijn eigen gevoelens en behoeften betreft.

De gedragsdeskundige moet de processen van overdracht en tegenoverdracht met de betrokken hulpverleners bespreken. Zij dienen zich bewust te zijn van de oorzaak van de gevoelens en gedachten van de cliënt, en van de macht die zij over de cliënt hebben. Seksualiserend gedrag van een cliënt is een roep om bescherming en geen uitnodiging tot seksueel contact!

> **Het is te allen tijde de taak van de hulpverlener de grenzen van intimiteit te bewaken.**[14] **Het inzetten van structurele intervisie en supervisie is helpend bij dit bewustwordingsproces.**

9.1.8 Eigen verwerking hulpverleners

Hulpverleners zijn er meestal in eerste instantie op gericht om voor anderen te zorgen. Vaak heeft voor zichzelf zorgen de laagste prioriteit. Veel hulpverleners hebben een enorm empathisch vermogen. Doordat ze in staat zijn te voelen wat een cliënt voelt, zijn ze in staat te geven wat een cliënt nodig heeft.

Deze empathische vermogens brengen veel hulpverleners echter ook in de problemen. Als de stress invloed heeft op de mentale en fysieke gezondheid bestaat het risico op uitputting, irritatie, afstomping en somberheid. Dit kan zelfs leiden tot secundaire traumatisering. De symptomen van secundaire traumatische stress komen overeen met die van posttraumatische stress. Zo worden er herbelevingen, vermijding en verhoogde prikkelbaarheid gezien, evenals slaapproblemen en concentratieverlies (▶ H. 4).

Zeker als het gaat om hulpverleners die werken met cliënten die seksueel misbruikt zijn, is aandacht voor zelfzorg essentieel. In ▶ hoofdstuk 10 zijn een zelfzorgtest[13] (▶ par. 10.10) en verschillende werkvormen over zelfzorg opgenomen.

Voor hulpverleners die zelf (of in hun nabije omgeving) seksueel misbruik hebben meegemaakt, kan het misbruik van een cliënt ook een trigger zijn voor allerlei onverwerkte zaken. Het kan in dat geval lastig zijn een cliënt (en zijn of haar systeem) te ondersteunen en begeleiden. Het is dan van belang desbetreffende hulpverlener te verwijzen naar een eigen hulpverleningstraject.

Het is ook goed mogelijk dat hulpverleners persoonlijke ervaringen gebruiken om een cliënt en het systeem op een adequate wijze bij te staan.

9.2 Het SOS-programma voor hulpverleners

In het SOS-programma gaan we ervan uit dat betrokken hulpverleners, volgens het protocol, al op de hoogte zijn gesteld van het (vermoeden van) seksueel misbruik. Als dat niet het geval is, is het van belang dat de gedragsdeskundige dit nieuws (samen met de manager) aan het hulpverleningsteam brengt volgens de principes van het slechtnieuwsgesprek.

Het hanteren van een (tijdelijk) spreekverbod werkt beperkend in de samenwerking en verwerking, en wordt dan ook afgeraden. Wel is het raadzaam erop te hameren dat er terughoudend met informatie betreffende het seksueel misbruik dient te worden omgegaan. Hierbij moet rekening worden gehouden met een eventueel politietraject – vroegtijdig en intensief overleg tussen hulpverlening en politie wordt dan ook geadviseerd.

9.2.1 Houdingsaspecten

Het is belangrijk dat de gedragsdeskundige zelf model staat in het bespreken van lastige onderwerpen en het tonen van draagkracht en actieve betrokkenheid. De gedragsdeskundige heeft tijdens de gesprekken met hulpverleners een open en steunende houding. De gedragsdeskundige kan (gepaste) humor gebruiken om ervoor te zorgen dat de sfeer niet te beladen wordt.

De gedragsdeskundige houdt de hulpverleners op de hoogte, ook buiten de sessies om. Natuurlijk gebeurt dit (indien mogelijk) altijd in overleg met betrokken cliënt en diens ouders/verzorgers.

9.2.2 Voorbereiding van de gedragsdeskundige

Voor de eerste bijeenkomst met de hulpverleners is het van belang dat de gedragsdeskundige zich georiënteerd heeft op de hulpverleners en het hulpverlenersteam met wie hij/zij te maken krijgt.
- Is het een ervaren team?
- Hoe lang werkt men al samen?
- Hebben deze hulpverleners al eerder te maken gehad met een (vermoeden van) seksueel misbruik?

Deze factoren bepalen onder andere het effect van de situatie op het team en zijn van invloed op de keuze van de inhoud van de bijeenkomsten en de te kiezen werkvormen. Houd er rekening mee dat hulpverleners in hun privéleven mogelijk ervaring(en) hebben met seksueel misbruik. Ook dat bepaalt de reactie en draagkracht van de hulpverlener!

Het is natuurlijk ook van belang dat de hulpverleners goed op de hoogte worden gehouden van de inhoud van de sessie met de cliënt en diens ouders/verzorgers, zodat ze erop kunnen teruggrijpen als de dagelijkse situatie daar aanleiding voor geeft.

9.2.3 Tijd en plaats van de bijeenkomsten met de hulpverleners

De gedragsdeskundige organiseert voor de betrokken hulpverleners vier bijeenkomsten. Het eerste gesprek met het hulpverlenersteam wordt zo snel mogelijk, nadat het misbruik bekend is geworden, gevoerd. Afhankelijk van de samenstelling van het team wordt een geschikte locatie gezocht voor de bijeenkomst. Zorg ervoor dat de hulpverleners de bijeenkomst ongestoord kunnen bijwonen en na afloop ruimschoots de tijd hebben op adem te komen voordat ze weer aan het werk moeten.

De tweede bijeenkomst vindt ongeveer een week later plaats. De derde bijeenkomst is een gezamenlijke bijeenkomst, waarin de cliënt, zijn of haar systeem en de betrokken hulpverleners hun ervaringen delen, en (leren) met elkaar te communiceren over wat er is gebeurd. Deze gezamenlijke bijeenkomst wordt ongeveer een maand na de start van het programma gepland. Na acht weken is er een afsluitende follow-upbijeenkomst voor alle betrokken hulpverleners.

De bijeenkomsten met de hulpverleners duren ongeveer 90 minuten.

9.2.4 Alleen of samen?

Het uitgangspunt voor de hulpverlenersbijeenkomsten is dat alle betrokken hulpverleners aanwezig zijn. De aanwezigheid van een manager bij de bijeenkomsten met de hulpverleners wordt sterk aangeraden! Het kan zijn dat er verschillende hulpverleners bij een cliënt betrokken zijn die niet als team samenwerken. In dat geval moet bekeken worden of het gewenst is deze hulpverleners gezamenlijk of apart te zien.

Mogelijk is het noodzakelijk hulpverleners individueel te spreken. Voor een individueel begeleidingstraject dient een hulpverlener te worden doorverwezen.

9.2.5 De structuur van de sessies

In dit hoofdstuk zijn de bijeenkomsten voor de hulpverleners beschreven. De volgorde en inhoud van de onderwerpen voor de bijeenkomsten zijn gekozen op basis van literatuur en ervaringen. Er worden richtlijnen gegeven voor stabilisatie van de situatie, de inventarisatie van het seksueel misbruik, de emotionele ondersteuning en voor psycho-educatie van betrokken hulpverleners. In de bijeenkomsten is, naast aandacht voor praktische richtlijnen voor het ondersteunen van de cliënt, ook telkens specifieke aandacht voor de ondersteuning van de hulpverleners in hun eigen proces en dat van hun collegae. Adequate dagelijkse begeleiding van een cliënt kan immers alleen plaatsvinden als betrokken hulpverleners in staat zijn hun eigen ervaringen en belevingen te ordenen en te bespreken. De hulpverlener is hierin een rolmodel voor de cliënt.

Het is belangrijk dat de gedragsdeskundige zich realiseert dat flexibiliteit in het hanteren van het SOS-programma mogelijk is, en zelfs noodzakelijk kan zijn, al naargelang de situatie. In iedere situatie van seksueel misbruik dienen andere accenten gelegd te worden, afgestemd op de gebeurtenis, de relatie met de (vermoedelijke) pleger, de voorgeschiedenis, de mogelijkheden en beperkingen van de cliënt en zijn/haar systeem, en het betrokken hulpverlenersteam.

> Het gaat dus niet om een protocol of een dwingend keurslijf, maar om een leidraad. Het *handboek SOS* kan, met behulp van eigen creativiteit, naar behoefte aangevuld en aangepast worden aan de feitelijke omstandigheden.

9.2.6 Het gebruik van het hulpboek voor hulpverleners

Het hulpboek is door de gedragsdeskundige voorafgaand aan de eerste bijeenkomst samengesteld. In ▶ hoofdstuk 10 worden werkvormen aangeboden, waarmee het seksueel misbruik (en de beleving ervan) met de betrokken hulpverleners kan worden besproken, begrepen en geordend. In ieder geval geeft het hulpverlenersboek ruimte om de situatie van seksueel misbruik te reconstrueren. De hulpverlener krijgt de mogelijkheid zicht te krijgen op eigen gedachten en gevoelens over de situatie en deze te verwoorden. Er is ruimte voor het beschrijven van eigen emoties en klachten, en het noteren van vragen die tussen de bijeenkomsten door opkomen.

Daarnaast wordt het belang van de rol van de hulpverlener in het verwerkingsproces van het slachtoffer van seksueel misbruik besproken. Voor de hulpverleners zijn er zowel werkvormen gericht op de individuele hulpverlener, als gericht op het team. In het hulpboek is er aandacht voor het eigen verwerkingsproces van de hulpverlener, en de zorg voor zichzelf en collegae. Indien noodzakelijk is het mogelijk een hulpboek voor het team samen te stellen.

Tevens geeft het hulpverlenersboek ruimte voor psycho-educatie over begeleidingsbehoeften na seksueel misbruik en het omgaan met stressreacties van de cliënt. Indien van toepassing, wordt er praktische informatie toegevoegd over het doen van aangifte, studioverhoor en omgaan met de media. Er wordt een tabblad 'Overige informatie' toegevoegd, zodat hulpverleners zelf informatie aan de map kunnen toevoegen.

9.3 De hulpverlenersbijeenkomsten

9.3.1 Hulpverlenersbijeenkomst 1 – zo snel mogelijk

- **Wat is nodig?**
- SOS-handboek;
- hulpboek hulpverleners;
- passende werkbladen, bijvoorbeeld:
    - 'Praten over seksueel misbruik' (▶ par. 10.1L);
    - 'Gedachten en gevoelens op een rijtje' (▶ par. 10.3A);
    - 'Seksueel misbruik' (▶ par. 10.1A);
    - werkvormen veiligheid (▶ par. 10.2).

■■ A. Praten over het seksueel misbruik met de betrokken hulpverleners

Als een cliënt een schokkende gebeurtenis heeft meegemaakt, zijn betrokken hulpverleners vaak minstens zo geschokt als de cliënt en zijn of haar systeem. Het is de taak van de gedragsdeskundige om, samen met de betrokken hulpverleners, de gebeurtenis te reconstrueren en te ordenen. Dit leidt tot meer begrip en controle over de situatie: een voorwaarde voor adequaat professioneel handelen.

De gedragsdeskundige kan de gebeurtenis met de betrokken begeleiders reconstrueren aan de hand van een aantal vragen:
- Wanneer werd je op de hoogte gesteld van het seksueel misbruik?
- Door wie en op welke manier werd je op de hoogte gesteld van het seksueel misbruik?
- Wat heb je toen gehoord?
- Wat was je eerste gedachte?
- Welke gevoelens roept het seksueel misbruik bij jou op als hulpverlener? (Machteloosheid, schuld, boosheid, onveiligheid, wantrouwen)
- Welke gevoelens heb je ten opzichte van de (vermoedelijke) pleger?
- Welke gevoelens heb je ten opzichte van de ouders van de cliënt(en)?
- Wat was je eerste reactie?
- Waren deze reacties, gevoelens en gedachten, zoals je van jezelf had verwacht? Waarin verbaasde je jezelf?
- Heb je er met iemand over gesproken? Zo ja, met wie?
- Heb je er met collega(e) over gesproken? Zo ja, beschrijf wat je hebt besproken. Zo nee, waarom niet?
- Indien van toepassing: hoe reageerde(n) die collega(e)?
- Indien van toepassing: welke reacties waren zoals je had verwacht? Wat verbaasde je aan de reacties van collegae?
- Wat doet dit met jullie als hulpverleningsteam?

Hierbij kan gebruikt worden gemaakt van werkblad 'Praten over seksueel misbruik' (▶ par. 10.1L). Bij het ordenen van een complexe situatie kan ook visuele ondersteuning van pas komen. Het gebruik van tekeningen, een tijdslijn of genogram wordt in deze gevallen geadviseerd.

▪▪ B. Emotionele ondersteuning van hulpverleners en team

Voor hulpverleners die werken met cliënten die seksueel misbruikt zijn, zijn het delen van ervaringen en steun zoeken bij collegae van essentieel belang. Naast het ordenen van de feiten omtrent het seksueel misbruik, wordt er ingegaan op de beleving van de gebeurtenissen door de verschillende hulpverleners. De gedragsdeskundige dient hierbij specifiek aandacht te besteden aan de overeenkomsten en verschillen tussen de individuele hulpverleners. Wat betekent dat voor het functioneren van het betrokken hulpverleningsteam? Verschillen dienen te worden gerespecteerd, maar belemmeringen voor een gezamenlijk begeleidingsproces kunnen worden opgespoord. Dit kan door het inventariseren van lasten en behoeften aan de hand van de volgende vragen:
- Waar heb ik als hulpverlener last van?
- Waar heb ik als teamlid last van?
- Waar heb ik als hulpverlener behoefte aan?
- Waar heb ik als teamlid behoefte aan?

▪▪ C. Psycho-educatie over praten over seksueel misbruik en stressreacties

Het praten met de cliënt over het seksueel misbruik verdient speciale aandacht van de gedragsdeskundige. Betrokken hulpverleners dienen ervan doordrongen te zijn dat het voor een adequaat verwerkingsproces essentieel is, de cliënt uit te nodigen te 'vertellen' over het seksueel misbruik en de beleving ervan. Bij cliënten die niet over taal beschikken, moeten andere uitingsvormen worden gestimuleerd. In ▶ hoofdstuk 7 staan verschillende manieren uitgewerkt. Ook bij cliënten die wel over taal beschikken, is het van belang verschillende kanalen van informatieverwerking te gebruiken, zoals tekenen en creatief of lichamelijk actief bezig zijn ter stimulering van beide hersenhelften. Bilaterale stimulatie heeft een positief effect op de verwerking van trauma.

Zeker als er al een aangifte bij de politie is gedaan, is het van belang dat het praten over seksueel misbruik met de cliënt op de juiste wijze gebeurt. Om de begeleiders te ondersteunen, kan het informatieblad 'Do's en don'ts bij het praten over het seksueel misbruik met een slachtoffer' (▶ par. 10.1D) worden uitgedeeld en besproken.

Afhankelijk van de inhoud van protocollen die in betrokken hulpverleningsorganisaties worden gehanteerd, dient er bij het praten over seksueel misbruik rekening te worden gehouden met te voeren taxatiegesprekken en het verhoor van cliënten door de politie (▶ verder par. 3.4.2).

Betrokken hulpverleners hebben in de *eerste bijeenkomst* korte en concrete richtlijnen nodig voor de begeleiding van de cliënt. De gedragsdeskundige doet sneldiagnostiek op grond van de aanwezige informatie (verkregen in de cliëntbijeenkomst, maar ook in de bijeenkomsten met ouders en betrokken hulpverleners) over de stressreacties van de cliënt. Hierbij kan gebruik worden gemaakt van de checklist 'Posttraumatische stressklachten' (▶ par. 6.3.1C).

Het is natuurlijk van belang rekening te houden met de gedragsproblematiek die al aanwezig was bij cliënten, voordat seksueel misbruik plaatsvond (indien dat duidelijk is). Belangrijk zijn dan vooral de veranderingen in gedrag die worden geobserveerd. Bestaande gedragsproblematiek of psychopathologie vormen een risicofactor voor verwerking van een schokkende gebeurtenis. Afhankelijk van de stressreacties die worden waargenomen, worden begeleidingsafspraken gemaakt met het betrokken hulpverleningsteam.

Met het betrokken hulpverleningsteam dienen de getroffen veiligheidsmaatregelen te worden gecommuniceerd. Indien er sprake is van aangifte bij de politie, dient er in dit stadium aandacht te zijn voor de begeleiding van de cliënt in dat traject. Hiervoor verwijzen wij naar de informatie over het doen van aangifte (of een melding) bij de politie (▶ par. 3.4) en het begeleiden van een cliënt in dit traject (▶ par. 3.4.1), en het praten met een cliënt over seksueel misbruik in verhouding tot het politieverhoor (▶ par. 3.4.2).

Als een cliënt een medisch onderzoek dient te ondergaan, moeten de hulpverleners hiervan op de hoogte worden gesteld. Hiervoor verwijzen wij naar de informatie over medisch onderzoek (▶ par. 3.5). Indien het om een zaak handelt die veel media-aandacht krijgt, is het raadzaam in dit stadium afspraken te maken hoe om te gaan met de media (▶ par. 10.1J en het hulpboek voor hulpverleners).

▪▪ D. Afsluiting

Om het begeleidingstraject van de cliënt op een adequate manier te laten verlopen, dienen betrokken begeleiders in grote lijnen op de hoogte te zijn van de inhoud van de bijeenkomsten met de cliënt en diens ouders (of andere betekenisvolle personen). Dit zorgt ervoor dat zij kunnen inspelen op besproken thema's en adviezen. Natuurlijk gebeurt dit in goed overleg met de cliënt en de ouders.

Als een cliënt in een zorgvoorziening woont, is het van belang om naast de gedragsdeskundige een contactpersoon voor de ouders aan te wijzen binnen het hulpverlenersteam. Dit zal een open en transparante communicatie vergemakkelijken. Verder moet alle betrokkenen duidelijk zijn hoe het communicatieplan is: wie communiceert wat met wie?

De eerste hulpverlenersbijeenkomst wordt afgesloten met de uitleg over en overhandiging van het hulpverlenersboek. De inhoud van het hulpverlenersboek is afhankelijk van de inhoud en de betrokkenen van de misbruiksituatie. In ieder geval geeft het hulpverlenersboek ruimte om de situatie van seksueel misbruik te reconstrueren. Daarnaast krijgt de hulpverlener de mogelijkheid zicht te krijgen op eigen gedachten en gevoelens over de situatie en deze te verwoorden. Indien noodzakelijk is het van belang de overeenkomsten en verschillen tussen betrokken hulpverleners te benoemen en afspraken te maken hoe deze verschillen worden gerespecteerd. Daarnaast geeft het hulpverlenersboek ruimte voor psycho-educatie over begeleidingsbehoeften na seksueel misbruik en het omgaan met stressreacties van de cliënt.

Voor hulpverleners die zelf (of in hun nabije omgeving) seksueel misbruik hebben meegemaakt, kan het misbruik van een cliënt een trigger zijn voor allerlei onverwerkte zaken. Het kan dan lastig zijn een cliënt (en zijn/haar systeem) te ondersteunen en begeleiden. Het is van belang dat een gedragsdeskundige deze mogelijkheid benoemt en hulpverleners uitnodigt hierover (eventueel op een ander tijdstip) in gesprek te gaan.

Benoem sowieso altijd de mogelijkheid voor begeleiders een individueel gesprek aan te gaan. Bied hiertoe verschillende mogelijkheden: een gesprek met de gedragsdeskundige, manager, vertrouwenspersoon, P&O-medewerker. Het kan noodzakelijk zijn hulpverleners door te verwijzen voor een eigen verwerkingstraject.

Het is ook goed mogelijk dat hulpverleners hun persoonlijke ervaringen gebruiken om een cliënt en het systeem op een adequate wijze bij te staan.

Duur bijeenkomst: 90 minuten

9.3.2 Hulpverlenersbijeenkomst 2 – na een week

- **Wat is nodig?**
- SOS-handboek;
- hulpboek hulpverleners;
- passende werkbladen, bijvoorbeeld:
    - 'Hoe moet ik reageren op seksueel misbruik?' (par. 10.1C0);
    - 'Do's en and so on
    - 'Do's en don'ts bij het praten over het seksueel misbruik met een slachtoffer' (▶ par. 10.1D);
    - 'Mijn schuld of toch niet?' (▶ par. 10.4A);
    - 'Do's en don'ts bij het begeleiden van slachtoffers van seksueel misbruik' (par10.1G);
    - 'Posttraumatische stressklachten' (par. 10.1P);
- voorbereidingsblad gezamenlijke bijeenkomst.

▪▪ A. Praten over het seksueel misbruik

Na een week zijn gebeurtenissen bezonken of zijn er wellicht nieuwe feiten boven water gekomen. Hulpverleners hebben met elkaar, en mogelijk met anderen, gepraat over de situatie. Na een week bespreekt de gedragsdeskundige, gezamenlijk met de betrokken manager, de feitelijke stand van zaken. Het verhaal wordt nog een keer kort samengevat en eventueel aangevuld en aangepast. Om verwarring te voorkomen, wordt transparante communicatie met het betrokken hulpverlenersteam geadviseerd. Het hulpverlenersteam dient op de hoogte te worden gesteld van het eventuele verloop van het contact met politie. Hierbij dient natuurlijk rekening te worden gehouden met een eventueel politieel en justitieel traject.

Gemaakte (veiligheids)afspraken worden nog eens doorgenomen en waar nodig aangescherpt. Verder moet alle betrokkenen duidelijk zijn hoe het communicatieplan is. Wie communiceert wat met wie? De gedragsdeskundige stelt de hulpverleners, in grote lijnen, op de hoogte van het verloop van de bijeenkomsten met cliënt en ouders. Natuurlijk wordt alleen die informatie gedeeld waarvan de cliënt en ouders op de hoogte zijn dat deze wordt gedeeld.

B. Emotionele ondersteuning van hulpverleners en team

Voor hulpverleners die werken met cliënten die seksueel misbruikt zijn, is het delen van ervaringen met, en steun zoeken bij, collegae van essentieel belang. Ook voor hulpverleners is het lastig om over de beleving van een situatie van seksueel misbruik te praten. Gevoelens van machteloosheid, schuld en schaamte spelen hierbij vaak een grote rol. In de tweede bijeenkomst dient de beleving van de situatie van seksueel misbruik door de verschillende hulpverleners centraal te staan. De gedragsdeskundige, bij voorkeur samen met de betrokken manager, dient hiertoe de gelegenheid te creëren. De werkvorm 'Gedachten en gevoelens op een rijtje' (▶ par. 10.3A) kan helpen het gesprek hierover op gang te brengen. Bij de bespreking van de gevoelens en gedachten dient specifiek aandacht te worden besteed aan de overeenkomsten en verschillen tussen de individuele hulpverleners. Wat betekenen die voor het functioneren van het betrokken hulpverlenersteam? Verschillen dienen te worden gerespecteerd, maar belemmeringen voor een gezamenlijk begeleidingsproces kunnen worden opgespoord. Dit kan door het inventariseren van lasten en behoeften aan de hand van de volgende vragen:

- Waar heb ik als hulpverlener last van?
- Waar heb ik als teamlid last van?
- Waar heb ik als hulpverlener behoefte aan?
- Waar heb ik als teamlid behoefte aan?

C. Psycho-educatie over stressklachten en begeleidingsbehoeften

In de tweede bijeenkomst moet er tevens specifiek aandacht worden besteed aan de stressklachten en begeleidingsbehoeften van de cliënt. Naar aanleiding van de beschikbare informatie maakt de gedragsdeskundige een inschatting van de stressklachten die bij de betrokken cliënt(en) spelen, en de ernst ervan. De checklist 'Posttraumatische stressklachten' kan hierbij behulpzaam zijn (▶ par. 10.1P). Het is raadzaam de lijst te gebruiken om hulpverleners te laten observeren en rapporteren over de stressreacties van de cliënt. Naar aanleiding van de klachteninventarisatie worden begeleidingsafspraken gemaakt.

De gedragsdeskundige geeft psycho-educatie over de begeleidingsbehoefte van de cliënt. Thema's die aan bod komen zijn veiligheid en veiligheidsbeleving, betrouwbare begeleiding en het herstel van het gewone leven. De normale dagelijkse routine bevordert het gevoel van veiligheid, geeft het gevoel van controle terug en helpt om de angst te verminderen. Het stimuleren van een normaal dag- en nachtritme is hierbij essentieel.

Het opdoen van positieve lichaamsgerichte ervaringen en lichamelijke activiteiten dient te worden gestimuleerd. Hiervoor kan bijvoorbeeld gebruik worden gemaakt van de informatiebladen 'Hoe moet ik reageren op seksueel misbruik?' (▶ par. 10.1C) en 'Do's en don'ts bij het begeleiden van slachtoffers van seksueel misbruiken' (▶ par. 10.1G).

In de begeleiding van een slachtoffer van seksueel misbruik moet een evenwicht worden gevonden tussen het gewone programma en specifiek aandacht voor het seksueel misbruik. Als een cliënt veel aandacht vraagt voor zijn of haar verhaal, is het raadzaam om contacten over het seksueel misbruik zo veel mogelijk op vaste momenten te laten plaatsvinden of met vaste personen te bespreken (aandacht doseren). Het hulpboek van de cliënt helpt hierbij. De begeleiders moeten goed op de hoogte zijn van de inhoud van het hulpboek, zodat ze erop terug kunnen grijpen als de dagelijkse situatie daar aanleiding toe geeft. Verder kan het helpen om met de cliënt een teken af te spreken, waarmee hij/zij laat weten dat het niet goed gaat. Zo kan de begeleider inspelen door extra veiligheid te bieden of te ondersteunen bij afleiding en ontspanning.

▪▪ D. Afsluiting

In de afsluiting is het zaak aandacht te besteden aan de dubbele (en gescheiden) taak van de begeleider: op het gebied van de eigen verwerking en als ondersteuner van de cliënt en diens systeem. Benoem altijd de mogelijkheid voor begeleiders een individueel gesprek aan te gaan. Bied hiertoe verschillende mogelijkheden: een gesprek met een gedragsdeskundige, manager, vertrouwenspersoon, P&O-medewerker. Het kan noodzakelijk zijn hulpverleners door te verwijzen voor een eigen verwerkingstraject.

> Check altijd of afspraken omtrent veiligheid en communicatie duidelijk zijn. Zeker als er sprake is van een groot cliëntsysteem, meerdere betrokken cliënten en grote media-aandacht is dit van groot belang.

De tweede bijeenkomst wordt afgesloten met een voorbereiding op de derde, gezamenlijke bijeenkomst met cliënt, systeem en (een afvaardiging van) begeleiders. Het is van belang dat begeleiders zich realiseren dat het doel van deze bijeenkomst het gezamenlijk steunen van de cliënt is. Tijdens deze gezamenlijke bijeenkomst wordt de cliënt gestimuleerd te vertellen op welke manier de mensen in de omgeving hem/haar kunnen helpen.

Het is van belang dat de cliënt door het systeem wordt verontschuldigd: 'Het is goed dat je het verteld hebt. Het is niet jouw schuld.' De begeleiders die bij de bijeenkomst aanwezig zullen zijn, krijgen de opdracht na te denken over de positieve eigenschappen en mogelijkheden van de cliënt en het systeem, die in de aankomende periode ingezet kunnen worden.

Tot slot geeft de gedragsdeskundige een korte uitleg over de gekozen 'Samen staan we sterk'-opdracht.

Duur bijeenkomst: 90 minuten

9.3.3 Gezamenlijke bijeenkomst – na drie weken

Drie weken na de tweede bijeenkomst wordt er een gezamenlijke bijeenkomst gehouden met het kind, de ouders/familie, de begeleiders en de gedragsdeskundige. Het gesprek wordt gevoerd op een voor het kind veilige plek, in aanwezigheid van de voor het kind belangrijke betrokkenen. Eerst wordt er wat gedronken, met iets lekkers erbij. Dit is van belang omdat het eten en drinken angst kan verminderen en de onderlinge relaties herstelt en bevordert.

- **Wat is nodig?**
— SOS-handboek;
— hulpboeken;
— aanwezigheid van de manager/teamleider als co-begeleider van het gesprek;
— iets lekkers voor bij de koffie;
— flip-over of whiteboard o.i.d.;
— werkblad 'Samen staan we sterk' (zie hulpboeken cliënten);
— materiaal om de 'Samen staan we sterk'-opdracht aan het einde van het gesprek te kunnen uitvoeren, zoals teken-/knutselspullen. Afhankelijk van de smaak van de cliënt kun je ook denken aan glitters en sterretjes, foto's, een computer, enzovoort.

Na afloop geef je de hulpboeken terug. Overleg met de begeleiders hoe en wanneer zij de cliënt helpen.

9.3 · De hulpverlenersbijeenkomsten

- **De start van de gezamenlijke bijeenkomst**

Vertel de betrokkenen over de bijeenkomst.

» We praten vandaag met zijn allen over wat er is gebeurd. Dat is belangrijk om te doen, want iedereen is ervan geschrokken. Door er met zijn allen over te praten, helpen we elkaar. «

Vertel concreet hoe de structuur van de bijeenkomst eruit gaat zien:

» We zijn bij elkaar in de kamer van… We beginnen met koffiedrinken, met wat lekkers erbij.
Ik (of iemand anders, benoem die dan) heb/heeft de leiding en zorg(t) dat het gesprek goed verloopt. Aan het einde van het praten gaan we samen wat maken. Als we daarmee klaar zijn, praten we nog even kort en gaan we nog even samen afsluiten. «

▪▪ A. Praten over het seksueel misbruik

De gedragsdeskundige, of de aanwezige manager, vertelt om te beginnen nog eens kort wat er is gebeurd. Als het politieverhoor al achter de rug is, kan daar meer over gezegd worden dan als het verhoor nog moet plaatsvinden. Maak eventueel gebruik van een tijdslijn of een sociogram om het verhaal te ver duidelijken.

▪▪ B. Psycho-educatie over stressklachten en begeleidingsbehoeften

Dan volgt een stukje psycho-educatie, waarin de gedragsdeskundige vertelt dat iedereen van de situatie geschrokken is en er op zijn eigen manier op reageert.

» Iedereen is er erg van geschrokken en kijkt er op zijn eigen manier naar. Iedereen reageert er op zijn eigen manier op. Je kunt boos worden, bang zijn of verdrietig. Laten we eens op een rijtje zetten hoe we allemaal hebben gereageerd. «

De gespreksleider geeft de deelnemers aan het gesprek één voor één de gelegenheid te vertellen hoe zij hebben gereageerd en schrijft dat op de flip-over. Bij cliënten die niet kunnen lezen en schrijven, kan gewerkt worden met smileys om de stemming aan te geven van de betrokkenen.

Het is belangrijk dat de reacties van ouders en hulpverleners in hun bijeenkomsten worden voorbereid. De gezamenlijke bijeenkomst is ter ondersteuning van de cliënt. Ouders en begeleiders kunnen kort aangeven wat hun reactie was en benadrukken dat het knap is van de cliënt dat die verteld heeft waarvan hij/zij last heeft. Vervolgens kunnen ouders en begeleiders aangeven dat wat er is gebeurd, nooit de schuld van het kind is. Ook kunnen ze expliciet aangeven dat het niet de schuld is van het kind dat zij zich nu bijvoorbeeld verdrietig voelen.

Het is de bedoeling dat er positieve dingen en eigenschappen van de cliënt worden benoemd. Hoe goed de cliënt het doet, ondanks het erge dat gebeurd is. Bijvoorbeeld: 'Ik was boos/bang enzovoort'. En dan naar de cliënt: 'Knap dat je het hebt verteld (als het zo is uitgekomen) en hoe je er nu mee omgaat. Het is niet jouw schuld dat ik me zo voel. Het is de schuld van de dader. Die was fout. Jij niet.'

Het is van belang de inhoud van het gesprek in deze richting te sturen en (indien nodig) deze informatie zelf in te brengen. Cliënten moeten worden ontschuldigd en gesterkt! Eventueel noodzakelijke ondersteuning van andere gespreksdeelnemers moet worden verwezen naar een ander moment.

▪▪ C. Samen staan we sterk!

De cliënt wordt gevraagd hoe het nu gaat en wat hij/zij te zeggen heeft. De gespreksleider die sessie 2 met de cliënt heeft gedaan, helpt de cliënt zo nodig met behulp van het hulpboek te verwoorden wat hem/haar bezighoudt. Er is aandacht voor praktische zaken, veiligheid en reacties op wat ouders en hulpverleners hebben gezegd. Daarnaast is er aandacht voor de wensen van de cliënt met betrekking tot de ondersteuning in de komende periode. Hoe kan de cliënt het beste geholpen worden en waarbij heeft hij/zij hulp nodig? Wat vindt de cliënt fijn en wat helpt?

De 'Samen staan we sterk'-opdracht is bedoeld om het isolement dat mensen na het meemaken van een nare gebeurtenis met elkaar ervaren, te doorbreken. Bovendien is het de bedoeling de cliënt te laten ervaren dat iedereen samenwerkt en helpt om het misbruik 'draagbaar' te maken.

De gedragsdeskundige introduceert een passende 'Samen staan we sterk'-opdracht in het hulpboek van de cliënt en legt op een manier die is afgestemd op de cliënt, uit dat het misbruik pijn doet. Geschikte opdrachten zijn bijvoorbeeld:

— Samen staan we sterk – de pleister (▶ par. 6.3.8E);
— Samen staan we sterk – de boodschap (▶ par. 6.3.8F);
— Samen staan we sterk – het lied (▶ par. 6.3.8G);
— Samen staan we sterk – muziek (▶ par. 7.4.8A).

▪▪ D. Afsluiten – Napraten: hoe vonden we dit gesprek?

De bijeenkomst wordt afgesloten door de betrokkenen te vragen wat ze van de bijeenkomst vonden. Hierbij sta je voor de keuze of je dit gezamenlijk doet of met de cliënt apart. Deze keuze is afhankelijk van het verloop van het gesprek, de karakteristieken van de ouders (is er ook ouderproblematiek, zijn er hoogoplopende emoties, enz.?) en van de cliënt (kan hij/zij dat gezamenlijk aan of heeft de cliënt er meer profijt van nog even apart met jou te zitten?).

Schrijf in het hulpboek van de cliënt (of laat de cliënt zelf schrijven) over het gesprek en wat hij ervan vond. Stop de gezamenlijke opdracht, of een foto ervan, ook in het hulpboek van de cliënt en geef het mee naar huis.

Hoe gaat het nu verder?

Spreek af, en schrijf op, van wie de cliënt in de volgende weken steun krijgt en op welke momenten. Geef aan dat zij de cliënt verder gaan steunen en dat de cliënt niet meer bij jou hoeft te komen de komende weken. Vertel dat jij nog een afspraak maakt over twee maanden om te kijken hoe het met iedereen gaat en hoe de hulp verloopt. Maak hiervoor concrete afspraken en schrijf die in de hulpboeken van betrokkenen.

Vervolgens wordt er een overgang gemaakt naar het dagelijks leven van de cliënt, bijvoorbeeld door met betrokkenen te praten hoe het vervolg van de dag eruitziet.

Duur bijeenkomst: totaal ongeveer 2 uur

Het gezamenlijke gesprek duurt ongeveer een uur. Daarna informele bijeenkomst met iedereen samen (doel: saamhorigheid, communicatie weer op gang, het gewone leven gaat ook door).

9.3.4 Hulpverlenersbijeenkomst 3: follow-up – na twee maanden

▪ **Wat is nodig?**
— SOS-handboek;
— hulpboek ouders;
— passende werkbladen, bijvoorbeeld:

9.3 · De hulpverlenersbijeenkomsten

- 'Checklist secundaire traumatische stress' (7 p ar. 10.1M);
- 'Zelfzorgtest' (par. 10.1O);
- 'Steun [and so on]
- 'Steun van mensen uit de omgeving' (▶ par. 10.8A);
- 'SOS-evaluatieformulier' (▶ par. 10.1U).

▪▪ A. Praten over het seksueel misbruik

Na twee maanden bespreekt de gedragsdeskundige, gezamenlijk met de betrokken manager, de stand van zaken: welke veiligheidsmaatregelen zijn getroffen, wie is geïnformeerd, hoe verloopt het contact met politie? Er is aandacht voor de beleving van de hulpverleners (machteloosheid, schuld, boosheid, enz.) en de klachten en begeleiding van de cliënt.

▪▪ B. Psycho-educatie over secundaire traumatisering

Het is van belang dat de gedragsdeskundige de betrokken hulpverleners psycho-educatie geeft over secundaire traumatisering (▶ par. 10.1M). Door de confrontatie met getraumatiseerde cliënten kunnen hulpverleners last krijgen van klassieke symptomen van PTSS. Denk aan zich opdringende gedachten en fantasieën die geassocieerd worden met traumatische belevenissen van cliënten, nachtmerries, angsten en inadequate schrikreacties in alledaagse situaties. Dit kan leiden tot een toename van gevoelens van vervreemding en isolatie, zowel in het beroepsleven als in het privéleven. Het verlenen van hulp aan mensen die ernstig psychisch beschadigd zijn, kan bij de hulpverlener leiden tot burn-out. Symptomen daarvan zijn apathie, snelle vermoeidheid, zwaarmoedigheid, vergeetachtigheid, isolatie, prikkelbaarheid en hoofdpijn. Het zijn symptomen van emotionele uitputting, die geleidelijk aan ontstaan.

Door regelmatig en adequaat aandacht te besteden aan de beleving van hulpverleners aangaande het werken met getraumatiseerde cliënten, wordt het risico op secundaire traumatisering en een burn-out verminderd. Indien er toch sprake is van secundaire traumatisering of een burn-out, is een eigen hulpverleningstraject voor de hulpverlener een vereiste.

▪▪ C. Emotioneel ondersteunen van individuele hulpverleners en het team

Veel hulpverleners hebben de neiging zichzelf weg te cijferen en voornamelijk voor anderen te zorgen. Eigen behoeften worden genegeerd in een poging een goede hulpverlener te zijn. Voor onszelf zorgen is echter van groot belang, zeker voor hulpverleners die werken met cliënten die seksueel misbruikt zijn.

> Alleen als we goed voor onszelf zorgen, zijn we in staat goed voor de cliënt te zorgen. Bovendien geven we de cliënt, die vaak slecht voor zichzelf zorgt, een positief rolmodel.

In ▶ hoofdstuk 10 is een zelfzorgtest opgenomen, die hulpverleners kunnen invullen om zo te checken of ze voldoende voor zichzelf zorgen (▶ par. 10.1O). In de test wordt gevraagd naar: weinig of heel veel slapen, nachtmerries, te weinig, te veel of ongezond eten, overmatig gebruik van alcohol en drugs en koffie, gevoelens van afgestompt zijn, schrikreacties, isolatiegedrag, somberheid, vergeetachtigheid, prikkelbaarheid en lichamelijke klachten. Indien noodzakelijk kan de hulpverlener – zelfstandig of met ondersteuning – een zelfzorgplan maken.

Voor hulpverleners die zelf, of in hun nabije omgeving, seksueel misbruik hebben meegemaakt, kan het misbruik van een cliënt een trigger zijn voor allerlei onverwerkte zaken uit het eigen verleden. Het kan dan lastig zijn een cliënt, en zijn of haar systeem, te ondersteunen en te begeleiden. Het is ook in deze situatie van belang een hulpverlener te verwijzen naar een persoonlijk hulpverleningstraject. Benoem altijd de mogelijkheid voor begeleiders een individueel gesprek aan te gaan. Bied hiertoe verschillende mogelijkheden: een gesprek met gedragsdeskundige, manager, vertrouwenspersoon, P&O-medewerker.

Het is overigens ook goed mogelijk dat hulpverleners hun persoonlijke ervaringen kunnen gebruiken om een cliënt en het systeem op een adequate wijze bij te staan.

▪▪ D. Afsluiting en evaluatie

Ter afsluiting is het van belang aandacht te besteden aan traumaverwerking en stagnatie in het verwerkingsproces. 80% van de mensen die een eenmalig trauma hebben meegemaakt, en goed worden opgevangen door de omgeving, herstelt op eigen kracht. Voor mensen met een verstandelijke beperking en voor mensen die langdurig getraumatiseerd zijn, ligt dit percentage lager.

Ook moeten hulpverleners erop worden gewezen dat als iemand eenmaal slachtoffer is geweest van seksueel misbruik, hij of zij een groter risico loopt opnieuw slachtoffer te worden – zeker als de cliënt seksueel wervend gedrag vertoont. Dat vraagt om veel toezicht en nabijheid voor de cliënt.

Uiteindelijk wordt het SOS-programma met de hulpverleners geëvalueerd aan de hand van het SOS-evaluatieformulier (▶ par. 10.15). Wat vonden ze van de geboden hulp? Wat hebben ze nog nodig om op een goede manier met de situatie te kunnen omgaan?

Duur bijeenkomst: 90 minuten

Samenvatting

In dit hoofdstuk staat de eerste opvang van hulpverleners, die betrokken zijn bij een cliënt die slachtoffer is geworden van seksueel misbruik, centraal. In de bijeenkomsten is vooral aandacht voor de ondersteuning van de hulpverleners in hun eigen verwerkingsproces en dat van hun collegae. Adequate dagelijkse begeleiding van een cliënt is alleen dan mogelijk als de betrokken hulpverleners in staat zijn hun eigen ervaringen en belevingen te ordenen en te bespreken. De hulpverlener is hierin een rolmodel voor de cliënt. Er worden derhalve richtlijnen gegeven voor stabilisatie van de situatie, de inventarisatie van het seksueel misbruik, de emotionele ondersteuning en voor psycho-educatie van betrokken hulpverleners.

Daarnaast krijgen zij richtlijnen voor het begeleiden van een cliënt die het slachtoffer is geworden van seksueel misbruik. Het gaat hierbij nadrukkelijk om de begeleiding – niet de behandeling! – van slachtoffers (en hun systeem) in hun dagelijkse leefomgeving.

Literatuur

1. Green, B.L. e.a. (1991). Children and disaster: Age, gender and parental effects on PTSD symptoms. *Journal of the American Academy of Child and Adolescent Psychiatry, 30*, 945–951.
2. Kroef, M. (okt.1995). *Iedereen staat op z'n benen te trillen*. Capelle a/d IJssel: Klik, pp.12–14.
3. Douma, J., Bergh, P. & Hoekman, J. van den (1998). *Verstandelijk gehandicapten en seksueel misbruik*. Rotterdam: Lemniscaat.
4. Bosch, E. & Suykerbuyk, E. (2005). *Begeleiding van seksueel misbruikte mensen met een verstandelijke handicap*. Amsterdam: Nelissen.
5. Eeland, K. & Woelinga, H. (1991). *Praktische richtlijnen voor de hulpverlening bij seksueel misbruik van kinderen*. Amsterdam: VU.
6. Briere, J. & Scott, C. (2006). *Principles of trauma therapy; a guide to symptoms, evaluation and treatment*. Thousand Oaks, CA: Sage Publications.
7. Mittendorf, C. & Mulller, E. (2010). *Ik ben er kapot van*. Amsterdam: Boom.

Literatuur

8. Garmezy, N. (1985), aangehaald in Rutter (1987). Psychological resiliende and protective mechanisms. *American Journal of Orthopsychiatry 57*, 316–331.
9. Korven, A. van. (1999). *Het verwoestende proces bij splitting. Is er iets aan te doen?* Oostmalle: Workshop tijdens de inservicedagen van het Opleidings Centrum Autisme, Tripode casemanagement cursussen en advies.
10. Eland, J., Roos, C. de & Kleber, R. (2000). *Kind en trauma; een opvangprogramma*. Lisse: Swets & Zeitlinger.
11. Pruijssers, A. (2008). *Ik word soms boos, maar dan ben ik bang*. Gouda: CCE.
12. Brugsteden, R. van, Heestermans, M. & Swennen, M. (2011). *Seksualiteit en seksueel misbruik* en *Sturen op aanpak van seksueel misbruik*. Utrecht: VGN en kennisplein gehandicaptenzorg.
13. Coppens, L. & Kregten, C. van (2012). *Zorgen voor getraumatiseerde kinderen: een training voor opvoeders. Handboek voor trainers*. Houten: Bohn Stafleu van Loghum.
14. Delft, F. van (2004). *Overdracht en tegenoverdracht – een therapeutisch fenomeen vertaald naar alledaagse psychosociale begeleiding*. Soest: Nelissen.

Werkvormen voor de begeleiding van ouders, opvoeders en hulpverleners

10.1   Werkvormen algemene informatie en psycho-educatie – 187

10.2   Werkvormen veiligheid – 205

10.3   Werkvormen Zorgen – 207

10.4   Werkvorm Pijn – 208

10.5   Werkvorm Angst – 209

10.6   Werkvorm Boosheid – 211

10.7   Werkvormen Ontspanning – 212

10.8   Werkvormen Perspectief – 214

Literatuur – 215

Inleiding

Tijdens de SOS-bijeenkomsten worden tal van onderwerpen door de gedragsdeskundige met ouders en begeleiders besproken. In dit hoofdstuk worden werkvormen beschreven, die helpend kunnen zijn bij het bespreken van deze onderwerpen. De werkvormen zijn ingedeeld op basis van traumagerelateerde thema's: veiligheid, zorgen, pijn, angst, boosheid, ontspanning en perspectief. Deze werkvormen worden door de gedragsdeskundige samengevoegd tot een hulpboek voor ouders c.q. begeleiders. Dit hulpboek wordt voorafgaand aan het eerste gesprek samengesteld en in de volgende bijeenkomsten telkens aangevuld.

De samenstelling van het hulpboek, en de keuze van de werkvormen en informatiebladen, is afhankelijk van de individuele situatie van de ouders of het team van hulpverleners. Er is dus geen kant-en-klare indeling van het hulpboek te geven; dit zou geen recht doen aan de vele verschillende situaties die men in de praktijk tegenkomt.

In overleg met ouders, en naar inschatting van de gedragsdeskundige, moet bekeken worden welke werkbladen voor welke ouders/verwanten op een bepaald moment passend zijn.

De gedragsdeskundige kan gebruikmaken van een ordner met verschillende tabbladen. Het hulpboek bestaat uit een tabblad eerste bijeenkomst, een tabblad tweede bijeenkomst, een tabblad gezamenlijke bijeenkomst en een tabblad vierde bijeenkomst. Er is een standaardwerkblad voor het voorbereiden en het evalueren van de bijeenkomsten. De informatiebladen geven de ouders en begeleiders achtergrondinformatie over behandelde onderwerpen en kunnen worden toegevoegd aan het hulpboek, indien dit onderwerp in de bijeenkomst aan de orde is geweest. Er wordt ook nog een tabblad brieven en formulieren toegevoegd, zodat ouders correspondentie en overige formulieren/folders zelf aan de map kunnen toevoegen.

De gedragsdeskundige geeft de ouders/de hulpverleners de volgende instructies over het hulpboek:

» Hierbij geef ik jullie een hulpboek. Dit hulpboek is voor jullie en is bedoeld om informatie in te verzamelen en te bewaren over het misbruik. Er zitten verschillende tabbladen in. Achter deze tabbladen zien jullie een aantal formulieren die jullie tijdens de bijeenkomsten kunnen invullen. Er zijn bijvoorbeeld formulieren waarop jullie je eigen verhaal kwijt kunnen ten aanzien van het misbruik. Ook kunnen jullie hier gevoelens en vragen noteren die tussen de bijeenkomsten door bij jullie opkomen, en die van belang zijn om samen te bespreken.

Er zit ook een blad in, waarop je individueel je eigen klachten kunt noteren. Dat lijkt overdreven, maar is toch nuttig gebleken. Het gekke met klachten is dat je er namelijk, als je er langer last van hebt, aan gewend raakt en ze niet meer zo duidelijk waarneemt. En we willen juist wel graag weten hoe het met de klachten gaat om zo te kijken of er meer hulp moet komen. Vandaar dat formulier. Het is natuurlijk niet verplicht dit in te vullen, maar ik wil het wel adviseren.

Ook geef ik jullie informatiebladen over onderwerpen die we samen hebben besproken. Zo kunnen jullie deze informatie nog een rustig doorlezen. Deze informatiebladen kunnen jullie ook in deze map bewaren, en misschien willen jullie het zelf ook aanvullen met zaken die je vindt op internet of van anderen aangereikt krijgt.

Achter het tabblad brieven en formulieren kunnen jullie brieven en formulieren bewaren, bijvoorbeeld brieven van de aangifte, informatie van de politie. «

10.1 Werkvormen algemene informatie en psycho-educatie

- **A. Informatieblad: Seksueel misbruik**
- - **Wat is seksueel misbruik?**

Seksueel misbruik is een breed begrip. Het kan variëren van gedwongen worden seksuele handelingen te ondergaan, bij anderen uit te voeren, tot gedwongen worden bij jezelf seksuele handelingen te verrichten. Het kan gaan om het toekijken bij seksuele handelingen van anderen of het kijken naar pornografisch materiaal, dat niet geschikt is voor de leeftijd of het ontwikkelingsniveau van een slachtoffer.

Bij iedere vorm van seksueel misbruik is er sprake van een machtsverschil tussen pleger en slachtoffer. Dat machtsverschil kan te maken hebben met een leeftijdsverschil, verschil in ontwikkelingsniveau, verschil in fysieke kracht en/of verschil in machtspositie als gevolg van een afhankelijkheidsrelatie. Soms gebruiken plegers minder subtiele vormen van dwang, zoals dreiging met geweld, emotionele en psychologische druk of chantage om het slachtoffer te dwingen tot seksuele handelingen en/of geheimhouding daarvan.

Seksueel contact tussen een normaal begaafd persoon en iemand met een verstandelijke beperking is niet per definitie seksueel geweld. We gaan ervan uit dat mensen met een verstandelijke beperking recht hebben op seksualiteit en hun eigen seksuele beleving, en dat ze daarin zelf keuzes maken.[1] Voorwaarde is wel dat ze in staat zijn om in te stemmen met seksueel contact. Het begrip 'instemming' is belangrijk in het begrijpen van seksueel geweld bij mensen met een verstandelijke beperking. In definities van seksueel geweld bij mensen met een beperking moet daarom altijd naast het niet 'willen', ook het begrip 'niet kunnen/niet in staat zijn tot' het instemmen met seksueel contact toegevoegd zijn.

- - **Wie worden er seksueel misbruikt?**

Iedereen kan te maken krijgen met seksueel misbruik, ongeacht leeftijd, afkomst enzovoort. Het komt voor onder meisjes en jongens, vrouwen en mannen over de hele wereld. Mensen met een verstandelijke beperking lopen als gevolg van een stapeling van factoren een fors groter risico op seksueel misbruik en mishandeling.[3] Dit wordt vooral veroorzaakt door het gegeven dat misbruik bijna altijd plaatsvindt in afhankelijkheidsrelaties, en dat mensen met een beperking daar in hun leven veel meer en langer mee te maken hebben dan anderen.

- - **Waarom vertellen mensen niet meteen over seksueel misbruik?**

Mensen kunnen diverse redenen hebben om niet vertellen dat ze seksueel misbruikt worden. Ze zijn bijvoorbeeld bang voor de reacties op hun onthulling, of gevoelens van schaamte en schuld spelen een rol, of de angst om niet te worden geloofd met alle gevolgen van dien. Als de pleger een bekende is, kan het slachtoffer zich zorgen maken over het feit dat deze persoon in de problemen kan komen. Ook kan het slachtoffer zich zorgen maken over de pijn en het verdriet die de onthulling teweegbrengt bij belangrijke anderen. Mensen met een beperking vertellen vaak niet meteen over misbruik omdat ze niet goed weten aan wie ze het kunnen vertellen. Ook weten ze vaak de gebeurtenissen niet goed te plaatsen en weten ze vanuit een beperkt oorzaak-gevolgbegrip niet in hoeverre zij zelf debet zijn aan wat er is gebeurd. Plegers sturen vaak aan op deze verwarring door te benadrukken dat de cliënt het zelf ook leuk en fijn vindt. Ook kan het gebeuren dat de pleger de cliënt dwingt tot geheimhouding, bijvoorbeeld door gebruik van geweld tegen het slachtoffer of zijn naaste familie, of dreiging daarmee.

▪▪ Wat kun je doen, als iemand je vertelt over seksueel misbruik?

Als iemand je vertelt over seksueel misbruik, is het belangrijk om rustig te blijven en goed te luisteren. Val diegene niet in de rede, vermijd discussies en ga geen 'detective' spelen: stel geen vragen als wie, wat en waar. Complimenteer dat ze vertellen over het misbruik, verzeker hem/haar dat hij/zij niet schuldig is aan het gebeurde en schakel hulp in.

▪▪ Wat is van belang bij het verwerken van seksueel misbruik?

Om seksueel misbruik te kunnen verwerken, is veiligheid een belangrijk begrip. Er moet gezorgd worden dat het slachtoffer zich, zowel fysiek als emotioneel, veilig voelt. De hoeveelheid emotionele en sociale steun die iemand krijgt na het meemaken van seksueel misbruik, en de juiste wijze van reageren op het misbruik zijn van grote invloed op het verwerkingsproces.

▪ B. Informatieblad: Feiten en fabels over seksueel misbruik

Fabel: Seksueel misbruik komt bijna niet voor.

Feit: Internationaal onderzoek wijst uit dat seksueel geweld veel voorkomt.[4],[5],[6],[7] Resultaten uit onderzoek in Nederland geven aan dat 39% van de normaal begaafde vrouwen en 7% van de mannen ooit slachtoffer is geweest van seksueel geweld. Het percentage vrouwen en mannen dat ooit een verkrachting heeft meegemaakt, is naar schatting respectievelijk 10% en 1%.[8]

Mensen met een verstandelijke beperking vormen een extra kwetsbare groep als het gaat om het risico op seksueel misbruik en mishandeling. In de internationale literatuur wordt gesteld dat mensen met een verstandelijke beperking drie tot vijf keer vaker slachtoffer zijn van seksueel misbruik dan andere mensen uit de samenleving.[9],[10],[11],[12],[13],[14]

Ook Nederlands onderzoek laat zien dat mensen met een verstandelijke beperking een fors hoger risico lopen op seksueel misbruik. Resultaten van het onderzoek *Beperkt weerbaar* van Van Berlo et al. laten zien dat 61% van de vrouwen en 23% van de mannen met een verstandelijke beperking ooit seksueel geweld heeft meegemaakt. Het seksueel geweld dat zij melden, varieert van op een kwetsende manier aangeraakt worden tot verkrachting. Verkrachting wordt gerapporteerd door 23% van de vrouwen en 7% van de mannen met een verstandelijke beperking.[3] In diverse publicaties wordt gesteld dat 40% van de mensen met een verstandelijke beperking al voor het 18e jaar slachtoffer wordt van misbruik en/of mishandeling.[15]

Fabel: Seksueel misbruik wordt bijna altijd gepleegd door een onbekende.

Feit: Seksueel misbruik gebeurt in de meeste gevallen door iemand die bekend is en vertrouwd wordt. Ongeveer 90% van het gemelde seksueel misbruik wordt gepleegd door een familielid of bekende. Uit internationaal onderzoek komt naar voren dat in 25% van de gevallen van misbruik van mensen met een verstandelijke beperking de dader een medewerker van een zorginstelling is.[10]

> Het gegeven dat iemand afhankelijk is van een hulpverlener vergroot het risico op seksueel misbruik.

Fabel: Kleine kinderen moet je niet voorlichten over seksueel misbruik, want daar worden ze alleen maar angstig van.

Feit: Het praten met jonge kinderen over lichaamsdelen waar ze wel en niet aangeraakt mogen worden, werkt eerder helpend dan beangstigend.

Fabel: Mensen die seksueel misbruikt zijn, komen daar nooit overheen.

Feit: Met goede eerste opvang, steun uit hun omgeving en eventueel aanvullende traumabehandeling kunnen mensen seksueel misbruik verwerken.

Fabel: Praten over seksueel misbruik maakt het alleen maar erger voor het slachtoffer.

Feit: Praten over het seksueel misbruik geeft het slachtoffer de gelegenheid zijn gevoelens en angsten te bespreken, en heeft een helende werking.

Fabel: Jongens die seksueel misbruikt zijn, worden later homoseksueel.

Feit: Er is nog nooit een verband gevonden tussen seksueel misbruik en homoseksualiteit. Wel is het zo dat jongens die slachtoffer zijn geweest van mannelijke plegers, nogal eens twijfelen aan hun seksuele voorkeur, omdat zij tijdens het misbruik de lichamelijke ervaring van seksuele opwinding hebben gehad.

Fabel: Jongens die seksueel misbruikt zijn, worden later zelf ook dader.

Feit: Als een jongen, nadat bekend is geworden dat hij misbruikt is, goede hulp, eerste opvang en eventueel behandeling krijgt, is er over het algemeen niet direct een grotere kans dat hij pleger wordt dan bij andere jongeren. Of deze kans toeneemt is meer afhankelijk van de voorgeschiedenis van de jongere en zijn persoonlijkheid.

- **C. Informatieblad: Hoe moet ik reageren op seksueel misbruik?**
- Zorg dat u kalm en rustig bent.
- Wees niet bang om erover te praten.
- Zoek een plaats waar u niet gestoord kunt worden.
- Probeer goed te luisteren, vermijd discussie en beantwoord vragen.
- Aanvaard eventuele heftige reacties van de cliënt/het kind.
- Spreek af met de cliënt/het kind wanneer, op welke momenten, die met u kan praten.
- Spreek een teken af, waarmee de cliënt/het kind kan aangeven dat hij/zij meteen met u wil praten.
- Vermijd negatieve en bagatelliserende reacties op het misbruik, zoals 'hoe kon je zo stom zijn?', 'waarom ben je niet weggelopen, heb je hem niet van je af geslagen?'.
- Vermijd goedbedoelde adviezen als 'denk er maar niet meer aan' of 'probeer het maar te vergeten'.
- Maak afspraken over met wie in huis, in de familie of op school de cliënt/het kind er nog meer over zou willen praten.
- Geef altijd juiste en directe informatie.
- Probeer je eigen emoties in het bijzijn van de cliënt/het kind te reguleren.

- Let op verbale en non-verbale signalen van de cliënt/het kind.
- Prijs de cliënt/het kind uitgebreid, als hij jullie zelf op de hoogte heeft gesteld.
- Zeg dat je om de cliënt/het kind geeft en hem/haar zo veel mogelijk gaat helpen: samen slepen we je hier doorheen!
- Geef de cliënt/ het kind positieve aandacht.
- Geef aan dat het niet de schuld is van het kind, en blijf dit herhalen.
- Heb oog voor de emoties van de cliënt/het kind.
- Uit geen dreigementen naar de pleger in het bijzijn van de cliënt/het kind. Dit verhoogt de angst bij de cliënt/het kind.
- Stel de grenzen die u normaal ook hanteert.
- Heb ook aandacht voor de broertjes en zusjes/medecliënten: ook zij kunnen het idee krijgen dat het hun schuld is. Geef aan dat het ook niet de schuld is van de broertjes en zusjes.
- Leg aan familie en vrienden uit dat kinderen die seksueel misbruikt zijn, in paniek kunnen raken van lichamelijk contact dat niet voortkomt uit eigen initiatief.
- Als mensen gaan vertellen dat zij wel zouden weten wat ze zouden moeten doen als ze in jouw schoenen stonden, leg dan uit dat ze niet in jouw schoenen staan en dat je niets aan deze opmerkingen hebt. Leg uit wat je wel wilt (uithuilen, liefde, aandacht).

- **D. Informatieblad: Do's en don'ts bij het praten over het seksueel misbruik met een slachtoffer**

Do's	Don'ts
Schep gelegenheden om te praten over het seksueel misbruik.	Het onderwerp seksueel misbruik vermijden. Aan een vermijdend persoon met veel weerstand blijven trekken om het verhaal eruit te krijgen.
Bevorder het uiten van gevoelens en gedachten rondom het seksueel misbruik door te praten, spelen, bewegen of creatieve activiteiten.	Zeggen dat een cliënt er maar niet meer aan moet denken of het moet vergeten.
Blijf rustig en aandachtig als de cliënt iets vertelt over het seksueel misbruik en probeer nadien zo precies mogelijk op te schrijven wat een cliënt verteld heeft.	In paniek raken en verbaasd, verdrietig of boos worden.
Als het verhaal van een cliënt even stokt, laat je belangstelling dan blijken door even te knikken of te hummen.	Een cliënt in de rede vallen wanneer die aan het vertellen is over het seksueel misbruik.
Stel open vragen, die beginnen met vraagwoorden als wie, wat en waar: 'Wat gebeurde er toen?' 'Kun je me daar nog meer over vertellen?'	Gesloten en suggestieve vragen stellen, zoals: 'Heeft hij ook aan je borsten gezeten?'
Cliënt vertellen wie op de hoogte wordt gesteld van het verhaal om adequaat handelen mogelijk te maken.	Geheimhouding beloven. Geheimhouding maakt het adequaat begeleiden van een slachtoffer namelijk onmogelijk.

Do's	Don'ts
Vertel zo veel mogelijk welke stappen worden gezet; wees open.	De cliënt lastigvallen met zaken rondom het misbruik – bescherm hem/haar hiertegen.
Blijf kort en bondig.	Het vertellen van halve waarheden!
Val het kind/de cliënt niet lastig met allerlei procedureverhalen.	

Voor deze richtlijnen geldt uiteraard dat zij aangepast moeten worden aan de individuele cliënt. Dit dient te gebeuren in overleg met een gedragsdeskundige.

▪ E. Informatieblad: Reacties op trauma

Reacties die voorkomen na het meemaken van een schokkende gebeurtenis, kunnen in drie categorieën worden ingedeeld. Deze hierna beschreven stressreacties zijn normale reacties op extreme gebeurtenissen. Ze zullen over het algemeen na een aantal weken verbleken en uiteindelijk verdwijnen.

▪▪ I. Vermijding of terugtrekking

Bij vermijding of terugtrekking proberen mensen alle herinneringen aan de traumatische gebeurtenissen te vermijden. Ze willen er niet over praten, vermijden plaatsen, dingen of mensen die aan de gebeurtenis doen denken, of ontkennen dat het gebeurd is. Ook kunnen mensen hun plezier in bepaalde activiteiten en hobby's verliezen, en het gevoel hebben dat ze verdoofd zijn en/of afgescheiden van het normale leven. Deze afvlakking van gevoelens kan een gevoel van vervreemding en eenzaamheid geven, met negatieve gedachten over de toekomst. Vermijding kan bewust, maar ook onbewust, plaatsvinden.

▪▪ II. Verhoogde prikkelbaarheid

Verhoogde prikkelbaarheid uit zich in het overmatig waakzaam en schrikachtig zijn, alsof iemand voortdurend bedacht is op nieuw gevaar. Ze zijn overdreven op hun hoede en schrikken snel. Mensen kunnen moeite hebben zich te concentreren, moeite hebben met inslapen of doorslapen, of snel boos of angstig worden.

▪▪ III. Herbeleving

Herbeleving betekent dat mensen de traumatische gebeurtenis herbeleven aan de hand van herhaalde en ingrijpende onaangename herinneringen aan de gebeurtenis. Vaak dringen deze beelden en herinneringen zich op in rustige situaties of wanneer iemand alleen is. Mensen kunnen, zowel lichamelijk als emotioneel, heftig reageren op dingen die aan de traumatische gebeurtenis doen denken. Het kan gaan om geluiden, geuren, smaken, plaatsen en mensen; dit worden ook wel 'trauma-reminders' genoemd. Er kan sprake zijn van nachtmerries over de traumatische gebeurtenis. Getraumatiseerde kinderen hebben vaak ook last van angstdromen zonder herkenbare inhoud. Een andere specifieke herbelevingsreactie bij kinderen is posttraumatisch spel.

- **F. Informatieblad: Overzicht reacties en behoeften van het kind/cliënt**

Reacties van het kind/cliënt	Behoefte van het kind/cliënt
angst	veiligheid, bescherming, erkenning, geduld, vereenvoudiging van de taken
schuld	geruststelling
constant bang dat er iets gaat gebeuren overdreven waakzaam	structuur, consistentie, feiten, informatie, vereenvoudiging van de taken
hulpeloosheid	lichamelijke verzorging, vereenvoudiging van de taken en verwachtingen
chaotisch: controle verliezen over gevoelens en emoties	rust, rustige omgeving
vermoeidheid	slaap, voorspelbaarheid, rust
steeds maar weer het verhaal vertellen of naspelen	iemand die naar ze luistert
angst om alleen te zijn (moeite hebben met afscheid nemen van andere mensen)	veiligheid, duidelijkheid over waar de ander naartoe gaat en wanneer hij terug is, geruststellen dat men veilig zal zijn
verwarring, vergeetachtigheid, concentratieproblemen	vereenvoudiging van taken, herhaling, structuur, geduld aangeven dat concentratieproblemen een gevolg kunnen zijn van het trauma
zich zorgen maken over dat er iets anders gebeurt met hem/haarzelf	geruststellen, gevoel van veiligheid vergroten

- **G. Informatieblad: Do's en don'ts bij het begeleiden van slachtoffers van seksueel misbruik**

Do's	Don'ts
Neem maatregelen die de veiligheid waarborgen; doe dit in samenspraak met alle milieus.	Het kind/de cliënt afschermen van de grote boze wereld.
Geef het slachtoffer veiligheid door directief te zijn. Geef het slachtoffer controle in de vorm van beperkte keuzemogelijkheden.	Alle beslissingen voor een slachtoffer overnemen om deze te ontzien.
Blijf zo veel mogelijk vasthouden aan de dagelijkse routine en structuur.	Het kind/de cliënt thuis laten blijven zonder daginvulling.
Wees open en betrouwbaar; doe wat je zegt en zeg wat je doet.	Niet de waarheid spreken ter bescherming van het slachtoffer.
Reageer begripvol en accepterend op stressreacties. Maak gebruik van 'time-in' om veiligheid te bieden en bied alternatief gedrag aan.	Gebruikmaken van een time-out als straf.
Reduceer externe stressbronnen als internet, sociale media en televisie.	Het kind/de cliënt onbegeleid televisie laten kijken of gebruik te laten maken van internet en sociale media.

Do's	Don'ts
Zorg voor positieve lichamelijke ervaringen door ontspanning, lichaamsverzorging en fysieke beweging.	Het kind/de cliënt de hele dag in bed laten liggen, op de bank laten hangen.
Bied troost op een manier die past bij de relatie die je hebt met de cliënt.	De cliënt onbegrensd lichamelijke nabijheid bieden.
Neem lichamelijke klachten serieus: in overleg met gedragsdeskundige en/of arts kanaliseren.	Lichamelijke klachten bagatelliseren.
Herstel van het normale leven: indien veilig, dan weer naar school en werk.	Geen begrip hebben voor het wisselend functioneren van het kind/de cliënt na een schokkende gebeurtenis. Geen begrip hebben voor een tijdelijke afname van vaardigheden.

Voor deze richtlijnen geldt uiteraard dat zij aangepast moeten worden aan de individuele cliënt. De veiligheid en een bij de ontwikkelingsleeftijd passende benadering dienen leidend te zijn! Richtlijnen dienen dan ook uitsluitend te worden gehanteerd in overleg met een gedragsdeskundige.

- **H. Informatieblad: Melding en aangifte van seksueel misbruik**
- ■ ■ **Wat is een melding van seksueel misbruik?**

Een melding van seksueel misbruik betekent niets anders dan dat u de politie in kennis stelt van iets wat u is overkomen of iets waar u weet van heeft. De politie neemt dit ter kennisneming aan en zal in principe niet uit zichzelf in actie komen.

- ■ ■ **Wat is ambtshalve vervolgen?**

Anders is het wanneer er sprake is van een zodanig ernstig feit dat de politie direct moet ingrijpen, bijvoorbeeld als het misbruik nog steeds plaatsvindt. Justitie kan dan ook beslissen om ambtshalve een strafbaar feit te vervolgen. De politie kan dan een onderzoek instellen zonder dat er een aangifte gedaan is.

- ■ ■ **Kan de politie iets doen met een melding?**

Normaal gesproken wordt een melding wel vastgelegd in het computersysteem bij de politie, zodat het op een later tijdstip altijd terug te vinden is.

- ■ ■ **Zal de politie de persoon die door de melder beschuldigd wordt, op verzoek van de melder aanspreken, zonder dat er een aangifte is gedaan?**

Dit is hoogst ongebruikelijk. Er is wettelijk geen grondslag om een persoon aan te spreken op zijn gedrag, zonder dat daar onderzoek naar gedaan is door politie of justitie. De beschuldigde zou dan op grond van alleen een melding bestempeld worden als verdachte of dader.

- ■ ■ **Wat is een aangifte?**

Een aangifte is een kennisgeving aan de politie dat er een strafbaar feit heeft plaatsgevonden, waarbij degene die aangifte doet de politie verzoekt om dit strafbaar feit te onderzoeken en justitie verzoekt om tot vervolging over te gaan. Een aangifte bestaat uit een proces-verbaal, waarin staat vermeld wat de aangever kan vertellen over het strafbare feit. De aangever en de politie ondertekenen dit proces-verbaal. Daarna is de aangifte een feit en zal de politie met het onderzoek kunnen beginnen.

▪▪ Ik weet nog niet of ik een aangifte wil doen, maar wil wel graag informatie, kan dat?

U kunt altijd terecht op de afdeling zedenzaken voor een informatief gesprek. U kunt daarna zelf beslissen wat u wilt doen. Maak van tevoren wel even (telefonisch) een afspraak. Mocht u veel vragen hebben, noteer deze dan, zodat u geen vragen vergeet te stellen. Een informatief gesprek verplicht u niet tot het doen van een aangifte.

▪▪ Wat gebeurt er na de aangifte?

Na de aangifte begint het politieonderzoek. De rechercheur gaat op zoek naar bewijsmateriaal. Hiervoor kan de medewerking van het slachtoffer worden gevraagd. Als een onderzoek als te aangrijpend wordt ervaren, mag deze medewerking weigeren. Indien het slachtoffer er prijs op stelt, wordt hij of zij door de politie op de hoogte gehouden van het verloop van het onderzoek. Toch kan het gebeuren dat de politie na de aangifte lange tijd niets van zich laat horen. Dit betekent geenszins dat de politie niets met de aangifte doet.

Wanneer je als slachtoffer meer wilt weten over het verloop van het onderzoek, informeer dan bij de behandelend rechercheur hoe de zaak ervoor staat. Het is mogelijk dat de rechercheur het onderzoek niet rond krijgt, bijvoorbeeld omdat de dader niet opgespoord kan worden of omdat er onvoldoende bewijsmateriaal te vinden is. Waarschijnlijk besluit de politie dan om de zaak te laten rusten. Dit wil dus niet zeggen dat de politie het slachtoffer niet gelooft. De politie gaat er in principe van uit dat het verhaal waar is, maar ze kan hiervoor geen of te weinig juridisch bewijs leveren. In dat geval komt het niet tot een rechtszaak. Als het slachtoffer daarover een andere mening heeft, kan hij of zij dit kenbaar maken bij de behandelend rechercheur, bij diens chef of in laatste instantie bij de officier van justitie.

Als de recherche het onderzoek heeft afgerond en vindt dat er voldoende bewijsmateriaal tegen de verdachte is, wordt het dossier doorgestuurd naar de officier van justitie.

▪▪ Wanneer aangifte doen?

Voor het politieonderzoek is een snelle aangifte van groot belang, zeker wanneer het feit nog maar kortgeleden heeft plaatsgevonden. Eventuele sporen zijn dan nog aanwezig. Ook als het al langer geleden is dat het misbruik heeft plaatsgevonden, kun je nog aangifte doen. Als je wilt weten of je in jouw geval nog aangifte kunt doen, kun je dit navragen bij de politie.[16]

▪ I. Informatieblad: Studioverhoor

Als er sprake is van seksueel misbruik van minderjarigen, mensen met een verstandelijke beperking of personen met een cognitieve functiestoornis, wordt het verhoor bij de politie gedaan door speciaal hiervoor opgeleide politieagenten, de zogeheten studioverhoorders. Het verhoor wordt dan afgenomen in een speciale audiovisuele studio.[17] Deze studio is kindvriendelijk ingericht en heeft de mogelijkheid om het verhoor op video op te nemen.

Er wordt door de betrokkenen zorgvuldig overwogen of het kind/persoon met een verstandelijke beperking moet gaan praten en of dat in deze speciale studio gebeurt. In principe moeten de ouders/verzorgers van het kind en de officier van justitie toestemming geven voor het verhoor. Ook wordt nauwgezet vastgesteld aan wie de opnamen vertoond mogen worden, hoe ze bewaard moeten worden en wanneer ze vernietigd moeten worden.

Gezien de complexiteit van een dergelijk verhoor hebben externe deskundigen die gespecialiseerd zijn in het horen van personen met een verstandelijke beperking, een belangrijke rol met betrekking tot de advisering. In de voorbereidende fase kunnen deze deskundigen bijvoorbeeld adviseren over de manier waarop met de desbetreffende persoon het beste gecommuniceerd kan worden en over het verhoorplan. Ook tijdens het verhoor kan de externe deskundige desgewenst vanuit de regiekamer adviseren. In uitzonderlijke gevallen kan op verzoek van de opsporingsambtenaar en na toestemming van de officier van justitie een externe deskundige bij het verhoor aanwezig zijn.

Daar waar het horen van een persoon met een verstandelijke beperking op grote problemen stuit, kan – na toestemming van de officier van justitie – de externe deskundige deze persoon zelf horen. Hierbij moet gedacht worden aan het verhoor van mensen met een meervoudige beperking of bijvoorbeeld personen met een verstandelijke beperking die verhoord moeten worden aan de hand van pictogrammen.

Als er tussen de externe deskundige en de opsporingsambtenaar verschil van mening is over de aanwezigheid van de externe deskundige bij het verhoor van een verstandelijk gehandicapte, neemt de officier van justitie hierover een beslissing.

Alvorens het verhoor in de studio plaatsvindt, worden het kind/ de persoon met een verstandelijke beperking en, indien mogelijk, de ouders of begeleiders goed voorbereid. Vooraf kunnen zij een kijkje nemen in de studio en de regiekamer. Ook wordt verteld en uitgelegd dat er opnamen van het gesprek gemaakt worden.

Na afloop van het verhoor in de studio worden het kind/de persoon met een verstandelijke beperking en de ouders of begeleiders geïnformeerd over wat er gebeurd is. Tijdens dit nagesprek zal, indien nodig, een advies worden gegeven over eventuele hulp of begeleiding voor het kind.

De gesprekken die de politie in de verhoorstudio voert, zijn bestemd voor gebruik in een strafproces en dus niet therapeutisch of diagnostisch van aard.

Het opnemen van het gesprek in de verhoorstudio heeft enkele voordelen. Zo wordt de kans kleiner dat er later tijdens het onderzoek opnieuw met het kind/de persoon met een verstandelijke beperking gepraat moet worden. Soms vindt een kind of een persoon met een verstandelijke beperking het moeilijk iets te vertellen en wil het liever iets voordoen. Dit is mogelijk tijdens het verhoor in de verhoorstudio en terug te zien op de video. Op deze manier kan het kind/de persoon met een verstandelijke beperking op een non-verbale wijze het gedrag, de bewegingen en de gezichtsuitdrukkingen duidelijk maken.

Ten slotte kan door de video-opname beoordeeld worden of er sprake is van beïnvloeding door de politieambtenaar of kan een deskundige er op verzoek van de rechter zijn mening over geven.[18]

- **J. Informatieblad: Omgaan met de media**

Bij een vermoeden van seksueel misbruik, zeker als mensen met een verstandelijke beperking betrokken zijn, kan plotseling grote media-aandacht ontstaan. Wat is in dit geval dan belangrijk?
- Als zorginstelling proactief opereren en een houding van openheid en transparantie aannemen.
- Ouders, verwanten en andere betrokkenen voorafgaand aan mediaberichtgeving op de hoogte brengen.
- Een helder persbericht schrijven in plaats van informatie weigeren te geven.
- Het aanstellen van één woordvoerder binnen de organisatie.
- Alle medewerkers moeten de naam van die woordvoerder weten, zodat ze naar deze persoon kunnen verwijzen als iemand van de pers contact opneemt.
- Andere medewerkers dan de woordvoerder dienen geïnstrueerd te worden zich, op een positieve en vriendelijke wijze, te onthouden van commentaar.

- De cliënt en zijn of haar systeem voorbereiden op (plotseling) contact met de media of het verschijnen van informatie via de sociale media.
- Andere cliënten en ouders voorbereiden op (plotseling) contact met de pers of het verschijnen van informatie via de sociale media.

- **K. Informatieblad: Tips voor en door ouders**

Vrij naar J. en E. de Jong.
- Zorg ervoor dat de politie op de hoogte is van het ontwikkelingsniveau van uw kind.
- Sta er als ouders op dat het verhoor van uw kind wordt verricht door een daartoe opgeleide verhoorder.
- Vraag altijd direct kopieën van de getuigenverklaringen bij de politie.
- Eis van de instelling dat slachtoffer en (vermoedelijk) pleger van elkaar worden gescheiden.
- Vraag inzage in het plan van aanpak voor uw kind voor de korte en de lange termijn. De instelling is door de inspectie verplicht dit plan te maken.
- Is het incident te wijten aan nalatigheid, onachtzaamheid, personeelsgebrek, onvoldoende toezicht, bezuinigingen enzovoort, neem dan een advocaat in de hand met ervaring in deze materie en stel de instelling aansprakelijk.
- Laat u niet beïnvloeden/intimideren door de instelling.
- Laat u niet verleiden tot alleen het doen van een klacht, zonder dat u aangifte doet. Een klacht wordt vaak intern binnen de instelling afgehandeld en dat duurt vaak erg lang.
- Vraag vanaf het begin verslaglegging van alle overleggen/vergaderingen die er binnen de instelling naar aanleiding van de gebeurtenis gevoerd zijn.
- Wanneer het uiteindelijk toch lang duurt, zoek de publiciteit.
- Stel u in op een eenzame strijd: na een korte tijd van meeleven gaat eenieder weer over tot de orde van de dag, terwijl u daar in het geheel nog niet klaar voor bent.
- Zorg ervoor dat u niet in een sociaal isolement komt: neem zelf initiatieven tot contact als anderen dit te moeilijk vinden.
- Ga na of u zelf ook hulp kunt krijgen, bijvoorbeeld psychologische ondersteuning via de huisarts.
- Zorg voor uzelf en elkaar als partners!

- **L. Werkblad: Praten over seksueel misbruik**

Naam:	
Beschrijf hoe je op de hoogte werd gesteld van het seksueel misbruik? (Door wie, hoe en wanneer; wat werd je verteld?)	... ...
Wat was je eerste gedachte?	... ...
Welke gevoelens roept het seksueel misbruik bij jou op? (Machteloosheid, schuld, boosheid, onveiligheid, wantrouwen)	... ...
Wat was je eerste reactie?	... ...

10.1 · Werkvormen algemene informatie en psycho-educatie

Naam:	
Welke gevoelens heb je ten opzichte van de (vermoedelijke) pleger?	... ...
Waren deze reacties, gevoelens en gedachten, zoals je had verwacht? Waarin verbaasde je jezelf?	... ...
Heb je er met iemand over gesproken?	... ...
Heb je er met familieleden/vrienden/kennissen over gesproken? Zo ja, beschrijf wat je met wie hebt besproken.	... ...
Hoe reageerde(n) ze?	... ...
Was dat zoals je had verwacht? Wat verbaasde je aan de reacties van familieleden/vrienden/kennissen?	... ...
Wat doet het met jullie als gezin/team?	... ...
Welke vragen heb je nog?	... ...

- **M. Werkblad: Checklist secundaire traumatische stress**

	Ja	Nee
Ik ben schrikachtig geworden.	0	0
Ik ben bang dat er iets met mijn kinderen of dierbaren gebeurt.	0	0
Ik kan me moeilijk concentreren.	0	0
Op onverwachte momenten zie ik beelden van de schokkende gebeurtenis voor me.	0	0
Ik slaap slecht.	0	0
Ik wil in mijn vrije tijd niet meer geconfronteerd worden met geweld in bijvoorbeeld nieuws, televisieprogramma's of films.	0	0
Ik kan thuis of op mijn werk geen moeilijke verhalen aanhoren.	0	0
Ik voel me moe en uitgeput.	0	0
Ik raak thuis en op het werk snel geïrriteerd.	0	0
Ik ben wantrouwend naar andere mensen geworden.	0	0

- **N. Werkblad: Stressklachten**

Geef aan welke klachten je ervaart.

Datum	Klachten	Bijzonderheden
…	…	…
…	…	…
…	…	…
…	…	…
…	…	…
…	…	…
…	…	…
…	…	…
…	…	…
…	…	…
…	…	…
…	…	…
…	…	…
…	…	…
…	…	…
…	…	…
…	…	…
…	…	…
…	…	…
…	…	…
…	…	…
…	…	…
…	…	…
…	…	…

- **O. Werkblad: Zelfzorgtest**

Hoe vaak ontbijt je?	
1. Bijna elke dag	3. Iedere maand
2. Eén of twee keer per week	4. Wat is ontbijten?
Wanneer heb je voor het laatst eens goed gelachen?	
1. Een paar dagen geleden	3. Vorige maand
2. Vorige week	4. In 1972
Hoe vaak breng je tijd door met een vriend(in) of meerdere vrienden?	
1. Bijna iedere dag	3. Iedere maand
2. Eén of twee keer per week	4. Als ik iemand tegenkom in de winkel
Hoe vaak heb je contact met andere opvoeders/begeleiders?	
1. Bijna iedere dag	3. Iedere maand
2. Eén of twee keer per week	4. Nauwelijks

10.1 · Werkvormen algemene informatie en psycho-educatie

Hoe vaak kijk je naar een film of televisieserie die je echt wilt zien?	
1. Bijna iedere dag	3. Iedere maand
2. Eén of twee keer per week	4. Dat kan ik me niet herinneren

Wanneer zei je voor het laatst 'nee' tegen iets dat je echt niet wilde (of waar je je niet toe in staat voelde)?	
1. Vanochtend nog	3. Vorige maand
2. Vorige week	4. Het is nog nooit in me opgekomen

Wanneer was de laatste keer dat iemand anders voor jou zorgde?	
1. Gisteren	3. Ergens dit jaar
2. Vorige week	4. 1973

Hoe vaak slaap je genoeg om je gedurende de dag uitgerust te voelen?	
1. De meeste nachten	3. Iedere maand een keer
2. Eén of twee keer per week	4. Ik ben te moe om me dit te herinneren

Wanneer heb je voor het laatst iets voor je plezier gelezen?	
1. Vandaag	3. Vorige maand
2. Vorige week	4. In de derde klas van de middelbare school

Hoe vaak mediteer of bid je?	
1. Bijna iedere dag	3. Iedere maand een keer
2. Eén of twee keer per week	4. Nooit

Hoe vaak neem je de tijd om sexy te zijn?	
1. Bijna iedere dag	3. Iedere maand een keer
2. Eén of twee keer per week	4. Wat is sexy?

Hoe vaak sport je of doe je iets fysieks?	
1. Bijna iedere dag	3. Iedere maand een keer
2. Eén of twee keer per week	4. Telt het huishouden ook?

Scoring:
Antwoord 1: 3 punten
Antwoord 2: 2 punten
Antwoord 3: 1 punt
Antwoord 4: 0 punten
Tel de behaalde punten van alle vragen bij elkaar op.
36-24 punten: Gefeliciteerd, je hebt een goede balans gevonden tussen zorgen voor jezelf en zorgen voor anderen. Houd dit vol!
23-12 punten: Je doet zeker wat om tegemoet te komen aan je eigen behoeften, maar je kunt meer doen om beter voor jezelf te zorgen.
Minder dan 12 punten: Het lijkt erop dat jij te veel voor anderen doet en te weinig voor jezelf. Denk aan jezelf!!
Deze zelfzorgtest is gebaseerd op L. Coppens & C. van Kregten, 2012.[21]

- **P. Werkblad: Checklist posttraumatische stressklachten kind/cliënt**

Herbeleving
0 zich opdringende onaangename herinneringen (gedachten en voorstellingen)
0 herbeleving van het seksueel misbruik (waarnemingen en spel)
0 angstdromen
0 psychische ontreddering bij prikkels, gerelateerd aan het misbruik

Vermijding
0 specifieke dingen, plaatsen of mensen vermijden
0 vervormen van herinnering aan het seksueel misbruik
0 niets (meer) herinneren van het seksueel misbruik
0 niet over het seksueel misbruik willen praten
0 emotionele vlakheid
0 verlies van interesse
0 dagdromen
0 onthechting en vervreemding van anderen (gevoel niet begrepen te worden door omgeving)
0 middelengebruik

Verhoogde waakzaamheid-prikkelbaarheid
0 inslaap- en/of doorslaapproblemen
0 prikkelbaarheid
0 concentratieproblemen
0 woede-uitbarstingen
0 riskant gedrag
0 hyperactief gedrag
0 versterkte schrikreacties
0 lichamelijke reactie bij prikkels, gerelateerd aan het misbruik

Regressief gedrag
0 bedplassen
0 duimzuigen
0 separatieangst

- **Q. Werkblad: Traumatriggers herkennen**

Veel slachtoffers van seksueel misbruik worden in het alledaagse leven herinnerd aan de ingrijpende gebeurtenis die ze hebben meegemaakt. Vaak reageren ze hierop zonder dat ze zich ervan bewust zijn waardoor deze reactie wordt veroorzaakt.

Als ouder/begeleider ben je de observant van het gedrag. Door je voortdurend af te vragen wat er wanneer en waar gebeurde, is het mogelijk een relatie te leggen tussen een reminder (trigger) en het trauma. Noteer dat in het observatieschema (◘ tabel 10.1). Let daarbij op de aanwezigheid van mensen, televisieprogramma's, gespreksonderwerpen, namen van mensen, geluiden, muziek, geuren, enzovoort.

Als het lukt om een trauma-trigger te identificeren, kunnen er passende maatregelen worden genomen, zodat het kind/de cliënt er minder aan wordt blootgesteld.

10.1 · Werkvormen algemene informatie en psycho-educatie

◘ Tabel 10.1 Observatieschema.

Beschrijf het concrete gedrag dat je ziet.	Wat ging er aan dit gedrag vooraf?	Waar laat het kind/de cliënt dit gedrag zien?	Op welk tijdstip van de dag laat het kind/de cliënt dit gedrag zien?
…	…	…	…
…	…	…	…
…	…	…	…
…	…	…	…
…	…	…	…
…	…	…	…
…	…	…	…
…	…	…	…
…	…	…	…

- R. Werkblad: Voorbereiding bijeenkomst

Bijeen-komst	Zijn er veranderingen sinds de vorige bijeenkomst?	Hoe is het met jou/jullie?	Welke vragen hebben jullie?	Overige punten
2	Ja/nee: … … … … … … …	… … … … … …	… … … … … …	Wat wil ik het kind/cliënt meegeven in de derde bijeenkomst? … … … … …
3	Ja/nee: … Zo ja, beschrijf de veranderingen: … … … … …	… … … … …	… … … … …	… … … … …
4	Ja/nee: … Zo ja, beschrijf de veranderingen: … … … … … …	… … … … …	… … … … …	… … … … …

- **S. Werkblad: Evaluatie bijeenkomst**

Bijeenkomst	Welke belangrijke zaken wil ik onthouden?	Vragen naar aanleiding van de bijeenkomsten	Overige punten
1	... ...	... ...	... ...
2	... ...	... ...	... ...
3	... ...	... ...	... ...
4	... ...	... ...	... ...

- **T. Invulblad: Namen en nummers hulppersonen**

Hulppersonen	Telefoonnummer	E-mailadres	Bijzonderheden
Gedragswetenschapper SOS-programma	... ...	... ...	... ...
Huisarts	... ...	... ...	... ...
Apotheek	... ...	... ...	... ...
Maatschappelijk werk	... ...	... ...	... ...
(Zeden)politie	... ...	... ...	... ...
School	... ...	... ...	... ...

10.1 · Werkvormen algemene informatie en psycho-educatie

Hulppersonen	Telefoonnummer	E-mailadres	Bijzonderheden
Slachtofferhulp	...	...	...
	...	...	...
Advocaat	...	...	...
	...	...	...
Officier van justitie	...	...	...
	...	...	...
...	...	...	...
	...	...	...
...	...	...	...
	...	...	...
...	...	...	...
	...	...	...
...	...	...	...
	...	...	...

- **U. Werkblad: SOS-evaluatieformulier**

Ingevuld door: ...

Datum van invullen: ...

Wat vond u van de geboden hulp via het SOS-programma?

_____
_____
_____
_____
_____
_____
_____

Wat vond u van de opbouw van de bijeenkomsten?

_____
_____
_____

Wat is het belangrijkst dat u meeneemt uit het SOS-programma?

Heeft u nog tips/opmerkingen?

10.2 Werkvormen veiligheid

- A. Werkblad – Veiligheidsafspraken

De volgende veiligheidsafspraken zijn gemaakt:

B. Werkblad: Veiligheid en betrouwbaarheid

Instructie gedragswetenschapper:
Voor een slachtoffer van seksueel misbruik is het van belang dat er duidelijke grenzen en afspraken zijn. Op die manier kan hij of zij weer grip krijgen op het dagelijks leven. Bespreek de geboden veiligheid en betrouwbaarheid met ouders en hulpverleners aan de hand van de volgende vragen over geregeld terugkerende handelingen uit het dagelijks leven.

Badrituelen
- Is de deur van het toilet op slot als deze wordt gebruikt?
- Wordt de cliënt/het kind geholpen bij toiletgang? Zo ja, op welke wijze?
- Is de deur van de douche op slot als deze wordt gebruikt?
- Worden cliënten/kinderen samen gewassen/gedoucht?
- Wordt de cliënt/het kind geholpen bij het wassen/douchen? Zo ja, op welke wijze?
- Waar en wanneer mag een cliënt/een kind in het blootje lopen?
- Waar en wanneer mag een opvoeder in het blootje lopen?

Bedrituelen
- Wie slaapt bij wie op de kamer? Wie slaapt bij wie in bed?
- Hoe wordt omgegaan met logeren?
- Waar wordt er omgekleed en wie is daarbij aanwezig?
- Kunnen slaapkamerdeuren op slot?
- Wordt er een nachtzoen gegeven? Zo ja, waar en door wie?

Stoei- en kietelrituelen
- Is het de gewoonte met de cliënt/het kind te stoeien en/of hem te kietelen? Zo ja, hoe en hoe vaak?
- Wie is daarbij aanwezig?
- Welke lichaamsdelen mogen daarbij worden aangeraakt?
- Hoe wordt er gereageerd als grenzen worden overschreden?

Internetrituelen
- Waar staan computers/telefoons met een internetaansluiting?
- Wordt er gebruikgemaakt van een filter?
- Zijn er afspraken over internetgebruik? Zo ja, welke?
- Wordt het internetgedrag van de cliënt/het kind gecontroleerd/met hem of haar besproken?

Seksuele opvoeding
- Wordt er met cliënten/kinderen gepraat over verliefdheid, verkering, vrijen, seks, menstruatie, zaadlozing, enzovoort?
- Wie praat met wie?
- Welke woorden worden gebruikt voor lichaamsdelen en seksuele activiteiten?

Geheimen
- Bestaat de mogelijkheid voor cliënten/kinderen een geheim te hebben?
- Wordt er onderscheid gemaakt tussen leuke en vervelende geheimen?
- Zijn er afspraken wat te doen bij vervelende geheimen?

Dit werkblad is gebaseerd op Groenbos et al., 1996.[1]

10.3 · Werkvormen Zorgen

- **C. Werkblad: Wie moeten er allemaal over het misbruik weten en op welke manier?**

Wie?	Wanneer?	Op welke manier?	Bijzonderheden
...	...	... ...	... ...
...	...	... ...	... ...
...	...	... ...	... ...
...	...	... ...	... ...
...	...	... ...	... ...
...	...	... ...	... ...
...	...	... ...	... ...
...	...	... ...	... ...
...	...	... ...	... ...
...	...	... ...	... ...
...	...	... ...	... ...
...	...	... ...	... ...
...	...	... ...	... ...
...	...	... ...	... ...
...	...	... ...	... ...

10.3 Werkvormen Zorgen

- **A. Werkblad: Gedachten en gevoelens op een rijtje**

Instructie:

Maak kaartjes van de volgende gevoelens en gedachten. Leg ze op een stapel en laat ouders/begeleiders om beurten een kaartje voorlezen en vraag hun erop te reageren.

Geef een ouder/begeleider de mogelijkheid een ander kaartje te pakken, indien hij of zij dat wenst.

Ook is het mogelijk de gevoelens en gedachten op een A4'tje te kopiëren. Laat betrokkenen een top-10 maken van de gevoelens en gedachten die voor hem/haar in deze situatie het meest relevant zijn.

Ik vind het een afschuwelijk onderwerp, waarover ik het liefst niet wil praten.	Ik vind het moeilijk om met heftige emoties van betrokkenen te maken te krijgen.
Dit kan niet waar zijn. Ik kan het niet geloven.	Ik ben bang dat eerdere ervaringen met seksueel misbruik weer naar boven komen.
Ik twijfel of ik wel goed met deze situatie om kan gaan.	Ik ben bang om met de (vermoedelijke) pleger te maken te krijgen.
Ik heb nu al te veel aan mijn hoofd; ik kan dit er niet ook nog bij hebben.	Waarom heb ik dit niet gezien? Dit had ik moeten voorkomen.
Zie je wel … Ik had toch moeten luisteren naar eerdere vermoedens.	Het is mijn schuld. Ik had het moeten merken…
Er komen ook valse beschuldigingen voor. Wat als het niet waar is?	Ik ken de persoon die beschuldigd wordt, goed. Die doet zulke dingen niet.
…	…
…	…

Bron: gebaseerd op G. Boland et al., 1991.

10.4 Werkvorm Pijn

■ **A. Werkblad: Mijn schuld of toch niet?**

Mensen die geconfronteerd worden met seksueel misbruik, voelen zich vaak schuldig over het seksueel misbruik. Als dat voor u het geval is, kunt u dan hieronder aangeven waarom u denkt dat het ook (een beetje) uw schuld zou zijn?

_____
_____
_____
_____
_____
_____
_____

En kunt u hieronder opschrijven waarom u denkt dat het uw schuld <u>niet</u> is?

_____
_____

Gebaseerd op F. Lamers-Winkelman, 2000.[20]

10.5 Werkvorm Angst

- **A. Werkblad: Angstige gedachten**

Ouders en/of hulpverleners die te maken krijgen met seksueel misbruik kunnen last hebben van angstige gedachten. Kruis op het werkblad aan welke gedachten er bij u spelen en/of vul uw eigen gedachten aan.

0 Gebeurt het nog een keer?

0 Wordt mijn kind/de cliënt pleger?

0 Komt het ooit weer goed met hem/haar?

0 Ons kind/cliënt is voor altijd beschadigd.

0 _____

0 _____

0 _____

0 _____

0 _____

0 _____

0 _____

0 _____

o _____

o _____

o _____

o _____

- **B. Informatieblad: Hoe kan mijn kind rustig slapen?**

Veel kinderen die nare dingen hebben meegemaakt, vertrouwen mensen niet meer. Ze hebben ervaren dat er overal en altijd nare dingen kunnen gebeuren. Ze zijn er eigenlijk altijd op voorbereid dat dat nog eens zou kunnen gebeuren. We noemen dat alert zijn. Als je altijd alert bent, kun je je niet ontspannen. Als je je niet kunt ontspannen, kun je niet tot rust komen en is het moeilijk om te slapen.

Een andere reden dat kinderen die nare dingen hebben meegemaakt niet kunnen slapen, is dat ze in de avond en nacht alle tijd hebben om na te denken. Overdag zoeken kinderen vaak afleiding en zijn ze met andere dingen bezig. In het donker, als ze alleen zijn, komen gedachten, herinneringen en herbelevingen vaak in alle hevigheid op.

SLAAPTIPS
1. Check (indien mogelijk samen met het kind) of er zaken in de slaapkamer doen denken aan het seksueel misbruik. Zet eventueel het bed ergens anders neer, zorg voor een nieuw dekbed, andere pyjama, enzovoort.
2. Het helpt om een vast slaapritme aan te houden: zorg ervoor dat het kind op een vaste tijd naar bed gaat en op een vaste tijd weer opstaat.
3. Ontwikkel een ontspannend ritueel voor het slapen gaan: doe ademhalingsoefeningen met het kind, luister naar rustige muziek, stop het kind in bad of laat het een kop warme melk of kruidenthee drinken.
4. Laat een kind overdag niet op de bank hangen of de slaap inhalen. Dan slaap je de volgende nacht weer slecht!
5. Laat het kind het bed alleen gebruiken om 's nachts in te slapen; niet om op te spelen.
6. Zorg dat het kind iedere dag voldoende lichaamsbeweging krijgt. Doe dat ruim voor het slapen gaan, dus niet vlak ervoor! Op deze manier kan het kind zijn of haar hoofd leegmaken. Bovendien maakt het lichaam bij fysieke beweging stofjes aan, waardoor het kind zich fijner gaat voelen. Hierdoor kan het kind zich beter ontspannen!
7. Let op wat het kind eet en drinkt in de avond. Laat het kind niet eten vlak voor bedtijd. Koffie, cola en thee houden het kind wakker.
8. Zorg ervoor dat de kamer van het kind opgeruimd en schoon is; dat geeft rust! De kamer moet niet te warm en niet te koud zijn: zet het raam op een kiertje voor de ventilatie. Doe een nachtlampje aan als het kind dat prettig vindt.

WAKKER WORDEN EN NACHTMERRIES
1. Als het kind wakker wordt, zorg dan voor ontspanning. Let op de ademhaling, luister naar rustige muziek of lees voor uit een (saai) boek.
2. Als het kind last heeft van nachtmerries, benoem je de angst. 'Je hebt gedroomd, je bent nu bang.' Haal het naar het hier en nu door 'Het is niet echt, het was maar een droom.' Als kinderen blijven hangen in de droom, stel je vragen over het hier en nu, bijvoorbeeld welke kleur het behang of het dekbed heeft, of loop samen even naar de wc.

3. Geef een kind een veiligheidsboodschap: 'alle deuren zijn op slot', 'hier ben je veilig', 'papa en mama slapen hiernaast' enzovoort.
4. Bespreek de droom en maak er samen een goed einde aan.

10.6 Werkvorm Boosheid

- **A. Werkblad: Ik moet hem niet tegenkomen…**

Vaak hebben ouders/begeleiders die seksueel misbruik van dichtbij meemaken, gevoelens van boosheid! De uitspraak 'Ik moet hem niet tegenkomen' wordt dan nogal eens gehoord. Het is goed om te weten op welke manier deze boosheid en andere gevoelens op een veilige manier geuit kunnen worden.

Mijn gevoelens ten aanzien van de gebeurtenis zijn:

_____

_____

_____

Mijn gedachten ten aanzien van de gebeurtenis zijn:

_____

_____

_____

Wat kun je doen om de boosheid en andere emoties op een veilige manier te uiten?

- _____
  _____

- _____
  _____

- _____
  _____

- _____
  _____

10.7 Werkvormen Ontspanning

- **A. Werkblad: Ontspanning en ontlading**

Waar wordt u rustig van?

- _____
- _____
- _____
- _____

Wat helpt als de emoties de overhand nemen?

- _____
- _____
- _____
- _____

- **B. Werkvorm: enkele ontspanningsoefeningen**

Als de emoties hoog oplopen, is het goed te weten hoe je kunt ontspannen. De oefeningen 1 tot en met 6 kunnen daarbij helpen.

- **1. Terugtellen van 20 tot 0**

Een manier om je gehele lichaam te ontspannen, is met langzame, diepe teugen ademhalen, terwijl je langzaam terugtelt van 20 tot 0. Doe, als het kan, je ogen dicht. Met langzame, diepe teugen ademhalen helpt je om je hartslag rustiger te laten worden. Hierdoor ontspant je hele lichaam.

10.7 · Werkvormen Ontspanning

Voel goed hoe alle spieren van je lichaam zich bij iedere in- en uitademing verder ontspannen. Voel je adem door je neus naar binnen stromen. Voel de adem in je longen. Voel hoe je borstkas en buik zich vullen met lucht. Merk op hoe je buik uitzet bij inademing. Volg de uitademing, voel je buik en borstkas leeglopen. Voel hoe de uitademing door je neus wegstroomt.

Volg 20 van deze in- en uitademingen. Daarna voel je je goed en ontspannen.

2. In en ontspannnnnnnnnnn

Ga zitten met rechte rug. Adem door je neus rustig in (ongeveer drie tellen 1… 2… 3…) en adem rustig tellend uit (4… 5… 6… 7… 8… 9… 10…).

Doe dit drie keer.

Probeer het ook eens door te denken (IN…) en ONTspannnnnnnn (bij uitademing).

3. Gedachten naar je lichaam
- Ga rechtop zitten in je stoel, voeten op de grond.
- Adem rustig.
- Doe je ogen dicht en concentreer je.
- Ga met je gedachten naar:
  - je voeten (en voel hoe ze staan);
  - je enkels;
  - je knieën;
  - je bovenbenen;
  - je buik (voel je adem);
  - je rug vanaf je onderrug naar boven;
  - je schouderbladen;
  - je bovenarmen;
  - je onderarmen;
  - je polsen
  - je vingers;
  - langzaam weer terug naar je schouders;
  - je nek;
  - je hoofd;
  - je oren;
  - je wangen;
  - je ogen;
  - …

4. Spierspanning en ontspanning
- Doe hetzelfde als bij oefening 3 'Gedachten naar je lichaam', maar span eerst de spier aan waar je aan denkt en laat hem weer los.
- Dus bij elk deel van je lichaam:
  - span aan en ontspan.

5. Fantasieoefening
- Adem rustig in en uit. Stel jezelf voor op een plek waar je je prettig voelt. Het gaat vaak beter met je ogen dicht.
- Hoe ziet het eruit?
- Waar ben je?
- Met wie?

— Wat doe je?
— Hoe voel je je?

Ga in je gedachten naar deze plek iedere keer dat je je vervelend voelt.

▪▪ 6. Ademhalingsoefening
— Ga rechtop zitten: rechtop, voeten op de grond.
— Adem heel langzaam en diep in door je neus (3 sec.); zet je buik uit.
— Adem rustig uit door je mond (3 sec.).

10.8 Werkvormen Perspectief

- **A. Werkblad: Steun van mensen uit de omgeving**

Mensen in mijn omgeving	Zo kunnen deze mensen mij steunen
…	… …
…	… …
…	… …
…	… …
…	… …
…	… …

- **B. Werkblad: En nu ik!**

Wat zou u graag willen doen voor uzelf?

_____

_____

_____

_____

_____

_____

Op welke manier gaat dat lukken?

Literatuur

1. Bewerking van werkvorm uit: Groenbos, S., Hout, A. & Zon, C. van der (1996). *Omgaan met een seksueel misbruikt kind – een cursus voor pleegouders*. Amsterdam: Federatie Pleegzorg, Hogeschool van Amsterdam, Stichting Therapeutische Gezinsverpleging.
2. Gill, C.J. (2010). No, we don't think our doctors are out to get us: Responding to the straw man distortions of disability rights arguments against assisted suicide. *Disability and Health Journal, 3*, 31–38.
3. Berlo, W. van, et al. (2011). *Beperkt weerbaar – een onderzoek naar seksueel geweld bij mensen met een lichamelijke, zintuiglijke of verstandelijke beperking*. Utrecht: Rutgers WPF/Movisie.
4. Rozee, P. & Koss, M. (2001). Rape: A Century of resistance. *Psychology of Woman Quarterly, 25*, 295-311. Westport, CT: Greenwood Press.
5. Garcia-Moreno, C., Jansen, H., Ellsberg, M., Heise, L. & Watts, C. (2005). *WHO Multi-Country Study on Women's Health and Domestic Violence against Women*. Geneva: WHO Library Catalogen.
6. Johnson, H., Ollus, N. & Nevala, S. (2008). *Violence against women: An International perspective*. New York: Springer.
7. Lalor, K. & McElvaney, R. (2010). Child sexual abuse, links to later sexual exploitation/high risk sexual behaviour and prevention/treatment programs. *Trauma, Violence & Abuse, 11(4)*, 159-177. New York: Thomson Reuters.
8. Bakker, F., Graaf, H. de, Haas, S. de, Kedde, H., Kruijer, H. & Wijsen, C. (2009). *Seksuele gezondheid in Nederland*. Utrecht: Rutgers Nisso groep.
9. Baladarian, N. (1991). Sexual abuse of people with developmental disabilities. *Journal of Sexuality and Disability, 9(4)*, 323-335. VS: Springer.

10. Sobsey, D. & Doe, T. (1991). Patterns of sexual abuse and assault. *Sexuality and Disability, 9(3)*, 243-259. VS: Springer.
11. Gorman-Smith, D. & Matson, J.L. (1992). Sexual abuse and persons with developmental disabilities. In: O'Donohue, W.T. & Geer, A. (Eds). *The sexual abuse of children: Theory, research, and therapy 12*(pp. 285–306). Hillsdale, NJ: Lawrence-Erlbaum Assn.
12. Westat Inc. (1991/1993). *A Report on the Maltreatment of Children with Disabilities.* Washington D.C.: U.S. Department of Health and Human Services.
13. Gordon, B.N. & Schroeder, C.S. (1995). *Sexuality: A Developmental Approach to Problems.* New York: Plenum Publishing Corp.
14. Hingsberger, D. & Melberg Schwier, K. (2000). *Sexuality, your Sons and Daughters with Intellectual Disabilities.* London: Jessica Kingsley Publishers.
15. Commissie Samson (2012). *Omringd door zorg, toch niet veilig. Seksueel misbruik van door de overheid uit huis geplaatste kinderen, 1945-heden.* Amsterdam: Boom.
16. ▶ www.seksueelmisdrijf.nl, ▶ www.seksueelgeweld.nl.
17. Openbaar Ministerie (2011). *Aanwijzing opsporing en vervolging inzake seksueel misbruik.*
18. Wat is een kinderverhoorstudio? ▶ www.seksueelmisdrijf.nl.
19. Boland, G., Aarnink, G. et al. (1991). *Seksueel geweld aan de orde. Werkboek voor het begeleiden van een basiscursus voor hulpverleners.* Utrecht: Medusa.
20. Lamers-Winkelman F. (2000). *Horizon; 2A. Een werkboek voor ouders van seksueel misbruikte kinderen.* Amsterdam: SWP.
21. Coppens, L. & Kregten, C. van (2012). *Zorgen voor getraumatiseerde kinderen: een training voor opvoeders. Handboek voor trainers.* Houten: Bohn Stafleu van Loghum.

Bijlagen

Over de auteurs – 219

Over de auteurs

Drs. **Aafke Scharloo** is klinisch psycholoog en orthopedagoog. Zij is eind jaren 80 van de vorige eeuw als pionier begonnen in de aanpak van seksueel misbruik bij mensen met een verstandelijke beperking. Dit onderwerp heeft haar nooit meer losgelaten. Aafke is een van de ontwerpers van de methodiek van de taxatiegesprekken bij vermoedens van seksueel misbruik in Nederland en werkt door het hele land als deskundige voor hulpverleners, ouders, cliënten zelf, en politie en justitie als het om vragen gaat rondom dit onderwerp. Naast het inhoudelijke klinisch werk is Aafke opleider, trainer, supervisor en adviseur. Aafke geeft lezingen in binnen- en buitenland en publiceerde artikelen in vakbladen en boeken. Zij is zelfstandig gevestigd en gespecialiseerd in de problematiek van mensen met een verstandelijke beperking, seksueel misbruik, mishandeling en trauma.

Drs. **Simone Ebbers-Mennink** is GZ-psycholoog, orthopedagoog en seksuoloog. Simone is jarenlang als docent werkzaam geweest in het middelbaar en hoger beroepsonderwijs. In 2002 schreef zij een studieboek over seksualiteit en seksueel misbruik voor zorgverlenende beroepen. Sinds 2003 werkt zij als gedragsdeskundige binnen orthopedagogisch behandelcentrum Vitree met kinderen en jongeren met een licht verstandelijke beperking en psychiatrische problematiek. Simone heeft zich gespecialiseerd in de diagnostiek en therapie rondom seksueel misbruik en trauma, en is aandachtsfunctionaris seksualiteit. Daarnaast werkt zij in haar eigen eerstelijnspraktijk, die voornamelijk is gericht op kinderen en jongeren met problematiek rondom seksualiteit, seksueel misbruik en trauma.

Drs. **Martine Spijker-van Vuren** is GZ-psycholoog en EMDR-therapeut, practitioner. Martine werkt sinds 1998 in de zorg voor mensen met een licht verstandelijke beperking(LVB). Ze is een van de grondleggers van het expertisecentrum van orthopedagogisch centrum Ambiq in Hengelo. Dit expertisecentrum verricht diagnostiek en behandeling bij LVB-kinderen en jongeren met traumagerelateerde klachten en seksuele gedragsproblemen. Daarnaast werkt ze in haar eigen eerstelijnspraktijk waarin ze, naast het behandelen van algemene psychologische klachten, haar specialisme op het gebied van trauma, seksualiteit en seksueel misbruik aanbiedt aan normaal begaafde kinderen, jongeren en (jong)volwassenen.

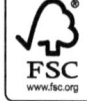

MIX
Papier aus verantwortungsvollen Quellen
Paper from responsible sources
FSC® C105338

If you have any concerns about our products,
you can contact us on
ProductSafety@springernature.com

In case Publisher is established outside the EU,
the EU authorized representative is:
Springer Nature Customer Service Center GmbH
Europaplatz 3, 69115 Heidelberg, Germany

Printed by Libri Plureos GmbH
in Hamburg, Germany